Bioengineering Nursing
看護理工学

Hiromi Sanada　Taketoshi Mori
真田弘美・森 武俊──［編］

東京大学出版会

Bioengineering Nursing
Hiromi SANADA and Taketoshi Mori, Editors
University of Tokyo Press, 2015
ISBN 978-4-13-062414-5

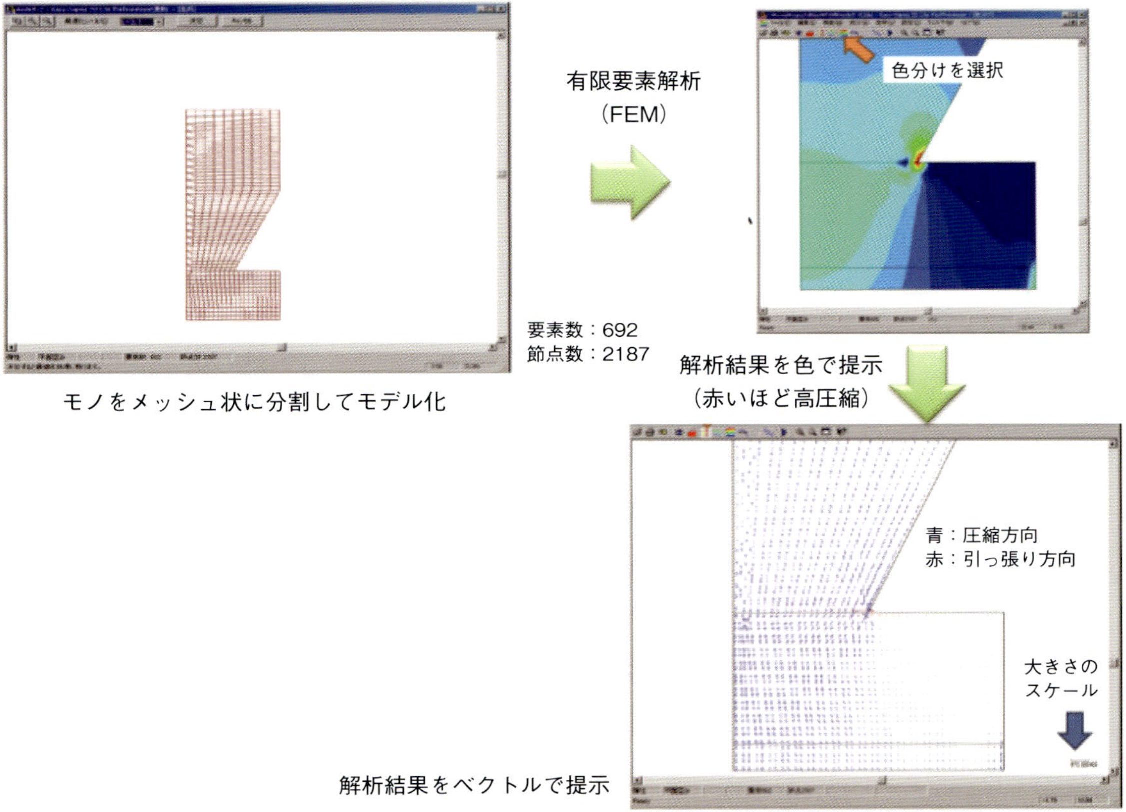

モノをメッシュ状に分割してモデル化

要素数：692
節点数：2187

有限要素解析
(FEM)

色分けを選択

解析結果を色で提示
（赤いほど高圧縮）

解析結果をベクトルで提示

青：圧縮方向
赤：引っ張り方向

大きさのスケール

口絵1　有限要素解析ソフトウェアの利用例

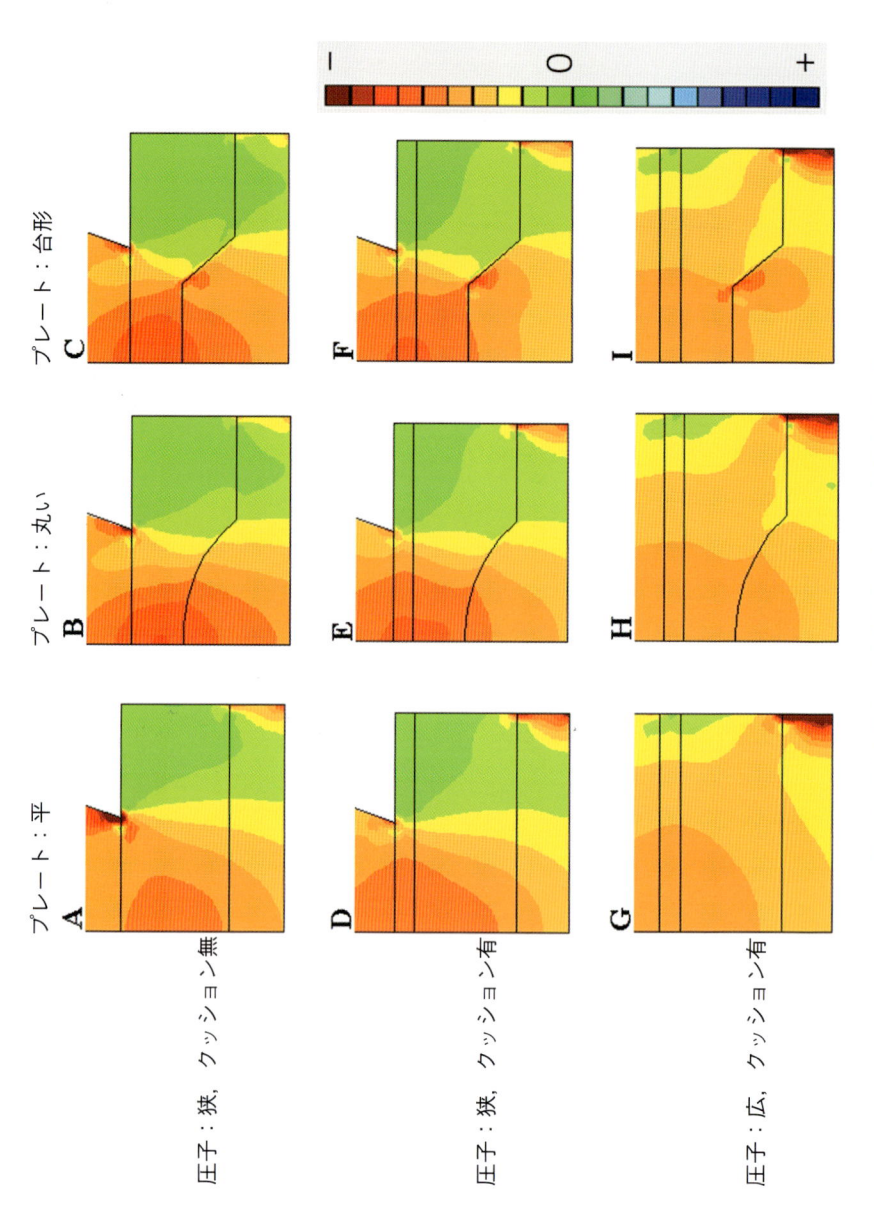

口絵2 圧荷重下の皮膚の垂直応力分布（有限要素解析結果）

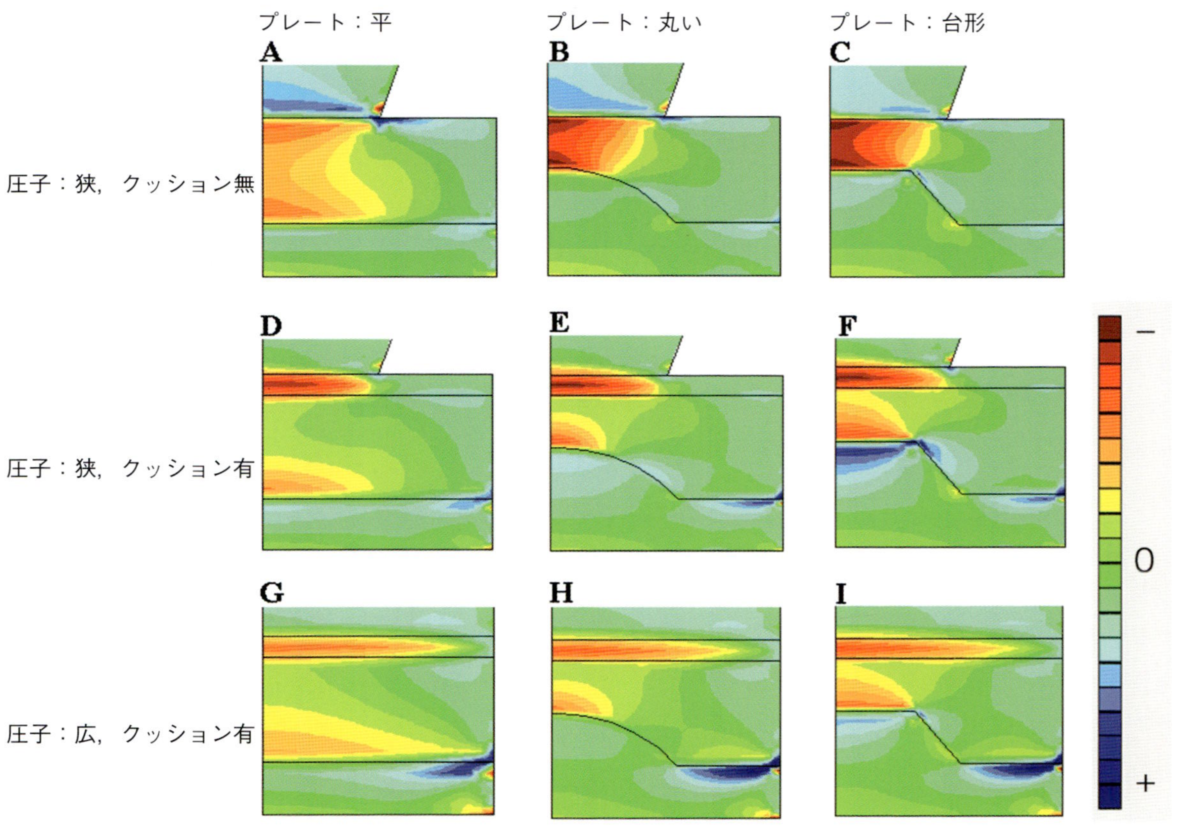

口絵3 圧荷重下の皮膚のせん断応力分布（有限要素解析結果）

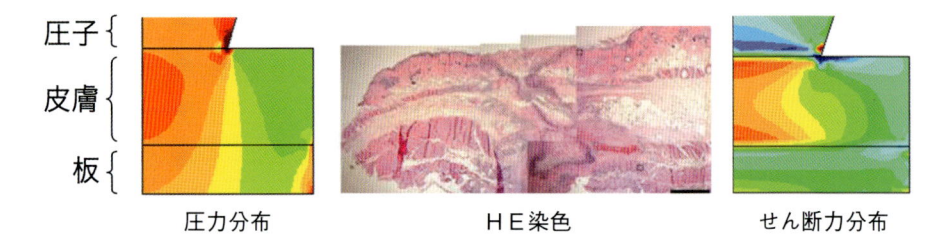

口絵4　圧荷重下の皮膚の応力分布と染色像との対応

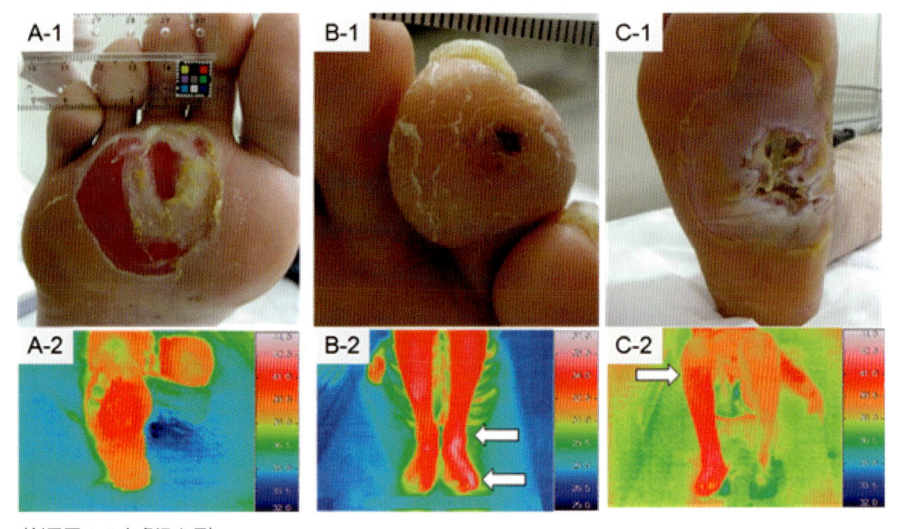

〈創周囲のみ皮膚温上昇〉
　A-1　創周囲のみ皮膚温上昇したパターンの例：足底の潰瘍
　A-2　A-1のサーモグラフィ画像．皮膚温上昇領域は創周囲のみに見られる
〈足関節まで皮膚温上昇〉
　B-1　足関節まで皮膚温上昇したパターンの例：第4趾の潰瘍
　B-2　B-1のサーモグラフィ画像．皮膚温上昇領域は第4趾から足関節まで見られる（矢印）
〈膝関節まで皮膚温上昇〉
　C-1　膝関節まで皮膚温上昇したパターンの例：足底の潰瘍
　C-2　C-1のサーモグラフィ画像．皮膚温上昇領域は膝まで見られる（矢印）

口絵5　糖尿病足潰瘍患者のサーモグラフィ画像のパターン

A 血流評価

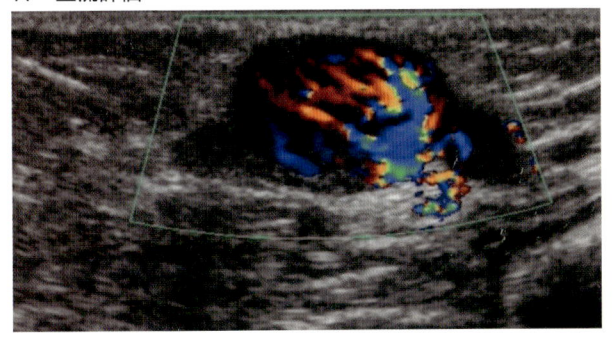

B サイズの測定

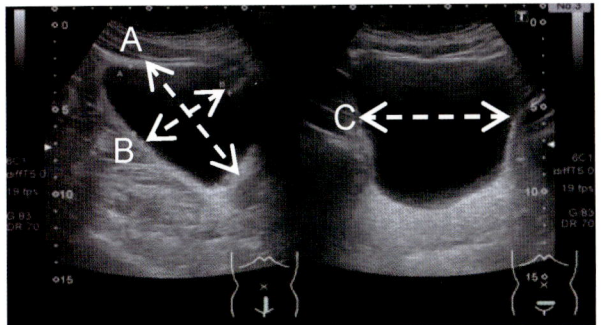

縦断画像　　　　　　　横断画像

C 位置や動きの観察

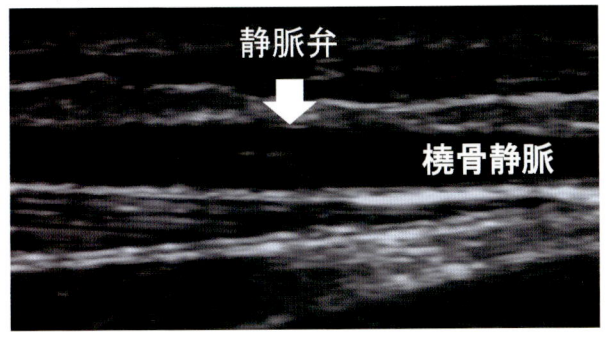

静脈弁
橈骨静脈

口絵6　エコー画像の臨床応用

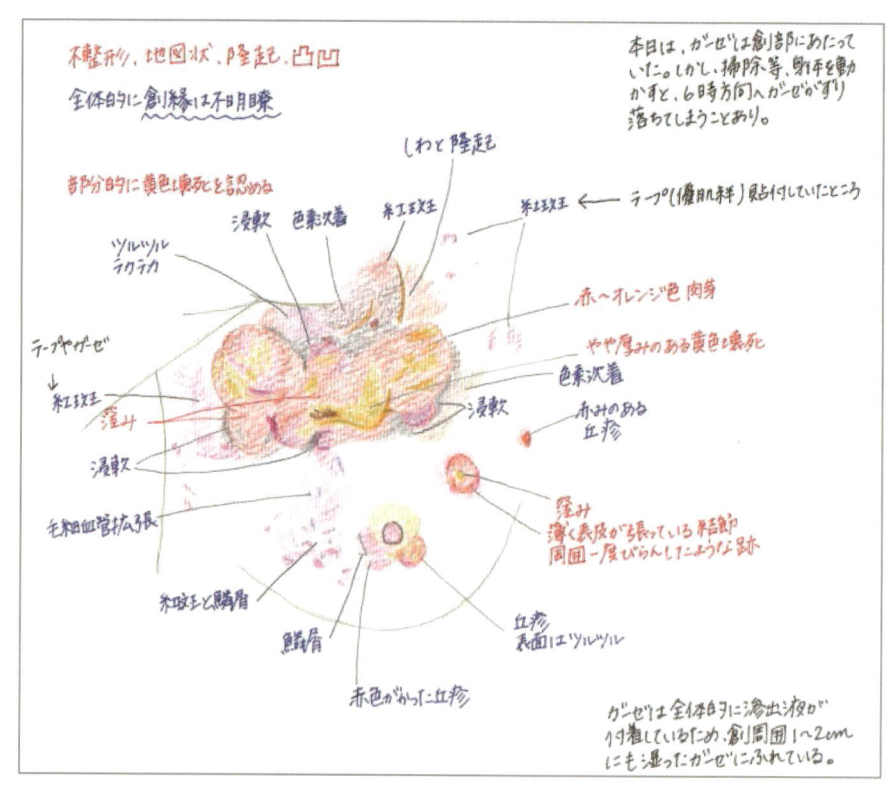

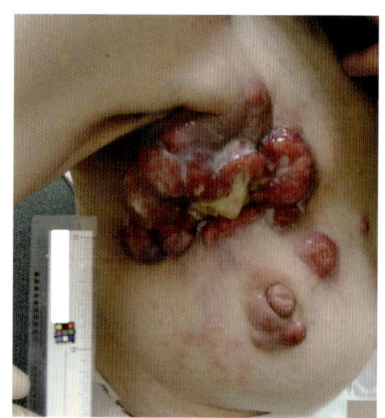

口絵7　乳癌癌性創傷とスケッチの実際

口絵8　振動による褥瘡壊死組織除去促進効果

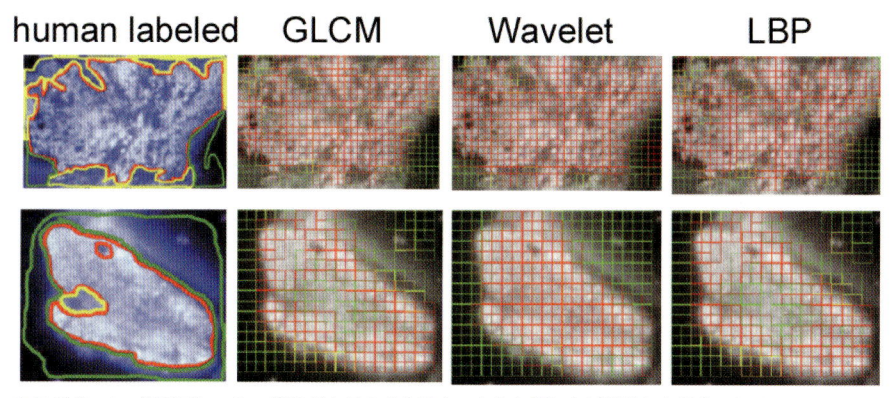

赤色がドット，緑がプレーン，黄色がクラウドを示す．左から順に人が選択した部分，GLCM, Wavelet, LBP の特徴を用いて認識させた結果 [8]

口絵9　コンピュータによる染色パターンの認識

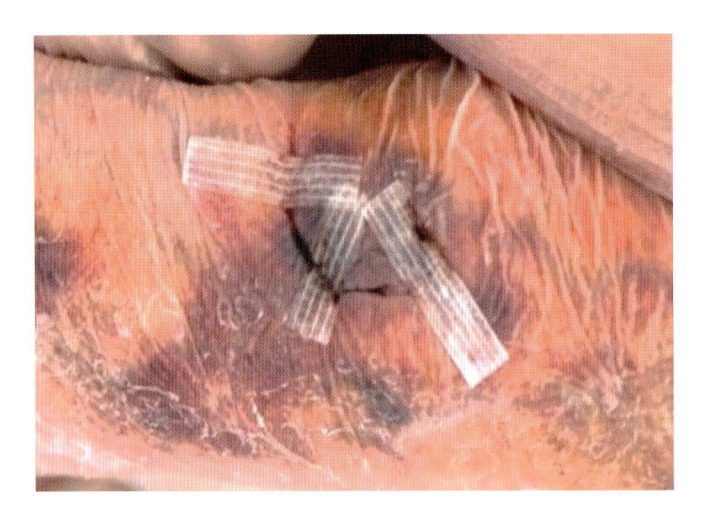

口絵10　高齢者の前腕に生じたスキンテア

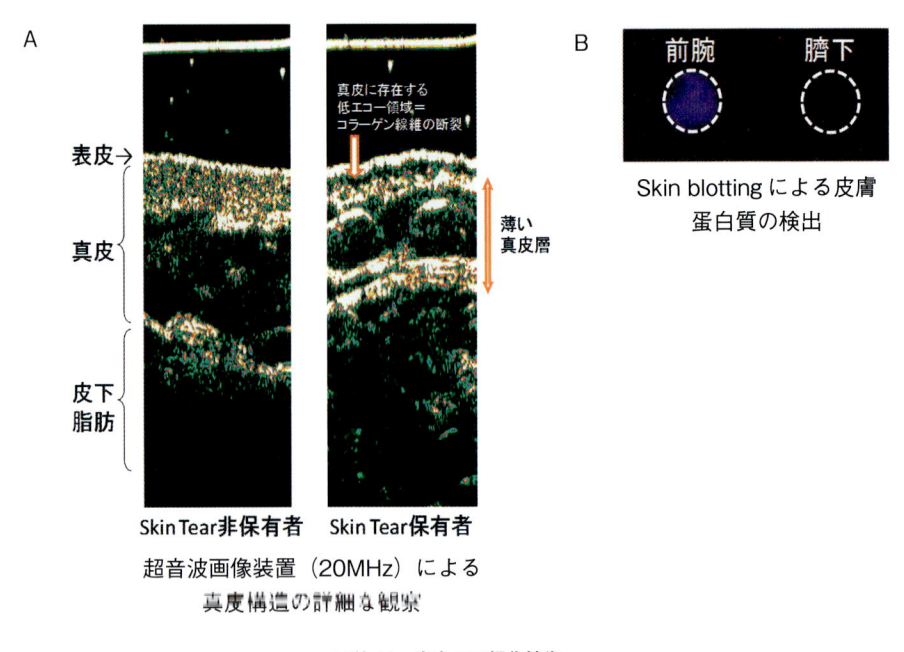

A　超音波画像装置（20MHz）による真皮構造の詳細な観察

表皮／真皮／皮下脂肪

Skin Tear非保有者　　Skin Tear保有者

真皮に存在する低エコー領域＝コラーゲン線維の断裂

薄い真皮層

B　Skin blottingによる皮膚蛋白質の検出

前腕　臍下

口絵11　皮膚の可視化技術

はじめに

　人の一生の長さがますます伸びるなか，障がいを抱えたり治癒の困難な傷病を持ちつつ過ごしたりする人もまた大きく増えている．看護学はまさにそのような人の療養生活を，そして家族や社会とのつながりを支援することを目指している．そのためには，機能障がいや機能低下を管理することにとどまらず，社会的不利益を軽減解消し，日々の生活を円滑に過ごすための方策を考案し提供する．さらに確かな評価を行う過程を科学的に追究し遂行する学問といえる．

　医学は理工学に根ざす科学的知見を活用して高度に発展している．たとえば疾病発症メカニズムの解明からそれらに基づく新規な治療方法や統制方法を開発し，診断・治療の進歩をもたらしている．一方看護学では，その場その場のタイムリーな判断による実践力，すなわち経験知による問題解決が第一優先されるために，工学や情報科学あるいは先端生物学など新しい技術を開発する系統的な取り組みは必ずしも十分でなかった．来たる2025年問題に向けて日本が治す医療から支える医療へとかじ取りを大きく変える中，看護学においては，患者と日々密に接するなか，高い専門性を発揮しチームとしての医療のイノベーション，システム化を推進することへの期待はおおいに高まっている．

　この入門書は，看護学研究を志す学生，多分野にまたがる看護研究を推進している大学院生・若手研究者，毎日の臨床で技術・機器に対するニーズや現状への疑問を持つ看護師，看護が対象とする現象のメカニズム解明を目指す理学研究者，療養支援や予防に寄与する研究開発に強い関心を持つ工学研究者や開発者を対象としている．ここでは看護理工学の目的やその研究プロセス，病態メカニズムの解明を志向する生物学的アプローチ，新技術開発のための工学的アプローチ，それらにおいて特徴的に用いられる手法，研究と臨床をつなぐモデル手法について解りやすく説明する．そのコンセプトは「非侵襲・無拘束」「リアルタイム」を核とし，患者と医療者との「信頼関係」を基盤として成り

立つ看護トランスレーショナルリサーチの枠組みを示していく．

　本書は，東京大学医学部に「ライフサポート技術開発学（モルテン）寄付講座」が2010年に，そして「社会連携講座アドバンストナーシングテクノロジー」が2012年に設立されたことを契機に，一つの共同研究体として看護理工学研究とその教育方法論の探究が深まり始めたことが大きな礎となっている．ここに，講座を支援いただいてきた㈱モルテンならびに㈱テルモに感謝申し上げる．看護理工学はその学問分野としての歩みを学会という形でも踏み出しはじめている．2013年に設立された「看護理工学会」は土肥健純東京大学名誉教授（現：東京電機大学教授）とともに設立したが，看護学，工学，医学にとどまらず領域を超えた多くの研究者・実践者が集まりつつある．土肥先生をはじめとして，早稲田大学藤江正克教授，金沢大学須釜淳子教授およびここにお名前を挙げきれないご関係の多くの先生方からのご支援により本書で扱う内容・研究を充実・展開することが可能となったことに心より感謝したい．毎日誠実さと熱意とを持って研究に取り組む東京大学医学部老年看護学／創傷看護学分野の教室院生・卒業生の努力なくしては本書を作り上げることはかなわなかったと考えている．未来のWell-beingへ向け，これからも若い学生達とともに新たな看護学を創っていきたい．

2015年9月

真田　弘美

森　武俊

目　次

はじめに………………………………………………………………………… i

第1章　看護理工学の必要性と意義 …………………………………… 1

1.1　看護理工学とは何か　1
1.2　看護理工学は何を目指すのか　2
1.3　看護理工学のコンセプト　3
1.4　看護理工学研究のプロセス　4

第2章　看護理工学的手法を用いた臨床研究の目的とプロセス …… 7

2.1　総　論　7
2.2　クリニカルクエスチョンからリサーチクエスチョンへの構造化　10
2.3　理工学手法を用いた臨床研究のデザインとデータ収集　15
2.4　理工学データの統計解析　31
2.5　臨床研究における倫理　41
2.6　知的財産　47
2.7　利益相反　49
　　文　献　52

第3章　看護学における生物学的アプローチ ………………………… 55

3.1　総　論　55
3.2　生理学・行動学：個体レベルでの研究　59
3.3　組織学・病理学：組織・細胞レベルでの研究　68
3.4　分子細胞生物学：遺伝子レベルでの研究　79
　　文　献　88

第 4 章　看護学における工学的アプローチ　91

4.1　総　論　91
4.2　材料力学：組織モデリングに基づく研究　94
4.3　機械力学：静的な人体モデリングに基づく研究　106
4.4　計測工学：動的な人体モデリングに基づく研究　121
文　献　138

第 5 章　看護理工学研究の様々な手法　141

5.1　総　論　141
5.2　サーモグラフィ　143
5.3　超音波画像検査法　151
5.4　スキンブロッティング　165
5.5　質的スケッチ技法　174
文　献　182

第 6 章　看護理工学研究の展開　185

6.1　総　論　185
6.2　血流促進のための振動器　186
6.3　創傷滲出液解析による包括的創傷アセスメント　199
6.4　可視化技術による皮膚のアセスメント　207
文　献　214

第 7 章　展望と課題　217

7.1　臨床と研究のコラボレーション　217
7.2　看護理工学の今後　225

索　引　229
執筆者　覧　232

第1章
看護理工学の必要性と意義

1.1 看護理工学とは何か

　少子化社会，超高齢社会の到来とともに，これまでの「治す医療」から「支える医療」へと大きな転換が求められ，日本の医療，生活は急速に変わりはじめている．この支える医療において最も必要とされるのは日々の療養生活の支援であり，人々の全人的なあり方を重視し，臨床実践を立脚点とする看護学はその中心として大きな核となることが強く期待されている．人々が疾患や障がいにより症状や症候を抱えながらも，地域で自立・自律して暮らすことを支えるモデルである地域包括ケアを推進するためには，極めて多様性の高い一人一人の特性や環境に応じた支援が重要である．

　国民一人一人が「幸せな療養生活」を実現するためには，個々に適合したプロダクト開発までを視野に入れた技術革新が必要であり，それを支えるための研究スキームが看護理工学である．看護学は，疾患や障がいそのものを管理することにとどまらず，広く食事摂取・睡眠・排泄などの日々の療養生活を円滑に過ごすための方策をあらゆる角度から考え提供し，そして評価する過程を実践する学問である．一方で理工学は，生命現象や物理的現象を緻密かつ正確に理解することで自然の理を明らかにする学問と，自然科学の知識を基礎として，広く公共の安全，健康，福祉を向上させるための技術やシステムを開発する学問と捉えることができる．

　なぜこれまでこれほど重要な学問領域が互いに近接してこなかったのか．その一因は，単なるディシプリン間のコミュニケーション不足ではなく，技術開

発における対象の理解の相違にあると考えている．看護学は対象者を全人的に理解することを最も優先するのに対し，理工学は均質化された標準技術の普及のため，個人よりも集団に適合させることを優先してきた．これまでの看護学はその場で個別に対応する必要性があるため，すぐに適用できるように既存技術を姑息的に改変してきた．この実践はある程度の効果を上げ，ケアの質を担保してきたことは紛れも無い事実である．しかし高齢化が深刻に進むことにより，各個人の多様性は予測よりも大きな拡がりをみせており，既存の学問領域の枠や技術開発フレームではニーズに対応することが困難となりつつある．このように考えると，看護学と理工学の融合，すなわち看護理工学の創生は突飛な発想ではなく，むしろ時代に求められる変革である．

　ここでは，看護理工学とは，人々の健康・疾病に関する「療養生活の支援」を目的として，直接に患者と長時間密に接する看護の視点を重視した研究を指し，新たな技術開発を行う学問領域と定義する．

1.2 看護理工学は何を目指すのか

　看護理工学に資するあらたな技術開発を行うためには，その研究手法を確立する必要がある．看護学の研究手法は，臨床現場で起こる現象を記述するための，疫学に依拠した観察研究や，ニーズ解析や質的研究手法による現象の記述化が主流となっており，臨床現場の問題点やニーズの抽出が主流であった．一方医学研究では，分子生物学やバイオテクノロジー等の基礎医学的分野の臨床学研究への橋渡し研究，すなわちトランスレーショナルリサーチの重要性が叫ばれ，診断・治療方法の発展に大きく寄与している．最近では看護学の領域にも同様に分子生物学的・基礎医学的方法論を導入し新たなシーズを発掘することは強く期待されており，*Biological Research for Nursing* に代表される国際誌が発刊されるようになってきた．同時に，看護学における生体工学やバイオエンジニアリング的手法の導入は人間工学や情報工学との関わりにおいて比較的最近になって研究が行われるようになった．例えば理工学の分野からのアプローチとして，計測機器あるいはアセスメント機器開発における技術的支援，個々の障がいレベルに応じた個別的技術開発などがあげられる．しかしこれら

の取り組みは特に企業・メーカーとごく一部の看護師とのパーソナルな関わりによる既存のプロダクトの評価に留まっていた．

　看護理工学研究は，これらの課題を包括的に解決できる新しいアプローチである．看護生物学，看護工学，そしてトランスレーショナルリサーチにより研究と臨床のフィールドとを統合する独特な研究枠組みを有し，複数のディシプリンが，各々の専門性を発揮しつつ，目的意識を共有する．このことにより対象者の安全・安楽，苦痛の緩和，疾病予防，さらに健康の維持・増進をめざし，看護技術の開発理論を創生する．そのためには看護技術問題の明確化からプロダクト開発までの一連の流れを定式化し，研究プロセスのモデルを提示することは極めて重要である．たとえば理工学研究者や工学開発者が療養の場に入り込み，現場でのニーズを共通の土壌で理解する，といった極めて臨場感のある実践科学としての在り方を提言することもプロセス提示の一つである．

　看護理工学は何をめざすのか？　看護学の役割が人々の生活の支援である以上，新しい技術によって生活が脅かされる状況を許容せず，看護理工学研究により開発される技術の基本コンセプトに「非侵襲・無拘束」を置き，さらにはむしろその技術が適用されることで，利用者に快適性をも与えうることを目標とする．さらに24時間の生活の支援を旨とする看護学においては，対象者のニーズに「リアルタイム」で対応できることを条件とする．

1.3　看護理工学のコンセプト

　看護理工学研究で生み出される新しい技術の核となるコンセプトは「非侵襲・無拘束」，「リアルタイム」であり，それは患者と看護師の「信頼関係」を基盤として成り立つ．

　我々研究者は，対象となる事象を破壊することなく，あるがままをそのままに観察することで課題を明確化する．臨床は人間同士のあるいは人間と環境の極めて微細な相互作用によって形成されており，このような相互作用を尊重することこそ看護学は重要視している．したがって看護理工学研究においてもこの理念を保ち，対象者と研究者との間の信頼関係を持続的に形成することで，ユニークな研究を行える土壌を醸成することが必要となる．このような人文科

学的素養も持ちえた研究者になることこそ，看護理工学研究の醍醐味でもあるといえる．

ところで，医学行為はときに必要に応じて侵襲的な行為を行わざるを得ない．生検や穿刺，外科的処置などはもちろん，薬剤の投与なども侵襲的であるといえる．これらは患者に与えるリスクとベネフィットのバランスから，ベネフィットが上回ると判断されるために正当化されている技術であり，医療を提供する上では許容されている．しかしながら，看護理工学の目的は対象者のよりよい暮らしの実現であり，そのための方策が侵襲的であることは許容しない．すなわちベネフィットをやや犠牲にせざるを得ない場面にも無侵襲を優先する．したがって，看護理工学研究では，可能な限り侵襲性を排除し，効果を最大限にするこのコンセプトを重視することにより，今まで用いてこなかった新しい方法論を看護学研究に適用する．たとえば分子レベルでの情報が必要なのであれば，組織生検するのではなく，皮膚表層から蛋白質を抽出する技術を開発したり，毛包に付着する細胞から遺伝子発現を解析する手法を考案したりと，様々な技術開発が可能になるのである．また，看護学の領域ではこれまで十分に使用されてこなかった機器，たとえば超音波画像装置やサーモグラフィなど非侵襲的に体の構造や機能を評価できる医療機器の利用も今後ますます一般的になり，看護理工学研究を実施する上での重要なツールとなるであろう．

さらに，24時間，365日臨床現場の最前線にいる看護師に必要とされる技術にはリアルタイム性が必須といえる．つまり，MRI検査のように場を変えて，診断に時間を費やす技術は看護には要求されない．ベッドサイドでアセスメントし，それに基づいたケアをその場で提供することが求められる．研究レベルでは解析に時間がかかる手法を用いたとしても最終的なプロダクトとしてはリアルタイム性を実現できるアプリケーションイメージを持ちながらアイディアを創生することが看護理工学研究では求められる．

1.4 看護理工学研究のプロセス

これら非侵襲性，リアルタイム，信頼関係という重要なコンセプトを包含する看護理工学研究は，次のようなプロセスで展開される．まずは，臨床現場の

実態を把握する研究からはじまる．すなわちクリニカルクエスチョンを明確にするとともにニーズを抽出し，概念化することで研究対象を理解することが必要であり，このプロセスこそ，看護学が現場立脚型の科学である所以である．次には臨床で問題となっている事象を明確にするために，看護生物学的手法を用い，その病態メカニズムを解明することにより，どのポイントにターゲットを絞れば問題を改善できるかを明確にする．そして，この問題を解決するために看護工学により客観的計測法やプロダクトを開発する．生物学や工学で扱う内容は実験室で行われるものが主であるのに対し，看護理工学は現実世界で人々の生活に役に立つ技術を開発することを目的とする．そのため看護トランスレーショナルリサーチにより臨床試験などの方法論を用いて，プロダクトを応用・評価し，臨床への適合性を評価する．最終的にはこの新しい技術が臨床の問題を解決しえたかどうかを評価し，それによって見出される次の疑問へと発展的につながるスパイラルとなる．このような円環的取り組みが続くことにより，臨床がより良くなり続けることを目指すものである（図1-1）．

　看護理工学が従来の看護学への固定観念を変え，人々の療養生活に必要な技術やシステムを開発するために合目的的に必要な学問領域との融合を果たし，看護学の新機軸を創生するモデルとなることを信じて止まない．

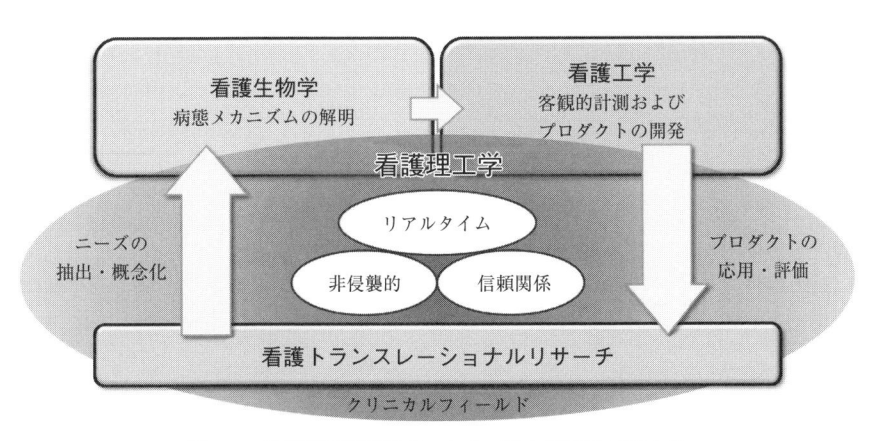

図1-1　看護理工学研究のコンセプトと円環的プロセス

第2章
看護理工学的手法を用いた臨床研究の目的とプロセス

2.1 総　　論

2.1.1 看護理工学的手法を用いた臨床研究の目的

　臨床における看護研究の目的は，科学的手法を用いて疑問に答え，知識を深めることにとどまらず，対象者の健康や生活の質を改善するような，看護実践を導く知識を生み出すことである．根拠に基づく看護実践（Evidence-Based Practice：EBP）を導き出すために，看護理工学的な手法を利用することで，健康の課題に対して新たな価値観をも生み出す，革新的な技術開発による看護のイノベーションが期待できる．

　臨床研究においては，看護生物学，看護工学，そして研究と臨床のフィールドとをつなぐ仕組みであるトランスレーショナルリサーチのサイクルを，十分に機能させることが重要である．看護理工学研究におけるトランスレーショナルリサーチは，臨床における潜在的なニーズを可視化することから始まる．創り出す必要のある新技術は，最終的には実験室の設定ではない現実の世界に適用するものであり，その適用性を評価しなければならない．現実の世界とは，つまり人が生活する場であり，多様性，不確実性に富む．そして，人を対象とすることへの倫理性の保証は，研究に取り組む際の大原則である．

　臨床研究において看護理工学的な手法を用いる目的は，大きく3つあると考える．1つは，生物学的または物理的な反応の観察によって，対象とする事象を可視化することである．対象とする事象とは，必ずしも主観的に認知している症状や徴候のみが正しく事象を表しているものではないこと，また，それだ

けではないことに由来する．例えば，超音波装置が，意識不明の患者の膀胱に残留している尿量を測定できたり，神経障害があり炎症に特徴的な熱感や疼痛が感じられない患者の，皮膚温の分布を赤外線サーモグラフィで測定できることなどである．

　また，客観的に介入の効果を可視化する目的がある．通常，介入研究では介入の評価を定量化することが難しい．例えばストレスの軽減をアウトカムにした研究であっても，そのストレスを客観的に評価できなければ効果が明確に測定できない．このような場合に，ストレスのレベルを測定するバイオマーカーは，役立つ可能性がある．バイオマーカーは，認知機能が低下している場合であっても評価でき，場合によっては異なる患者間の比較も可能となる．

　さらに，提供するケアに，生物工学的手法を用いる，という目的もある．この手法の特徴は，根本的な原因にアプローチした解決法を用いていることである．例えば，圧力を測定しつつ圧再分配を調節する褥瘡予防マットレスなどである．

　このような目的に基づき，理工学的手法が効果的に用いられ，看護理工学研究が臨床で展開される．

2.1.2 看護理工学的手法を用いた臨床研究のプロセス

　看護理工学的臨床研究において，EBPを導き出すためのプロセスには，4つの主要な段階がある（図2-1）．

　第1段階は，研究デザインを計画することであり，この段階は非常に重要である．研究者は経験も踏まえ，文献レビューに基づき，概念を整理し仮説を組み立てる．研究の位置づけ，新規性や意義，さらには実現可能性を考慮しながら，最適なデザインを組み立てる．研究のプロセスにおいて基盤となる重要な段階である．臨床における研究では，この「実現可能性」の見極めは非常に重要である．対象となる「人」は，ひとりひとりが異なる環境，生き方，価値観をもって生活している．その「人」の個別性を考慮しなければ，結果的には得るべきデータが得られない可能性が高い．それが実現可能性につながると考えられ，その見極めには，経験と能力が求められる．

　第2段階は，データ収集の段階で，選択した適切な研究デザインに基づき，

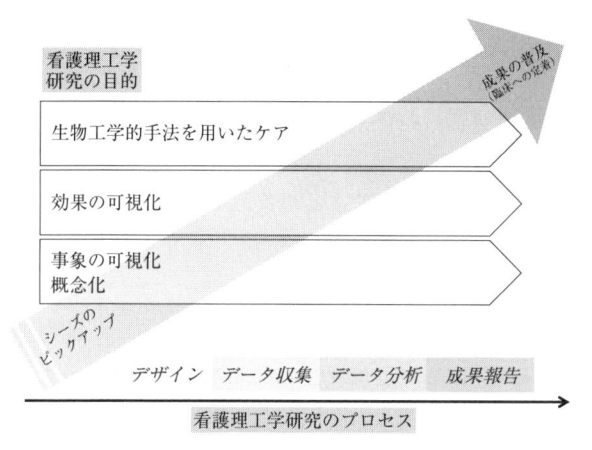

図2-1 看護理工学研究の目的とプロセス

対象者，フィールド，サンプリング計画，測定および倫理的な配慮を含むプロトコルによってデータを収集する．データ入力，確認，処理，予備的分析なども含む．臨床研究では，人を対象とした研究でありながら，ともすれば生体情報を手に入れるために侵襲性や拘束感を伴い，心身の不快感を強いるような方法を用いていることがある．倫理的配慮にも大きくかかわる部分であり，十分に検討する必要がある．

第3段階は，計画に基づく分析の段階であり，統計的手法や理論を使用してデータを分析し，以前の知識と調査結果を統合して分析結果を解釈する．特に，データの取り扱いには個人情報に留意することを怠ってはならない．

第4段階は，科学的な学会で成果を報告（学会発表，論文投稿など）し，他の研究者と情報を共有する．臨床研究では，成果の普及には多くの実践者の合意が必要であり，実際に使用，評価し，限界を知り，さらなる研究へとつなげることが可能となる．

このようなプロセスを経るのは，研究の一般的な進め方を基本としており，特別なものではない．ただし，人を対象とする臨床研究であるがゆえに，研究者が留意すべき点があることは認識すべきである．それを前提として，臨床における看護研究に理工学的手法を取り入れ，しかもトランスレーショナルリサーチにより研究と臨床のフィールドとを統合することで，EBPを導き出す研

究のプロセスを，効果的に，さらにスピーディーに展開できる．

　この章では，臨床研究における，潜在的なニーズの可視化に必要な研究疑問の構造化，つまり，これまで看護が得意としてきた，いわゆる包括的思考に基づく質的研究や疫学的観察研究による現象・ニーズの明確化のみならず，臨床で生じる現象の本質に特化したアプローチを実施するために必要な，分析的思考とそれを取り入れるプロセスに関して説明する．また，看護理工学的手法を用いた臨床研究のデザイン，データ収集と分析に必要な基礎的な技法を紹介する．さらに，臨床研究における倫理性の保証のあり方について，倫理原則，および知的財産，利益相反に関する基本的な態度について取り上げる．

2.2 クリニカルクエスチョンからリサーチクエスチョンへの構造化

2.2.1 臨床での疑問を研究可能な枠組みに落とし込む

　まず，トランスレーショナルリサーチのニーズの発見の部分にあたる「臨床での疑問（Clinical question：CQ）」をどのように臨床研究における「リサーチクエスチョン（Research question：RQ）」に落とし込むかを述べる．臨床で勤務あるいは研究する看護師は，医師の診療の補助業務や患者の日常生活の援助を通して，日々多くの患者とその看護ケアに携わり，様々な経験をしている．その中で患者に生じている現象について，これまでの看護理論ではうまく解けないケースや，ケアをしてもある患者では良好に経過するが，ある患者ではうまくいかないなどといったシチュエーションに直面することがある．この臨床で看護師が様々なことを感じ，考えた結果，生まれる素朴な疑問（CQ）が重要となる．さらにこの思考の積み重なりにより，よりよい看護を提供するために必要なものが明確になり，研究テーマとなる．例えば，「肥満者はなぜ皮膚障害を起こしやすいのか」，「癌性創傷を有する乳癌患者において周囲皮膚炎を生じる患者と生じない患者がいるのはなぜか．両者は何が異なっているのか」などがこれに当たる．

　ただし，CQ はあくまでニーズであって，研究を開始するためには解決すべきいくつかのステップがある．まず研究としてデータ収集をするためには CQ

を分析可能な一定の枠組み（framework）に落とし込んで「構造化」し，具体的かつ明確な RQ を立てる必要がある．よく検討された RQ は，研究者にとって理解しやすく実行可能な研究計画の立案に繋がる．

2.2.2 リサーチクエスチョンの作り方

FINER と略されるよい RQ の条件を以下に列記する[1, 2]．

- 実施可能性（Feasible）
  対象数が適切であり，自分の専門性に適していること（リクルート可能な対象者であるか）．研究に必要な時間や費用が適切であるか．
- 興味深いこと（Interesting）
  自分の興味だけではなく，科学的に興味のあるテーマであるか．
- 独創性（Novel）
  先行研究が十分吟味されており，新規性（オリジナリティ）があるか．
- 倫理的（Ethical）
  対象者に対して最善を尽くし，危害がないよう配慮されているか．今後同じような状況にある対象者に対してよりよい医療や看護ケアが提供されることが，研究によって対象者が受ける負担に勝っているか．
- 必要性（Relevant）
  社会や医療現場において切実な疑問であるか，将来の医学や保健，科学の進歩に貢献する研究か．

これらの条件を参考に，CQ を構造化するために，ほとんどの場合 PECO（あるいは PICO）が用いられる．PECO（PICO）とは，①どのような患者に（Patient），②どのような曝露（Exposure）あるいは介入（Intervention）を行い，③何と比べて（Comparison），④どのようなアウトカム（Outcome）となるのか，という公式に当てはめて問題を明らかにする（問題の定式化）ことを指す．例えば，筆者らが行った癌性創傷に関する研究[3]における RQ を例示すると，

P：癌性創傷を有する乳癌患者
E：周囲皮膚へ滲出液が付着している群
C：周囲皮膚へ滲出液が付着していない群
O：接触性皮膚炎の発生

となる．このように具体的で理解しやすい疑問となることで，的を絞った文献検索・情報収集に繋がり，研究計画の立案・実施が可能な形に整えられる．

一方研究を進めていく中で，我々は，1つのRQを解決するとまた新たな課題が見つかるというように，現象を捉える幅広い視野から限定された視点（要素）へと絞り込むことになる．これを「現象を要素に分解する」と表現している．つまり臨床において様々な要因（環境など）に取り囲まれ，それらの要因から影響を受けている患者を「包括的」に捉えていた状況から，関連する要素1つ1つとの関係を見ていくことで，現象から個体，そして組織へ徐々に焦点が絞られ，問題の本質に近づくことになる．これを「分析的思考」と呼ぶ．

図2-2に，先に例示した癌性創傷の研究におけるRQの推移例をPECOを用いて示した．我々はまずリサーチクエスチョン1として乳癌癌性創傷の周囲皮膚で生じている問題に焦点をあて，患者の「個体」の周囲皮膚に起きている現象を捉えようとした．次にリサーチクエスチョン2として滲出液と接触して

【リサーチクエスチョン1】
乳癌癌性創傷の周囲皮膚には
どのような形態的特徴があるか？
（質的研究）

【リサーチクエスチョン2】
P：癌性創傷を有する乳癌患者
E：周囲皮膚へ滲出液が付着している群
C：周囲皮膚へ滲出液が付着していない群
O：接触性皮膚炎の発生

【リサーチクエスチョン3】
P：癌性創傷を有する乳癌患者
E：滲出液中に含まれる刺激成分量が多い群
C：滲出液中に含まれる刺激成分量が少ない群
O：接触性皮膚炎の発生

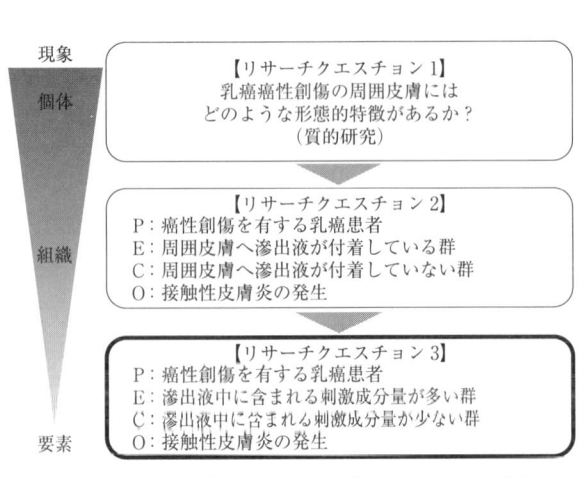

現象／個体／組織／要素

図2-2　包括的思考から分析的思考へのプロセス（例）

いる「組織」としての皮膚に着目し，癌性創傷の周囲皮膚で生じている皮膚炎と滲出液の関係について明らかにした．最終的には，リサーチクエスチョン3として皮膚炎が滲出液成分に影響されている可能性を見出し，滲出液中の刺激成分という原因と考えられる「要素」そのものに着目するに至った．この例の場合のように分析的思考が発展すると，時にリサーチクエスチョン3のように生物学的手法の導入（例えば高速液体クロマトグラフィーや ELISA を用いた実験）が必要不可欠となる．このような取り組みは，これまでの対症療法的なケア（被覆材の頻回な交換や重ねあてなど）にケアの限界を感じていた看護師にとって，本質的アプローチ（障害性因子の測定による予測・スクリーニングや障害性因子の阻害による予防・治療など）という新たな光を見出す機会となり得る．

2.2.3 トランスレーショナルリサーチに必要な資源

一般的な看護研究においてももちろんのことであるが，特にこれから看護師あるいは看護学研究者が生物学的アプローチを研究に導入し，さらにトランスレーショナルリサーチを進めていくためには，以下の資源が必要である．

(i) 人

看護師はこれまでの看護教育の中で，生物学的研究手法や工学的研究手法に関する教育を受ける機会が少ない状況にあった．そのため生物学的手法や工学的手法を用いた研究を進めるにあたっては，まず専門家（医学研究者・薬学研究者・理学研究者・農学研究者・工学研究者など）から，技術指導を受ける必要がある．そのような状況を作り出すために日頃から見聞を広げ，他の専門家とコミュニケーションをとっておくことが重要である．筆者の所属する研究室では，修士課程から生物学的手法を用いた研究ができる看護師（研究者）の育成を進めている．このように次世代の教育・研究を担う若者を育てることで，将来は当たり前のように包括的思考・分析的思考を持ち，生物学的手法も取り入れた看護研究ができる環境が一般的になると考える．すでに平成26年7月には，日本学術会議 健康・生活科学委員会 看護学分科会より，「ケアの時代を先導する若手看護学研究者の育成」に関する提言が出されており[1]，この提

言の中で，"ケアイノベーションを先導できる若手看護学研究者育成を目指す異分野融合研究・教育環境の醸成"が示されている．つまりこれからの看護研究においては，異分野融合研究を実施することが可能な研究者の育成が喫緊の課題であり，前に述べたように異分野の研究者と共同し知識を吸収しながら，看護研究にその手法を活かしていくことができる人材の育成が求められている．

（ii）もの

生物学的ならびに工学的手法を用いた研究では，試薬や実験器具，工学機器などが必要となる．そのため，必要な機器の貸借，購入が必要となる．

（iii）お金

上記のものを手に入れるためには，助成金などに計画的に応募するなど，研究費の獲得を行うことが，研究の発展においても必要不可欠である．

2.2.4 看護理工学研究への期待

これまで看護研究は，包括的思考に基づく看護研究を中心に展開してきた．それにより，人間を全人的に捉え，ケアに生かすことで還元してきたが，一方で本質に踏み込んだ看護研究の発展は不十分であり，それによって対症療法的なケアに留まっていたことも事実である．この本を通して，人間そのものと，その人が生活している環境等を含めて包括的に思考することに加えて，医療者として生理学や分子生物学など本質に迫る手法（分析的思考）を身につけることで，これまでの姑息的あるいは対症療法的ケアに対して本質に特化した予測・予防のケアの開発，看護研究ならびに看護の現場の変革・進歩，そしてなによりも看護ケアや患者の健やかな状態（well-being）の向上につながる可能性がある．

---

1) 日本学術会議 健康・生活科学委員会 看護学分科会「ケアの時代を先導する若手看護学研究者の育成」（2014年7月4日提言），[http://www.scj.go.jp/ja/info/kohyo/pdf/kohyo-22-t193-7.pdf]（最終アクセス日：2015/03/27）．

2.3 理工学手法を用いた臨床研究のデザインとデータ収集

2.3.1 看護理工学的臨床研究の特徴

　従来型の看護研究では，事象の記述や関係性の推定のために研究デザインを精錬し，主に質問紙などの測定ツールやインタビューなどのデータ収集に関する方法論の妥当性・信頼性が重要視されてきた．理工学手法を用いる場合にも，上記の点を十分に担保し，患者や要因の多様性をうまくコントロールしながら真理に迫ることが必須となる．

　本節では，臨床の場（病院や施設，在宅などの非実験室環境）における看護理工学的臨床研究のデザインとデータ収集の進め方について，基本的な知識を踏まえつつ，長所と留意点を解説する．

(ⅰ) **看護理工学的臨床研究の長所と短所**

　臨床研究で理工学手法を利用する際には，その長所を最大限活用できるとよい．一点目は，測定の客観性である．例えば，回答の偽申告や思い出しバイアスなど主観的評価による誤差が理工学手法には少ない．また，個人により基準が異なる指標（QOLなど）を客観的に測定できる手法であれば，共通軸に沿った個人間比較が可能かもしれない．二点目は，感度のよさである．例えば，体重計という器具を用いることで見た目には捉えにくいグラム単位の比較が可能となる．この長所は前向き研究や介入研究など，変化に関心がある場合に代替指標として理工学手法が活用できることを示す．代替指標とは，①最終的なアウトカムと関連し，②曝露因子とアウトカムの中間に位置し，かつ③交絡要因ではない指標である[4]．理工学手法を用いた代替指標が確立すれば，精度向上や追跡期間の短縮などの効率化に役立てられる．三点目は，メカニズムの明確さである．横断研究であっても，生物学的に既知のメカニズムがあれば原因と結果の関係性が推測できうる．また，介入研究では，因果関係の上流にある要因（例えば遺伝子多型）を均等に割り付けることで，生物学的な背景を調整できる．

　他方，理工学手法にも短所がある．第一に，測定コストと実施可能性の問題

である．質問紙調査に比べると，対面での測定を要する理工学手法は，測定時間やデバイスの調達，測定者の熟練度の問題のため，1回の調査人数や施設数に制約がかかりやすい．第二に，安全面や倫理面の問題である．特に開発直後のプロトタイプを使用する研究では，測定対象者を有害事象の起こりにくい対象に制限する場合も多い．サンプルサイズの低下は，多様性を前提とする臨床研究において，交絡因子の増加や統計学的な検出力の低下，選択バイアスによる一般化の限界につながる．第三に，理工学機器は見た目で区別のつくものが多く，介入研究における盲検化に限界がある．第四に，理工学手法は仮説検証型研究にのみ有用である点である．対象とする現象や要因に既存知識がない場合は，より広範囲に評価できる質問紙法や一つの事象を深く掘り下げる質的研究などより柔軟な手法を選択する方がよい．

（ⅱ）臨床研究を行うデザイン上のメリット

　看護理工学的臨床研究を実施する際には，実験室とはパラダイムが異なることを認識すべきである．臨床研究の最大の特徴は，多様性の評価である．従来の理工学研究は，実験室という特殊な環境で，動物や健常人などの比較的均質な集団を対象とする．ここでは，他の外的要因の効果を排除した純粋な効果（Efficacy）に関心をもつ[5]．しかし，実際の人間の健康行動や疾患発生には，多様な要因が関わる．世界保健機関（World Health Organization：WHO）は個人の特徴（年齢，性別など）や健康行動に加え，物理的・社会的・経済的環境や遺伝を健康の決定要因としている[6]．実験室では優れたEfficacyを発揮する新薬であっても，副作用や使用方法の限界により現実的な有効性は小さいかもしれない．臨床研究では，適切なデザインのもと，多様性を前提とし，現実的な効果（Effectiveness）や要因の複雑な関係性自体が関心となる．

　臨床研究では，多様な効果指標を評価できる点も特徴である．実験室研究では，主に測定値の大小関係と有意差の有無を評価する．一方で臨床研究の場合には，有意差のみならず，値自体の程度や臨床上意味のある指標（リスク比，リスク差，寄与割合など）を評価する．また，全員に確実な効果があるわけではないため，誤差の程度や信頼区間を推定し，不確実性を明らかにすることが臨床での意思決定の参考にもなる．

また，看護理工学的臨床研究では医学的な効果に加え，心理社会的な指標を融合できる．例えば，新しく開発した手法について，費用対効果や看護師の使いやすさ，患者への安全，QOLへの影響などの評価も計画に含めると，技術を実践へ還元しやすくなる．

2.3.2 研究デザイン
(i) 研究デザインの意義と因果関係

研究デザインとは「直面する困難に対処しながら，研究の疑問に答えるための全体的計画」である[7]．狭義には，ランダム化比較試験（RCT）などの研究の種類を表現するが，広義には，サンプリング方法や調査手順，解析まで含めた一連の計画を指す．研究デザインは，仮説を明確に検証できるよう，バイアスと誤差を最小化することを目的とする．バイアスとは真値からの系統的なずれであり，情報バイアス，選択バイアス，交絡がある[8]．偶然誤差は，バイアスを取り除いても残る誤差である．バイアスや誤差を補正するための研究デザインを考える際には，因果関係の要素を理解しておくとよい（図2-3）．

因果関係の判定基準として，時間的関係，関連の強さ，量―反応関係，結果の再現性，生物学的妥当性，他の解釈の可能性の検討，曝露停止の効果，他の知見との一致，関連の特異性の9つがある[9, 10]．この基準は実験的な因果関

(A)因果関係の判定基準

項目	説明
時間的関係	原因は結果に先行する
関連の強さ	関連が強いほど因果関係
量―反応関係	曝露量が多いほどリスクが高い
結果の再現性	他の研究や集団でも同じ結果が得られる
生物学的妥当性	生物学的機序がある
他の解釈の可能性の検討	交絡がない，慎重に検討されている
曝露停止の効果	曝露の除去，減少がリスク低下につながる
他の知見との一致	先行研究との一致
関連の特異性	ある曝露はただ一つの疾患の原因である

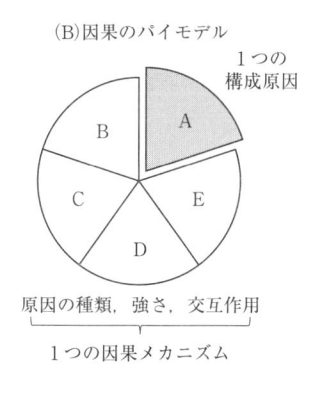

(B)因果のパイモデル

図2-3　因果関係の考え方

係を想定しており，看護分野によく見られるような原因にも結果にもなりうる円環的関係や要因の複合効果などには適用できないなどの限界もある．

因果のパイモデルは[8]，より臨床に適用しやすい考え方である．1つの疾病の発生メカニズムには，複数の構成原因が連動して関わるとされる．また，各要因の寄与は疾病ごとに異なり，相互作用も生じる．自身が興味を持つ疾病の因果メカニズムを考えることは，研究デザインや調査項目を検討する際に必須である．

（ⅱ）主な研究デザイン

臨床研究は，量的研究と質的研究に分類される（図2-4）[11, 12]．量的研究は主に数値データを数理統計により分析し，事前に想定した仮説を証明する研究である．量的研究は，さらに実験研究（介入研究）と非実験研究（観察研究）に分類される．質的研究は言葉や行動など数値化できないデータを通じて，事象の心理社会的意味を深く記述し，将来への仮説・理論を生成するための研究である．研究デザインの分類の軸には他に，データ収集の時間軸（横断，前向き，後ろ向き），比較対照の設定（群間，群内，研究間），外的変数の操作の程度（ランダム化，マッチング），サンプリング方法（悉皆調査，標本調査，ボランティア，二次データ）等がある．

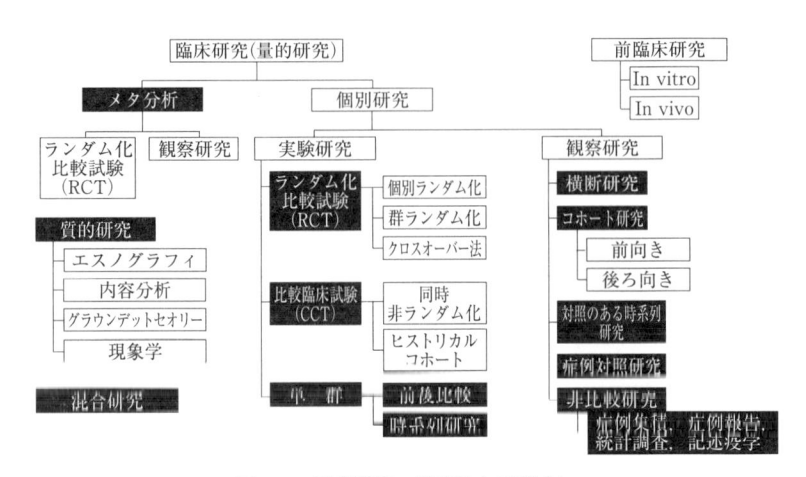

図2-4 臨床研究の代表的なデザイン

2.3 理工学手法を用いた臨床研究のデザインとデータ収集 —— 19

（1）実験研究（介入研究）

　実験研究は，興味のある変数と疾患の因果関係を最も明確に推定できる点が強みである．実験とは，「操作」，「対照」，「ランダム化」の3つの要素から成り立っている[7]．操作とは，研究者が意図的に対象に介入・ケアすることである（図2-5）．対照とは，その操作を受けない群を設けることである．ランダム化（割付）は，研究者の意思の入らない方法により対象者を各群に割り付けることであり，未知の交絡要因についても群間の比較可能性を保つことができる．介入研究の中にも，様々なデザインがあり，最も強力なデザインはランダム化比較試験（RCT）である（表2-1）．その他に，割付の対象（個人レベル，

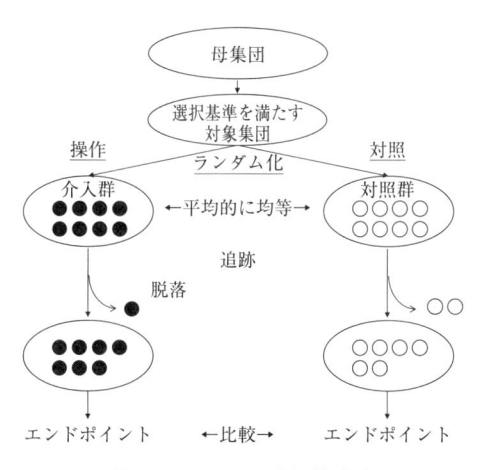

図 2-5　ランダム化比較試験
下線は実験の要素

表 2-1　実験研究（介入研究）の代表的なデザイン

デザイン	ランダム化	対照	限界	因果関係の強さ
ランダム化比較試験（RCT）	○	○	厳密な質保証が必要 実施可能性に制約がある場合	強 ↑
比較臨床試験（同時非ランダム化など）	×	○	群間の偏り 未知のバイアスの影響	
単一群（前後比較など）	×	×	自然経過・季節変動等の影響 平均値への回帰	弱

施設（クラスター）レベル），ランダム化の手法（単純，ブロック，層化，最小法），盲検化（患者，医療者，評価者，解析者），コントロール（プラセボ，標準治療），試験の目的（優劣性，非劣性，同等性），エンドポイント（プライマリー，セカンダリー，有害事象，コスト），分析方法（Intention to treat, Per protocol）などを計画時点に考慮しておく[13].

　看護理工学的臨床研究では，コストや倫理面の問題のために，理想的なランダム化が実施できない場合も多い．その場合，異なる実験デザインや準実験デザインを用いることがある（表2-2）．例えば，新開発の医療機器を用いた介入の場合，介入のコンタミネーションや非盲検によるバイアスを避けるため，個別ではなく，施設や病棟単位のクラスターランダム化を採用することもある．また，持ち越し効果の少ない介入の場合，クロスオーバー法を用いると，少ないサンプル数であっても一定の検出力を得ることもできる．ただし，対照群のない単純な前後比較の場合，介入効果と自然経過による効果を区別できない点に注意が必要である．導入前の過去の記録を用いるヒストリカルコホートを用いる場合もある．また，理工学研究では理想的な二重盲検化ができないことが多く，介入に関わらない第三者の評価者を盲検化する方法や客観的測定により

表2-2　実験研究（介入研究）に用いられるバイアスの制御方法

段階	方法	概要
ランダム化	個別ランダム化	個人を介入群または対照群に無作為に割り付ける．単純無作為化，ブロックランダム化，最小化法など様々方法がある
	群ランダム化	病院・フロアを単位とした集団の割り付け
非ランダム化	クロスオーバー法	一人を介入・対照の両方に割り付け，介入の順番をランダム化する
	ヒストリカルコホート	介入前後の時期比較（既存データの利用）
盲検化	二重盲検	対象者と治療者（観察者）が介入の割り付けを把握していない
	独立した評価者	対象者や治療者に盲検化できない場合，割り付けや治療を把握していない第三者をエンドポイントの評価者とする（prospective randomized open blinded end-point study, PROBE法）
	客観的測定	人の意思が入らない測定方法によるエンドポイント判定

評価者の意思が影響しない評価方法を選択することもある．

　RCTの成果を臨床に活用する際に注意すべきことは，研究があくまで実験的環境で行われていることである．多くの場合，包含基準・除外基準が厳格に設定され，介入やそれ以外のケアを手順通りに実施することが求められる．しかし，臨床現場では，そのRCTの対象外となるような患者も多数存在し，施設の設備やケア提供者側の技術レベルにより理想的な介入ができない場合もある．最近では，できるだけ現実的な環境において介入効果を検討する実用的臨床試験（Pragmatic trial）というデザインも増えつつある．

（２）観察研究

　観察研究は，研究者自身が要因を操作しない研究であり，主にコホート研究，症例対照研究，横断研究がある（表2-3，図2-6，表2-4）[4, 10]．バイアスや交絡の制御にはデザイン段階と統計解析段階の両方で工夫する必要がある．

　横断研究は，ある一時点において，複数の要因を同時に評価するデザインである．この研究の目的は，有病率の推定と要因間の関係性の評価である．ま

表2-3　観察研究の代表的なデザイン

デザイン	特徴	メリット	限界
横断研究	ある1時点で曝露と現象の関連を評価	・実施しやすい ・存在率，分布，因子間関係の評価	・不明確な時間関係 ・因果の逆転 ・発生率評価不可
前向きコホート	集団を追跡し，アウトカムの発生と曝露・特性の関連を評価	・発生率の評価 ・時間関係が明確 ・曝露因子評価の正確さ	・時間・コスト ・脱落の影響 ・稀な疾患に不向き
後ろ向きコホート	過去に遡ってアウトカムとの関連を評価	・時間関係が明確 ・経費・時間の節約	・記録の正確さ ・思い出しバイアス
症例対照研究	疾患群と非疾患群を設定し，発生前の状況を評価	・稀な疾患の評価 ・既知の要因のコントロール	・未知の交絡の影響 ・思い出しバイアス ・疫学指標評価不可
症例報告	1例の経過を時系列に検討する	・質的な検討 ・仮説探索が可能	・症例の特殊性による一般化の限界 ・因果推定困難

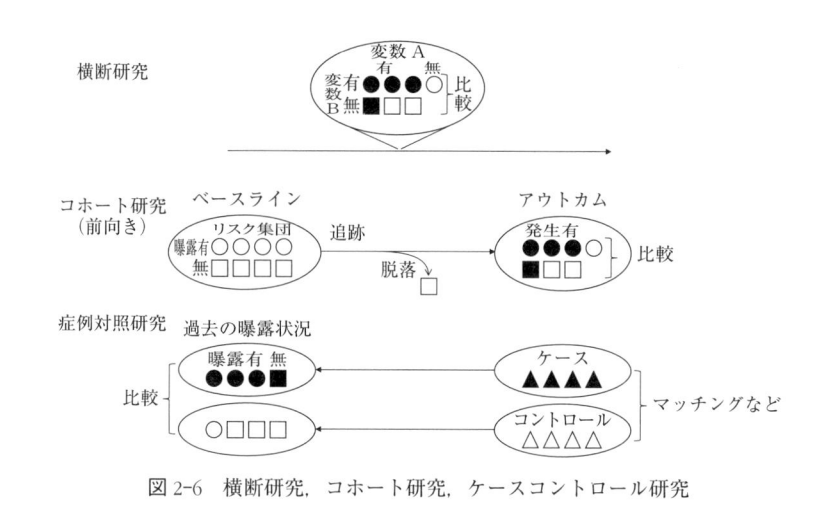

図 2-6 横断研究，コホート研究，ケースコントロール研究

表 2-4 デザイン，解析段階におけるバイアス・交絡の制御法

段階	対応策	概要
デザイン	ランダムサンプリング	無作為に対象者を抽出し，母集団の代表性を高める
	限定	包含基準・除外基準での交絡因子レベルの限定
	マッチング	既知の交絡因子の等しいペアを抽出し，比較する
	反復測定 (個人内比較)	一人に対し異なる条件のもと複数回測定し，個人内で比較する
統計解析	層化	交絡因子の層ごとの解析，サブグループ解析
	統計学的調整	交絡因子を数学的モデルに投入し，変数の独立した効果を評価する
	傾向スコア	治療適応の確率を属性因子からスコア化し，等しくなるように調整する

た，構造化された質問紙の開発にも用いられる．横断研究はコストや時間の面から実施可能性が高く，一度に多くの対象者を評価できる一方，現象に関する時間的関係を明らかにできない．分析上は独立変数（説明変数）と従属変数（被説明変数）を設定するが，因果の逆転が起こりうる．さらにデザイン段階ではなく，統計解析段階において層別解析や統計学的調整（多変量解析）などにより交絡因子を調整するため，結果の解釈に慎重さを要する．また，疾患の存在状況を表す有病率を正確に推計する場合，全数調査またはランダムサンプ

リングを用い，選択バイアスに注意する必要がある．

　コホート研究は，患者集団の曝露要因の状況を評価し，その後の疾患発生を追跡評価する研究である．目的は，疾患の発生率の推定と，曝露要因と疾患発生の関係性の推定である．このデザインの強みは，原因と結果の時間的関係が明確であり，リスク差やリスク比を推定できることである．リスクとは単位時間あたりの疾患の発生しやすさ（スピード）である．曝露要因の評価と追跡の時間的方向性により「前向き」と「後ろ向き」に分類される．

　前向きコホートでは，興味を持つ曝露因子を研究者が事前に選択できるため，データの質の高さが長所になる一方，特に稀な疾患では，追跡のためのコストや時間が多くなる点が短所である．後ろ向きコホートは過去の記録から曝露状況を評価し，疾患の発生状況を遡って追跡する研究である．このデザインは，すでに存在している記録（カルテなど）を利用するため，前向き研究に比べ，短時間で実施できる．しかし，自身が興味を持つ曝露因子の記録状況・質に依存する点が限界である．日ごろから正確な記録を残すことが後ろ向き研究の質向上につながる．コホート研究で問題となるのは，追跡期間中の脱落（Dropout/withdrawal/lost to follow-up）である．実際には観測できないが，脱落した人ほど，リスク要因を有している／疾患を発生しやすいという意味のある脱落（informative missing）は結果にバイアスをもたらす．脱落が起きないような体制・対象者への工夫を整えるとともに，必ず脱落の理由（転居，入院，死亡，同意撤回など）を収集し，脱落者と分析対象者の特性に差がないかを検討する．また，分析段階では，脱落者の直前までの情報を使用できる統計手法や脱落者のアウトカムをいくつかのシナリオで想定した感度分析などを実施することもある．また，時間の自然経過による平均値への回帰には注意が必要であり，ある時点でたまたま高値を示したアウトカム（血圧など）は，次点において平均値付近に自然に低下することがある．そのため，測定回数を増やし，反復測定を行うとよいとされる．

　症例対照研究（ケースコントロール研究）は，特定のアウトカムを有する集団（症例）と有さない集団（対照）に分類し，アウトカム発生以前の曝露因子の状況を比較するデザインである．このデザインでも曝露とアウトカムの時間的関係を評価することができ，コホート研究に比べ，稀な疾患にも適用でき

る．しかし，コホート研究と異なり，発生率，リスクなどの疫学指標を評価することはできない．その理由は，症例と対照の比をデザイン上任意（1対1や1対N）に設定できるためである．症例対照研究から得られる指標はオッズ比であり，疾患が稀な場合はリスク比に近似できる．また，過去の情報である曝露因子の評価にバイアス，欠測を伴うことがある．一般的に，ケース群のほうが曝露状況を記憶しやすく，思い出しバイアスとよばれる．特に主観的な情報について生じやすいバイアスであるため，できるだけ客観的な情報を用いるなど，情報収集の仕方を工夫する．また，各群をリクルートする際の選択バイアスに注意が必要である．対照群は，症例群と同等の特徴をもつ，つまり同一の母集団から選択することが望ましい．対照群の選択集団には，一般集団や同一病院集団などがある．その際，既知の要因に関して症例群と等しくするために，マッチングが用いられることが多い．

観察研究では，介入（治療，処置，術式，薬剤など）に相当する独立変数を扱う場合には注意が必要である．通常，臨床現場では介入には何らかの理由が存在し，例えば，ある治療は重症な症例にのみ使用される場合がある．観察研究の場合，本来アウトカムと正の関連を示す変数が，単純な比較では負の関連を示すこともある．こうした治療適応のバイアスを制御するため，その治療が提供される確率（傾向スコア）を予測する回帰モデルを作成し，その確率を調整して比較する方法が使われてきている．

（3）質的研究

質的研究は，ある現象や人の経験，心理的反応，信念等についての概念や構造，プロセス，文化的背景などを言語データなどから解釈・理解する研究である．質的研究は，事前に厳密な仮説・理論を設けず，データ収集と分析を円環的に繰り返しながら仮説・理論を生成する．データ収集方法には，インタビューや参加観察がある．分析のアプローチにはエスノグラフィ，内容分析，グラウンデッドセオリー，現象学等がある．

近年，量的研究と質的研究を組み合わせた混合研究が着目されている[14]．具体的な適用場面は，質問紙開発のための事前調査や内容妥当性の確保，質的に得られた理論や仮説の量的証明，量的研究で得られた関係性に関する意味の

理解など様々であり，臨床のニーズや新しい技術を臨床に適用する本質を一層深く理解することにつながる．

(iii) 研究デザインの選択

　最適な研究デザインは一義には決定しない．最も重要な点は，研究仮説に対する適切さである．もし，疾患の発生率に興味があれば，横断研究ではなく，コホート研究が必要となる．その他に，先行研究の存在，コストや時間，安全面での実施可能性，対象集団や疾患の特性も考慮する．例えば，すでに多くの横断研究が報告されている場合，時間的関係や要因への介入効果を目的とする研究のニーズが高い．また，難病のような稀な疾患であれば，一般住民を対象とした前向きコホート研究よりも，通院患者を対象とした症例対照研究のほうが実施可能性は高い．研究デザインを決定する際には，疫学や生物統計学の専門家に相談するとよい．

2.3.3 データ収集の実際

　「Garbage in, garbage out（ごみを入れれば，ごみが出てくる）」といわれるように，正確かつ精密にデータが収集されなければ，得られる知見も誤ったものになってしまう．反対に，どんなに正確な測定方法であっても，対象者に極度の負担を与えてしまうものであれば，臨床研究では使用できない．臨床での理想的なデータ収集では，データの質，安全・倫理性，調査の円滑さの三要素のバランスが必要となる．そのためには，十分に練られた計画が必要である．

　データ収集の主なプロセスは，測定方法の選択，測定原理の理解，研究実施計画の準備，プレテスト・測定技術の習得，倫理面・安全面の確保等の諸手続き，データ管理に分類される．このうち，倫理面・安全面の確保については2.5節で述べる．

(i) 測定方法の選択

　ある事象を測定する方法は通常，複数存在する．例えば，温度の測定法には，水銀計，電子体温計，直腸温計，非接触型温度計，サーモグラフィなど様々なものがあり，それぞれ原理や機器の違いから生じる長所・短所がある．

表 2-5　測定手法の選択に考慮すべき点

考慮すべき点	項目	例
手法の性質	侵襲性 直接性 測定間隔・時間（持続/時間を決めた1時点） 刺激や前処置 実施回数（1回/複数回）	生検，採血，内視鏡，放射線 深部体温と腋窩温 ホルター心電図 造影剤，パッチテスト 糖尿病の診断
測定精度	十分な精度か 変動に対する敏感さ 患者の反応に影響されるか	分解能，誤差，最小検知感度 タンパク質の半減期 精神性発汗，体動
実施可能性	測定機器の所有状況 費用 使用手続き	購入，借用 許可申請
測定の操作性	操作の訓練，ライセンスの必要性 記録方法 安全性のための規則や装置	放射線 ハードディスク，USBメモリ アース，使用条件

　複数の測定法から，適切な手法を選ぶためにはいくつかの視点がある（表2-5）．第一に，手法の性質であり，侵襲性（外科的処置や放射線被ばく，測定時の負担など），直接性（現象をどの程度直接測定できるか），測定間隔（連続測定や一時点の測定），刺激や前処置（造影剤など）の必要性，実施回数などを考慮する．第二に，手法の正確性（妥当性）と精密性（信頼性），反応性（時間や刺激によりどの程度の変化が生じるか）などの診断特性を考慮する．例えば，短期間の介入研究であれば，半減期の短い血中マーカーを指標とした方がよく，想定される変化よりも誤差の大きい測定であってはならない．また，測定の実施可能性や測定の操作性について，測定機器の入手や使用条件，手続き，ライセンスなどを確認する必要がある．

(ⅱ) 測定原理の理解

　測定方法を選定した後には，その手法に習熟しておく必要がある．これは単に原理名や取扱説明書を覚えるような教科書的な理解のみではなく，実際の研究を想定した特徴，特に，測定原理，機器の特徴，身体の解剖生理，原理から考えられる内的要因，測定値に影響を与えうる外的要因の5点を理解しておくとよい（表2-6）．表に超音波検査の際の例を示す．

表 2-6　測定原理の理解

理解すべき点	例（超音波検査）
測定原理	Bモード，Mモード，ドップラーモード
機器の特徴	18 MHz，リニアプローブ，解像度など
身体の解剖生理	筋肉・骨の種類，血管の走行
原理から考えられる内的要因	硬組織，空気層の評価困難，アーチファクト
測定値に影響を与えうる外的要因	測定体位，関節の角度，プローブの押し方

(iii) 研究実施計画の準備

　研究開始前に，構造化された研究計画（プロトコル）を文書として準備することは，研究の妥当性や信頼性を高めることにつながる．この文書には，誰が研究を行っても再現性があるように，簡潔明瞭かつ詳細な手順や根拠となる考え方まで記載する．プロトコルは（研究費等の）応募申請書，倫理審査の申請書，試験登録フォーム，実施マニュアル（標準作業手順書），対象者への説明書などとも類似し，場面や使用用途によって使い分けられる．例えば，研究費の応募申請書では研究の新規性が強調され，倫理申請書では対象者への説明・同意取得手順や個人情報保護などが重要視され，実施マニュアルでは業務ごとに詳細な測定手順・順序が強調される．研究開始前に必要な種類の文書を作成しておく．

　プロトコルに含めるべき内容は，研究目的，背景，詳細な方法，統計学的解析，倫理的配慮，研究資金，結果の発表などの研究の全段階の手順である．重要なことは，恣意的なデザインやデータ収集，解釈を避けるために，研究開始前に一連の計画を固定することであり，開始後の改訂は，相応の理由・手続きがない限り，原則認められない．プロトコルの作成には，国際ハーモナイゼーション委員会の Good Clinical Practice（GCP）[2]や日本臨床腫瘍学会のマニュアルなどを参考にするとよい（表 2-7）[15]．各専門学会や大学，病院が標準的なフォームを作成している場合もある．また，介入研究の計画は事前に試験

---

2) The International Conference on Harmonisation of Technical Requirements for Registration of Pharmaceuticals for Human Use.「Efficacy guidelines. E6 Good Clinical Practice」(1996 年)，[http://www.ich.org/]（最終アクセス日：2015/03/27）．

表 2-7 研究プロトコルの作成例

項目	内容
1	目的
2	背景と試験計画の根拠 対象,標準治療,計画の根拠,デザイン,利益・不利益など
3	基準・定義
4	患者選択基準
5	登録・割り付け
6	治療計画・変更基準
7	予期される有害事象
8	評価項目・臨床検査・評価スケジュール
9	データ収集方法
10	有害事象の報告
11	効果判定とエンドポイントの定義
12	統計学的事項
13	倫理的事項
14	モニタリングと監査
15	研究組織
16	研究成果発表
17	文献

登録する必要がある.日本では,WHO認定機関である大学病院医療情報ネットワーク研究センター(UMIN),日本医師会などの登録を利用できる.医学論文投稿時に用いる報告ガイドライン(介入研究のためのCONSORT声明,観察研究のためのSTROBE声明など)についてもあらかじめ確認し,計画に反映させる[3][4].

---

3) Consolidated Standards of Reporting Trials group.「The CONSORT Statement [online]」(2010年).「http://www.consort-statement.org/」(最終アクセス日:2015/03/27).
4) Strengthening the Reporting of Observational studies in Epidemiology group.「The STROBE statement [online]」(2007年), [http://www.strobe-statement.org/index.php?id=strobe-home](最終アクセス日:2015/03/27).

表 2-8 測定における妥当性・信頼性の影響要因

目的	要因	対策
信頼性の向上	測定の手順	測定方法の標準化（マニュアル作成）
	測定者の習熟度	測定者のトレーニング
	機器の特性	適切な測定手段の選択
	測定者のくせ	測定手段の自動化
	対象者の状態，反応	馴化，測定手段の自動化
	誤差（ばらつき）	反復測定
妥当性の向上	（上記すべて共通）	（上記すべて共通）
	機器の不適合	キャリブレーション
	非線形性，ヒステリシス	適正範囲設定，手順統一
	偽申告（過小/過大）	対象者が気づかない方法，偽申告を同定する解析アルゴリズム
	選択バイアス	盲検化

(iv) プレテスト・測定技術の習得

　プレテストの目的には，プロトコルの実施可能性の検討，測定精度の評価，測定にかかる時間やコストの見積もり，手順の確認と修正などがある．また，看護理工学的臨床研究では，測定手技やデバイス操作の習熟も重要な目的となる．測定のバイアスや誤差の原因は，測定者の習熟度やくせ以外に，機器の特性や対象者の反応，手順の影響など様々である．妥当性，信頼性の観点から影響要因と対策をまとめた（表2-8）．例えば，対象者の心理状態や皮膚温等に影響しうるため，通常は非接触型の測定を優先させる．また，測定開始時点のデータは不安定になりやすいため，十分な馴化（測定環境に慣れさせる準備期間）や開始直後のデータのトリミング（除外）なども頻繁に使用される．バイアスや誤差が何に由来するかを想定し，対応策を事前に用意する．

　厳密には，プレテストとは少人数の研究室内のボランティア，健常人を対象とした前臨床段階を指し，測定手順の確認や測定誤差の制御方法の検討，質問紙のワーディングの確認，データ入力・管理方法の検討などを目的とする．一方，臨床において本調査の対象と同等の少人数の患者を対象とした段階はパイロットスタディと呼ばれ，上記プレテストの目的に加え，本調査のサンプルサ

イズや調査期間の見積もりも目的となる．サンプルサイズ設計は「真の差を検出するために必要な人数を統計学的に見積もること」であり，効率的・効果的な実施のために介入研究では必須であるのに加え，近年では観察研究にも求められる．従来の「サンプル数が少なく，有意差に至らなかった」という典型的な考察はもはや通用しない．また，必要以上に対象者数を増やし，負担を強いる必要もなくなる．推計には，想定される効果の大きさ（エフェクトサイズ），ばらつき，第一種・第二種の過誤を考慮する．エフェクトサイズやばらつきは，プレテストの結果や先行研究の報告値，臨床上の経験をもとに見積もる．第一種の過誤（αエラー）は通常5%，第二種の過誤（βエラー）は20%，つまり検出力（パワー，$1-\beta$）は80%以上を想定する．実際の計算方法は，研究デザインや検定方法により異なる[16]．

（ⅴ）データ管理

　データの質を向上させるために，データ収集の間から取得後まで一貫したデータ管理が必要となる．近年では，研究不正の防止や研究情報・個人情報流出の防止という観点からも臨床データ管理が重要視されている．平成27年度より適用される「人を対象とする医学系研究に関する倫理指針」では介入研究の実施に，モニタリングと監査が義務付けられた[5]．モニタリングは，研究の一連のプロセスにおいて，実施計画の順守や記録の整合性を確認し，調査者にフィードバックする品質管理であり，監査はデータ収集後に必要に応じて独立した組織が実施する品質保証である．観察研究であっても，モニタリング体制を整えておくとよい．モニタリング・監査体制の整備にはJCTN（Japanese Cancer Trial Network）ガイドラインを参考にするとよい（http://jcog.jp/jctn/）．

　分析の品質を向上させるために，収集後にもいくつかの工夫ができる．例えば，データの入力フォームやルールを作成し，エラーを検出できるプログラムを用いるなどである．データ入力後にはクリーニング作業が必要であり，例え

5）　文部科学省・厚生労働省「人を対象とする医学系研究に関する倫理指針（平成26年文部科学省　厚生労働省告示第3号）」（2014年12月22日），[http://www.mhlw.go.jp/file/06-Seisakujouhou-10600000-Daijinkanboukouseikagakuka/0000069410.pdf]（最終アクセス日：2015/03/27）．

ば，二人で入力状況のダブルチェックを行うとよい．情報漏えい防止の観点から，入力や保管のためのコンピュータはスタンドアローン（インターネットに接続しない状態）とし，特定の者のみが使用できる状態にすることが望ましい．パソコンのロックに加え，データの暗号化やバックアップも必要である．一度クリーニングの完了したデータセットは固定（凍結）し，原則修正しないようにする．変更する場合には変更点の記録を残す．画像や測定データの場合，加工する前の生データも残しておく．

　看護理工学研究では，測定の精度を保つために，機器や試薬，検体の管理も重要である．これには保管時の温度や湿度，光などの環境要因に加え，使用前のウォーミングアップや定期保守点検，破損時の対応も含む．生物学的な検体であれば採取後の固定方法にも留意が必要である．また，使用中に万が一トラブルが発生した場合に備え，応急処置方法や修理先，保険加入なども万全にしておく．

2.4 理工学データの統計解析

2.4.1 看護理工学的臨床研究における統計解析の意義

　看護理工学的臨床研究では，極端にばらつきの大きい測定値や見た目では解釈の難しい複雑なデータ（例えば組織染色や電気泳動などの画像，センサー出力値などの連続測定データ）を扱うことが多い．統計解析の利点は，複雑なデータを統計量（Z, t など）という共通尺度に置き換え，ばらつきを考慮して比較できることである．看護理工学的臨床研究では，実験室研究とは考え方の異なる統計解析が必要となる．実験室研究では，「p 値が有意であるか」のみに関心が集まるが，p 値のみでは「効果量の大きさ」と「誤差の程度」を区別できない．臨床研究では，p 値の有意性以外に，関連の方向や効果量の大きさ，信頼区間などを提示することが望ましい[17]．また，外的要因を完全に排除できない臨床研究では，単純な検定のみではなく，様々な交絡要因を調整した解析やデザインに合わせた解析を行い，外的要因の影響を考慮して解釈する必要がある．

　この節では，統計解析のプロセス（ハンドリング，分析方法の選択）と看護

理工学的臨床研究でよく見られる解析（信頼性・妥当性，多変量解析，反復測定，多重比較）の留意点について解説する．

2.4.2 データハンドリング

　最初のプロセスは，データのハンドリング（前処理）である．質問紙調査では，反転項目の処理や各項目の合計点の算出などの段階である．また，解析しやすい値になるように，連続量の変換（カテゴリー，対数など），欠損値補完などを行うこともある．理工学データの場合，センサーの出力値や画像などの生データから解釈できる指標（パラメータ）を抽出することも含まれる（図2-7）．例えば，画像であれば，平均輝度やサイズ（ピクセル数），パターンなどである．1つの画像やグラフから複数のパラメータが抽出できるため，臨床的な感覚やリサーチクエスチョンに適しており，かつ統計学的に扱いやすい（正規分布に従う，外れ値が少ない，など）適切なパラメータを選択することが，その後の分析のしやすさを決める．これらのパラメータは研究開始前に決定しておくべきであり，データ収集後に「差の出たパラメータを選ぶ」という後付け理論は避ける．

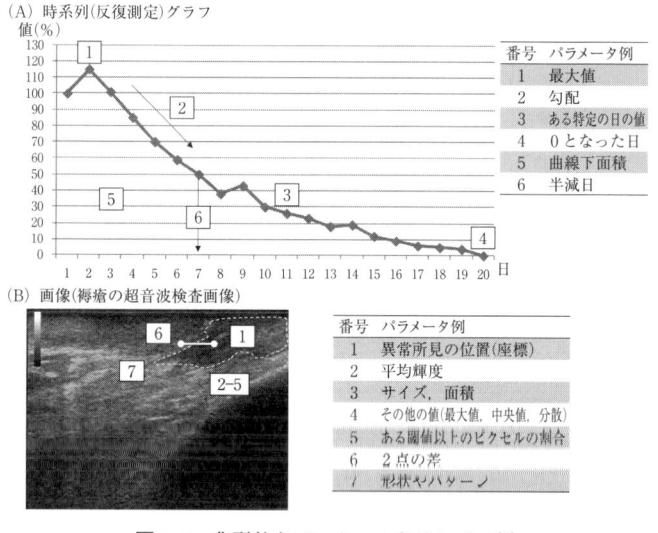

図2-7　典型的なデータハンドリングの例

表 2-9 統計解析の目的と手法

分析の目的	従属変数のタイプ		
	カテゴリー	連続量	時間
分布の記述	頻度集計 分割表	ヒストグラム 平均, 標準偏差, 中央値, 範囲	生存時間（Kaplan Meier 法） 時間中央値
統計量や疫学指 標の記述	オッズ, リスク (標準誤差, 95%CI)	平均 (標準誤差, 95%CI)	ハザード, 率の推定 変化量（差, 割合）
単純な分析	χ^2 検定, Fisher 検定	t 検定, Mann-Whitney 検定 相関	Log-rank 検定 対応のある t 検定
回帰モデル (単/多変量)	ロジスティック回帰 一般化線形モデル	分散分析, 回帰分析 一般線形モデル 混合効果モデル	Cox 回帰
診断能力の評価	感度, 特異度, ROC 解析, κ 係数	決定係数 級内相関係数	(Overall c-statistics)

2.4.3 統計解析方法の選択

次に，適切な解析方法を選択する（表 2-9）．選択する際には，「分析の目的」と「従属変数のタイプ」の組み合わせを考慮する．分析の目的には，①分布の記述（平均値，標準偏差），②統計量（標本平均，標準誤差）や疫学指標（リスクやオッズなど）の記述，③単純な分析（二群または多群の比較），④回帰モデル，⑤診断能力の評価（感度，特異度など）がある．従属変数のタイプには，①カテゴリー（性別などの名義変数，順序尺度），②連続量（温度などの間隔尺度，年齢などの比尺度），③時間（疾患発症までの期間，入院期間）がある．例えば，名義変数の割合を予測するモデルを作成したい場合，ロジスティック回帰分析を用いる．次に独立変数の型（連続，カテゴリー）や確率分布，研究デザインを考慮する．例えば，症例対照研究の場合，感度，特異度の計算は可能であるが，陽性的中率の計算はできない．二群間の比較のための具体的な統計解析のフローチャートを示す（図 2-8）．独立変数の型，従属変数の型に加え，対応のあるデータ，パラメトリック検定かどうか（正規分布に従うかどうか）により，使用する検定方法は異なる．なお，個々の統計手法の詳細については専門の教科書を参考いただきたい[17-19]．

図 2-8 二群間の解析手法の選択

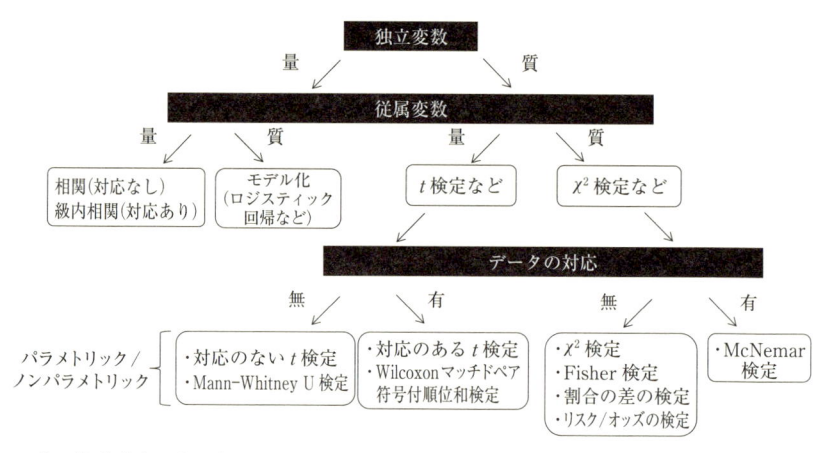

その他考慮すべきこと：データの対応，独立変数の型，パラメトリック，研究デザイン

　統計解析には様々なソフトウェアがあり，所属施設で使用できるライセンスを確認するとよい．主な汎用ソフトウェアには，SAS，SPSS，JMP，STATA，Rがあり，SAS，STATA，Rはスクリプトを記述するコマンド操作が基本であり，大規模なデータセットや変数の多いデータセットに使いやすい．SASは医薬品の治験によく用いられ，信頼性の高いソフトウェアである．SAS University editionは使用条件を遵守することで，無償で使用できる（詳細はhttp://www.sas.com/ja_jp/software/university-edition.html）．Rもフリーソフトであるため，プログラミングに習熟していれば利用しやすい．SPSSとJMPはマウス操作で解析方法を選択できるインターフェイスであるため，初学者にも使いやすい．上記以外に，特殊な解析専用のソフトウェアを使用することもある．例えば，確認的因子分析や共分散構造分析にはAmosが使用される．

2.4.4　看護理工学的臨床研究の代表的なデザインにおける解析の留意点
(i) 信頼性・妥当性
　バイオマーカーや測定器具のように理工学的な測定手法を新たに開発した場

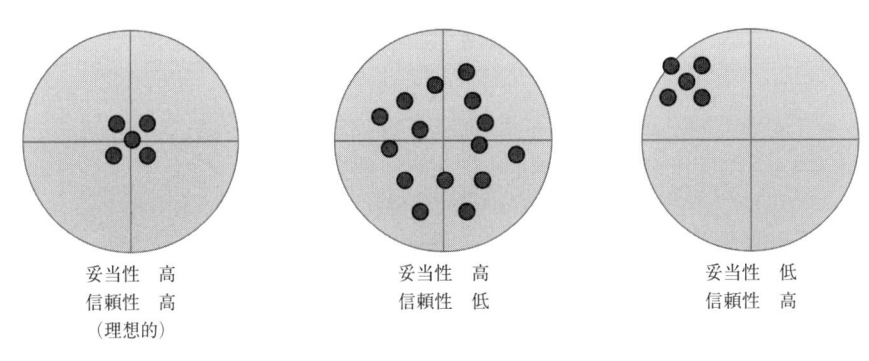

妥当性　高　　　　　　　妥当性　高　　　　　　　妥当性　低
信頼性　高　　　　　　　信頼性　低　　　　　　　信頼性　高
（理想的）

図 2-9　妥当性・信頼性のイメージ

合には，臨床における信頼性と妥当性を検証する必要がある（図 2-9）．信頼性とは偶然誤差（エラー）の程度が少ないことであり，妥当性とは真値からのずれ（バイアス）が少ないことである．実験室において信頼性，妥当性が検証されていても，それらはあくまで理想的な条件下における評価であり，条件を完全に標準化できない臨床では必ずしも保証されない．また，すでに臨床での妥当性が証明されていても，異なる対象集団に適用したい場合には，再評価が必要である．常に自身の研究の中で信頼性・妥当性を評価できるように準備するとよい．

信頼性，妥当性には様々な下位項目がある（表 2-10）[20]．看護理工学的臨床研究で主に評価される項目は，評価者間信頼性，再現性，基準関連妥当性である．評価者間信頼性は，異なる評価者同士で同じ値が得られる程度である．再現性は，同じ評価者が複数回測定した時に同じ値が得られる程度である．基準関連妥当性は，すでに確立した標準的手法と関連する程度（併存妥当性）や差があると考えられる要因の水準間の違いを区別できる程度である（既知集団妥当性）．また，予測妥当性は，未来に生じるアウトカムを予測できる程度である．

信頼性，妥当性の解析において，特に多い間違いが，「あらゆる分析に対し，相関係数を用いること」，「同等性を示すために検定が有意でないことを示すこと」である．また，予測妥当性が目的であるのに，回帰分析の回帰係数のみを示すことも十分ではない．信頼性・妥当性の解析では，①関連（相関），②予

表 2-10 信頼性・妥当性の評価手法

項目	細目	主な評価方法
信頼性	内的一貫性（質問紙）	Chronbach の α 係数
	評価者間信頼性	κ 係数，級内相関係数
	再現性（test-retest 信頼性）	κ 係数，級内相関係数，変動係数
妥当性	内容妥当性	nominal group technique, デルファイ法
	構成概念妥当性 収束・弁別妥当性	因子分析（探索的，確認的）
	基準関連妥当性 ・併存妥当性 ・既知集団妥当性 ・予測妥当性	各種検定，相関，モデル，診断統計

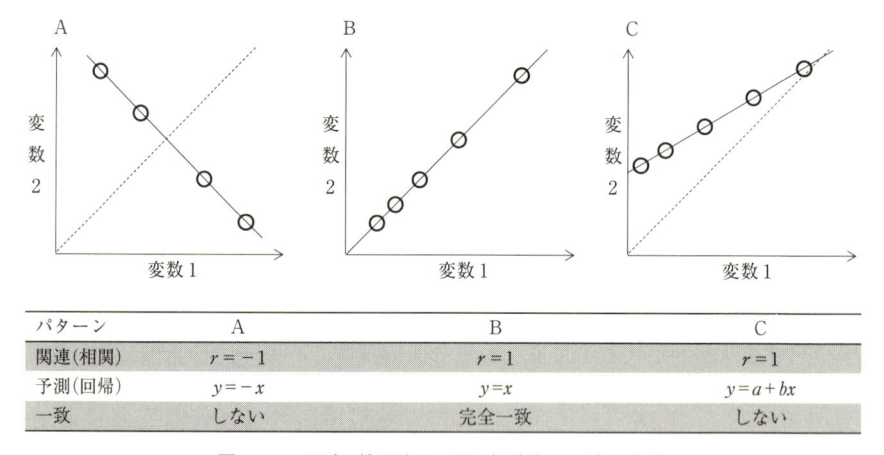

パターン	A	B	C
関連(相関)	$r=-1$	$r=1$	$r=1$
予測(回帰)	$y=-x$	$y=x$	$y=a+bx$
一致	しない	完全一致	しない

図 2-10　関連（相関），予測（回帰），一致の相違

測（回帰），③一致の3つの概念を区別することが大事である（図2-10）．
「関連（相関）」とは，変数同士の大小関係であり，値自体が異なる変数同士に用いられ，基準関連妥当性の解析目的である．このうち「直線的関係」を評価する手法がピアソンの相関係数である．反対に，この手法は単調関数であっても非直線的関係（指数・対数関数など）には最適ではなく，単調増加・減少でない関係性（U字型など）に用いることはできない．スピアマンの ρ など

の順位相関は，値を順位に置き換えた大小関係のみを評価するため，単調関数であれば，非直線的関係であっても適用できる．非線形の関係性を評価するには，従属変数を適切に変換したモデルや独立変数の高次項追加モデル，カテゴリー化したモデルを用いる．

「予測（回帰）」とは，ある変数から別の変数の値を推定することであり，手法としては回帰分析が用いられる．回帰係数などの関連を表すパラメータのみでなく，全体のモデル式やあてはまり，誤差の程度が重要である．ここでは値の一致は必要条件とならない．例えば，過小評価していても，その分を補正する予測式を作成すればよい．工学機器のキャリブレーション（既知の値に生データを換算すること）は予測の一種である．

「一致」とは，同じ事象を同じ単位で評価する二つの方法から得られる値の同等性であり，評価者間／内信頼性に用いられる．この目的に対して相関係数は使用できない[17]．なぜなら，値が異なっていても，直線的関係がある場合（例えば$y=x+1$）には，相関係数が1となるためである．また，t検定などの「有意差がない」ことは，「値が同等である」ことを意味しない．人数が少数であれば，同等でなくても有意差はでない．一致を目的とした解析として，カテゴリカルデータにはκ係数，連続データには級内相関係数（Intraclass Correlation Coefficient：ICC）を用いる．

(ⅱ) **多変量解析**

看護理工学的臨床研究では，関心をもつ変数間の関係性に様々な外的要因が直接的・間接的に影響している．その中で，関心のある変数の独立した効果を検証するためには多変量解析が必要となる．解析方法には，線形回帰分析，ロジスティック回帰分析，Cox回帰分析，一般線形モデルなど様々な方法がある[21]．これらは統計モデルの使用を前提としている．統計モデルとは，ばらつきのある観測データから規則性を見出すために，一定の仮定をもつ関数をあてはめる方法である．通常，論文に掲載されるのは，各変数の効果，つまり回帰係数とその有意性（または信頼区間）である．しかし，統計モデルを利用する場合には，モデルの前提となる仮定が満たされているかを確認しておく必要がある．例えば，線形回帰分析では，従属変数や残差の正規性・独立性・等分

表 2-11 回帰分析におけるモデルの評価

項目	回帰分析	ロジスティック回帰	Cox 回帰
変数のパラメータ	回帰係数	回帰係数 オッズ比	回帰係数 ハザード比
仮定	従属変数の正規性 残差の正規性，等分散性，直線性 （残差プロットなど）	（残差はプロットできない）	比例ハザード性 （二重対数プロット）
適合度（モデルの有意性）	分散分析 決定係数	尤度比検定 デビアンス，AIC Hosmer-Lemeshow 検定	尤度比検定 Overall c-statistics Martingale 残差

散性・線形性などが前提となる．モデル作成後には，回帰診断を行い，仮定が満たされているか，モデルの適合度はどの程度かを個々の手法に合わせて確認する（表2-11）．さらに，外れ値や多重共線性の影響はないかなどを慎重に検討した上で，はじめて要因の効果について考察できる．

　また，多変量解析に投入する共変量の位置づけ，具体的には，曝露要因，介在変数，交絡要因，交互作用の区別が重要である（図2-11）[10]．曝露要因は，アウトカムに対する効果を検証したい変数，原因と考える変数である．介在変数は，曝露要因とアウトカムの中間に位置する変数であり，因果メカニズムを媒介する．例えば，睡眠導入剤の使用により，せん妄が生じ，転倒が発生したというメカニズムにおいて，せん妄は介在変数と考えられる．多変量解析では投入する要因間の独立性が前提であるため，曝露要因と介在変数を同時に調整モデルに組み込むことはできない．同時に投入した場合には，多重共線性により効果の推定が不正確になる．特に，バイオマーカーは，何らかの要因の介在変数であることが多いため，性能を評価する場合に，注意が必要である．交絡要因とは，①曝露要因と関連し，②アウトカムとも関連するが，③因果メカニズムの間にはない変数であり，③が介在変数との大きな違いである．交絡要因は多変量解析で調整すべき変数であるため，文献レビューを通じて，既知の要因を網羅しておく必要がある．交互作用は2つの変数が相互に影響を与えうる現象であり，相乗効果（量的効果），干渉効果（質的効果）がある．交互作用が存在する場合，一方の変数の水準により，他方の変数の効果が変わるた

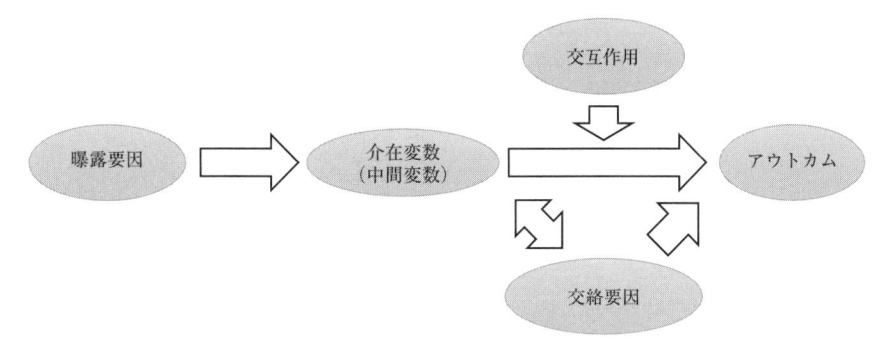

図 2-11 多変量解析における変数の位置づけ

め，単独の効果を解釈できない．その場合，交互作用項または組み合わせによるカテゴリー変数を作成して投入するという方法を選択する．変数選択法には p 値に基づく機械的な方法もあるが，研究者自身の概念枠組みが大事である．

(ⅲ) 反復測定

　看護理工学的臨床研究では，一人の対象者に様々な測定を複数回繰り返す反復測定デザインが採用されることが多い．典型的なデザインには，時間による変化を一定間隔で測定する時系列デザインと異なる条件や部位（右足，左足）を比較するクロスオーバーデザインがある．前者に比べ，後者は測定の順番をランダム化できる点が特徴である．反復測定デザインは対象者数が一定のままでサンプルサイズを増やすことができる利点がある一方，個人内の相異と個人間の相異を区別して解析することが必要となる．個人内データは個人間データに比べ，類似性が強く，データの独立性が担保されないため，データの独立性を前提とする単純な解析をした場合，分散が過小評価されてしまう．また，望ましい反応を示す対象者を何度も測定するなどの恣意的なサンプリングや影響度の大きい個人に左右される可能性もある．

　典型的な時系列データを図に示した（図 2-12）．平均値では変化がなく見えるが，個人レベルでは反応が異なる対象者が存在していることがわかる．時系列データでは，群間差や平均値のトレンド以外に，個体差の程度も重要な関心事である．この時に最も単純な解析は，各時点での群間比較や各群内での時点

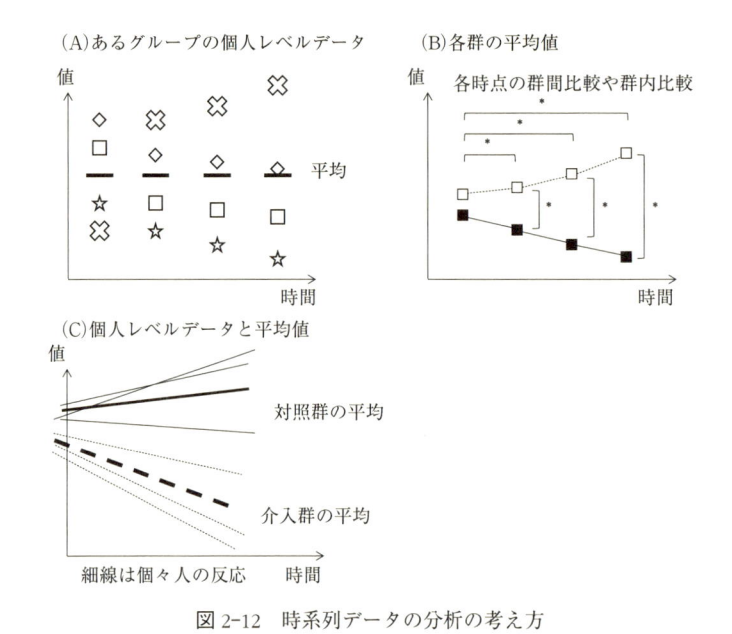

図 2-12　時系列データの分析の考え方

間比較を繰り返すことであるが，検定数が増えることや個々人の変動と群による効果を同時には捉えにくいという課題がある．近年，主流となっている手法は混合効果モデル（ランダム効果モデル，マルチレベルモデル，階層的線形モデルとも称される）である[22]．このモデルは，クラスター構造をもつデータ（時系列データにおける個人など）を扱う手法であり，個人間の変動（個体差）を平均からのランダムな誤差（変量効果）として扱うモデルである．この手法は，クラスターレベルの異なる変数を固定効果として同時に扱うことができる柔軟な手法である．具体的には，まず個人内変動に関して，時間を固定効果としてモデル化し（第 1 段階），次にその時間効果の係数やモデル切片を説明変数とし，群を固定効果として含むモデル（第 2 段階）を統合する．

(iv) 多重比較

検定を複数回繰り返す，例えば 3 群以上を比較する場合，多重比較による第一種の過誤（α エラー）に注意が必要である．第一種の過誤とは，本来差がないにもかかわらず，有意と誤って判断してしまう確率である．1 回あたりの α

エラーは通常 5% 以下になるように設定されるが，多群に対して 2 群間の検定を繰り返すと，そのうち 1 回でもエラーが起きる確率は $(1-0.95^n)$ となる．例えば，検定を 5 回繰り返すと，α エラーの確率は 22.6% にもなる．

このような場合，繰り返した検定全体の α エラーを制御する様々な比較法が用いられることがある．主な方法には，Bonferroni（ボンフェローニ）法，Dunnett（ダネット）法，Tukey（テューキー）法（Tukey-Kramer 法），Scheffe（シェッフェ）法がある．Bonferroni 法は最も保守的な方法であり，有意水準を検定回数で除した値とする方法である．この手法は分散分析（Analysis of Variance : ANOVA）を必要としない．Dunnett 法は 1 つの対照群と 2 つ以上の処理群との比較に用いる手法である．Tukey 法はすべての 2 群間の差を検定する方法であり，各群の症例数が不均等な場合には Tukey-Kramer 法が用いられる．Scheffe 法も群間比較に加え，群を組み合わせた全水準の比較（対比）に用いられる方法である．

最も重要なことは比較したい仮説を明確にすることである．また，パラメータの工夫により検定回数を節約できる．例えば，経時推移に対して曲線下面積や勾配を比較することにより，群間比較が 1 回で済み，各時点間での比較が不要になる．

2.5 臨床研究における倫理

2.5.1 臨床研究と倫理

臨床研究とは，即ち「人」を対象とする研究である．人は社会を形成し，共同体のなかで生活している．そこには人として守り行うべき，道徳，あるいはモラルと言われる普遍的な規準となるものが存在する．人が人として自律して生きることができる，その源が倫理であると考えられる．臨床研究においても，人を対象とする研究である限り，その普遍的な規準である倫理が同様に守られるべきであるのは自明のことである．

一方，臨床研究の目的は医学系の学問（医学や看護学など）の発展，医療技術の開発などにより，最終的には多くの人々の健康増進，さらに社会への貢献というように，その包含する範囲が拡大し，長期に及ぶ目標までも含む．その

ため，ともすれば個々の，その場その時の人の福利が見落とされ，個人のリスクにつながりかねないという矛盾が生じる可能性がある．研究においても人として守り行うべき倫理は何であるのか，その原則について常に立ち返り，確認し，更新していく必要がある．

2.5.2 倫理の原則

臨床研究における倫理の原則はガイドラインとして作成され，提示されてきた．代表的なものとしては，1947年のニュルンベルク綱領（Nuremberg Code），1964年ヘルシンキ宣言（WMA Declaration of Helsinki），1978年ベルモント・レポート（Belmont Report）がある．

ニュルンベルク綱領では，研究目的の医療行為を行うに当たって厳守すべき基本原則として10項目が提示された．被験者の自発的同意の必要性，実験は計画的で有意義で，基本的知識に基づき，心身の苦痛や傷害を避けること，傷害が考えられる場合の万全な準備，研究者の技術確保，実験の中止に関することなどが盛り込まれている．

ヘルシンキ宣言は，世界医師会による，人を対象とする医学研究の倫理原則の声明であり，初回採択後，複数回の改正が行われている．一般原則（General principles）には医師の義務が患者の健康・福利・権利を促し，保護することであることを明記するとともに，医学の進歩は最終的には人を対象とする研究を必要とすること，医学研究の目的の達成が個々の対象者の権利・利益よりも優先されるべきではないことを明記しており，今日の臨床研究の倫理原則に大きな影響を及ぼしたとされる．

米国においては，1974年に法律として制定された，国家研究法（National Research Act）に基づき国家委員会が設置された．国家委員会は生物医学および行動学といった医学研究全般の研究における対象者保護のため，規制をかける目的で設置され，ベルモント・レポートは，その委員会から公表されたものである．そこでは「研究（臨床研究）」と「診療（治療行為）」を明確に区別することが可能であることを前提に，人を対象とする研究の基本的な3つの倫理原則「人格尊重の原則」，「善行原則」，「正義原則」が提示された．この3つの原則が今日の我が国における臨床研究の倫理の基盤となっている[23]．

人格尊重というのは，自分の目的について熟考でき，行動できるという，自律性を尊重するということと同義である．自律的に行動できる人に対しては，その行動を尊重するべき，即ち，その人が熟考し判断できるだけの十分な説明をうけ，主体的に行動を選択できることが原則である．では，自律的に行動できない人に対してはどうしたらよいかという原則が必要である．それは保護される権利を守る，と提示されている．自己決定能力が未熟，あるいは欠いている人の場合の保護について，十分に考慮する必要がある．具体的にはインフォームド・コンセント，守秘義務などについての適用のあり方が，この原則にとって重要である．

　善行原則には2つの規則があり，危害を与えないことと，予想される利益を最大限にし，危害を最小限にすることである．危害から保護するだけではなく，福利を確保する努力をすべきという原則は，当然ではあるが非常に難しい側面を含む．危害を回避するためには，何が危害なのかということを知る必要があり，その判断を可能にするために，人はリスクに曝される可能性をゼロにはできないという難しさがある．そこには個人の最良の判断に委ねられる部分があることは事実である．研究者は常にリスクとベネフィットの客観的評価に努め，安全性の確保に注力すべきである．

　正義原則とは，研究の利益と負担を誰が負うのかを決める際の，正義の問題を取り上げている．研究には，程度の差こそあれ負担と利益が生じる．その被験者選択に不公平があることは，正義の点で問題があるということである．特定の個人の便宜や特定の人しか成果を享受できないことの問題を指摘している．負担と利益配分の公正な方法のあり方としてベルモント・レポートでは次の5つの基準が紹介されている．（1）各人に等しく，（2）各人の必要性に応じて，（3）各人の努力に応じて，（4）各人の社会貢献に応じて，（5）各人の価値によって，分配するというものである．いずれにしても，資源の範囲や限界を知り，研究者は常に判断していかなくてはならないという自覚を持つべきである．

2.5.3　臨床研究における倫理規定

　臨床研究では，その目的を果たすために，様々な医療技術，看護技術を開

発，普及，定着していく必要があるが，倫理的側面からは倫理の原則を脅かすリスクと表裏一体という状況が非常に多い．研究を推進するためにも，人の福利を見落とさず，個人の権利を守るための倫理規定が必要となる．我が国の医療分野における倫理を規定する法令としては「法律」「政令」「省令」といった順位があり，「法律」には医師法，保健師助産師看護師法，個人情報保護法などがあり，2013年には「再生医療等の安全性の確保等に関する法律」が成立した．医薬品などの治験を規制するものには「医薬品の臨床試験の実施の基準に関する省令」がある．指針とは，法令に基づき具体的に定められるもので，臨床研究倫理指針として，我が国には複数の規制がある．「ヒトゲノム・遺伝子解析研究に関する倫理指針」「遺伝子治療臨床研究に関する指針」また「ヒトES細胞の樹立に関する指針」などがあるが[6]，ここでは，看護理工学の分野における臨床研究に特に関連すると考えられる「人を対象とする医学系研究に関する倫理指針」[5]，および「ヒトゲノム・遺伝子解析研究に関する倫理指針」[7]について以下に述べる．

(i) 人を対象とする医学系研究に関する倫理指針（平成26年文部科学省・厚生労働省告示第3号）

この指針は，平成19年に文部科学省・厚生労働省が告示した「疫学研究に関する倫理指針」と，平成20年に厚生労働省が告示した「臨床研究に関する倫理指針」とを統合し，平成26年に文部科学省・厚生労働省が告示した指針である．人を対象とする医学系研究に関わる際の遵守すべき事項が定められ，この指針に基づき臨床研究は実施しなければならない．「人を対象とする医学系研究」とは，人（試料・情報含む）を対象として，傷病の成因や病態の理解のため，並びに傷病の予防方法，医療における診断・治療方法の改善あるいは有効性の検証を通じて，国民の健康の維持増進，傷病からの回復，生活の質の

6) 厚生労働省「研究に関する指針について」，[http://www.mhlw.go.jp/stf/seisakunit-suite/bunya/hokabunya/kenkyujigyou/i-kenkyu/]（最終アクセス日：2015/03/27．
7) 「ヒトゲノム・遺伝子解析研究に関する倫理指針（平成25年文部科学省・厚生労働省・経済産業省告示第1号）」(2014年11月25日　一部改正)，[http://www.mhlw.go.jp/file/06-Seisakujouhou-10600000-Daijinkanboukouseikagakuka/sisin1.pdf]（最終アクセス日：2015/03/27）.

向上に資する知識を得ることを目的に実施される活動をいう．以下に 2015 年 2 月に出された倫理指針ガイダンスを利用しつつ，基本方針と主な規定内容の概要を述べる[8]．

（1）基本方針
　① 社会的及び学術的な意義を有する研究の実施
　② 研究分野の特性に応じた科学的合理性の確保
　③ 研究対象者への負担並びに予測されるリスク及び利益の総合的評価
　④ 独立かつ公正な立場に立った倫理審査委員会による審査
　⑤ 事前の十分な説明及び研究対象者の自由意思による同意
　⑥ 社会的に弱い立場にある者への特別な配慮
　⑦ 個人情報等の保護
　⑧ 研究の質及び透明性の確保

（2）規定内容
　1）研究機関の長及び研究責任者等の責務に関する規定
　研究機関の長への研究に対する総括的な監督義務，研究責任者の責務，研究者への教育・研修の規定などが定められている．具体的には研究者の研究対象者等への配慮，研究の倫理的妥当性及び科学的合理性の確保等，また研究責任者には研究計画書の作成，終了，公表までの責務，進捗の管理・監督，報告義務等，さらに研究機関の長には総括的な監督および最終的な責任，研究実施体制・規定整備，研究の許可，大臣への報告についても含まれる．
　2）いわゆるバンク・アーカイブに関する規定
　研究計画書の記載事項は 25 項目にわたり規定されているが，試料・情報を収集し，他の研究機関に反復継続して研究用に提供する機関に，本指針を適用（「試料・情報の収集・分譲を行う機関」として位置付け）する場合に記載すべき項目についても定めている．

---

[8]　文部科学省・厚生労働省「人を対象とする医学系研究に関する倫理指針ガイダンス」（2015 年 2 月 9 日），[http://www.lifescience.mext.go.jp/files/pdf/n1455_01.pdf]（最終アクセス日：2015/03/27）．

3) 研究に関する登録・公表に関する規定

研究責任者は，介入を行う研究を実施する場合には，当該研究の概要を公開データベースに事前登録，研究計画書の変更及び研究の進捗に応じて適宜登録内容の更新，研究終了時，遅滞なく結果を登録すべきことを規定したもの．

4) 倫理審査委員会の機能強化と審査の透明性確保に関する規定

委員構成（男女両性で5名以上，一般の立場から意見を述べることのできる者を含むことなど），成立要件，教育・研修の規定，倫理審査委員会の情報公開に関する規定，迅速審査の規定などが含まれる．

5) インフォームド・コンセント等に関する規定

研究対象者に生じる負担・リスクに応じ，文書又は口頭による説明・同意等，インフォームド・コンセントの手続きを規定している．未成年者等を研究対象者とする場合，親権者等のインフォームド・コンセントに加えて，研究対象者本人にも理解力に応じたわかりやすい説明を行い，研究についての賛意（インフォームド・アセント）を得る努力をすべきであることなどが規定されている．すでに研究機関が試料・情報を保有している場合，また他の研究機関に提供する場合の手続きについても定めている．

6) 個人情報等に関する規定

個人情報の保護に関する法令を遵守するのはもちろん，特定の個人を識別することができる死者の情報についての，研究者等及び研究機関の長の責務の規定を含む．

7) 利益相反の管理に関する規定

研究責任者や研究者がとるべき手続きや責務として，利益相反に関する状況の報告，対象者への説明などを規定している．

8) 研究に関する試料・情報等の保管に関する規定

侵襲（軽微な侵襲を除く）を伴い，介入を行う研究に係る情報等は，研究終了後5年又は結果の最終公表後3年のいずれか遅い日まで保管すべきことを規定している．

9) モニタリング・監査に関する規定

侵襲（軽微な侵襲を除く）を伴い，介入を行う研究について，研究責任者に対して，モニタリングや必要に応じた監査の実施などを定めている．

（ⅱ）ヒトゲノム・遺伝子解析研究に関する倫理指針（平成 25 年文部科学省・厚生労働省・経済産業省告示第 1 号）

　調査項目にゲノム情報を含む場合には「ヒトゲノム・遺伝子解析研究に関する倫理指針」に基づき倫理委員会の承認を得なければならない．ゲノム情報とは，配偶子に含まれる染色体あるいは遺伝子の全体を意味し[24]，核に含まれる DNA およびミトコンドリアに含まれる DNA の塩基配列情報である．DNA の塩基配列はあらゆる生命現象の根幹を規定しており，各対象者が生まれ持った全ての特徴が情報として含まれている．そのため究極の個人情報とも呼ばれており，遺伝子検査はオーダーメイド医療・ケアの実現の可能性を有している反面，社会的差別（人事の不利益，保険加入拒否，婚姻の破棄など）に繋がる可能性をも有している．したがって，研究倫理に対する考え方は原則として一般の臨床調査と同様であるが，なお一層の配慮が求められる．

　遺伝子解析を含む研究においては，遺伝カウンセリングの機会の提供が義務付けられている．試料の提供者は，遺伝子検査に対する多くの疑問や不安を抱えている．それらが調査内容に直結するものでなくとも，遺伝カウンセリングでは提供者の声に真摯に耳を傾け，適切な理解を導き，今後の生活の中で自らの意思で選択し行動できるように支援することが必要である．遺伝カウンセラーには，カウンセリングの経験豊富な医療従事者が就かなければならないため，計画の段階における研究体制の構築が重要となる．

2.6 知的財産

　近年，医療技術は飛躍的に進歩し，病院における医療は高度化し，治療は複雑化している．在院日数は短縮化しており，医療機器を必要とする治療を，在宅で継続するケースも増加している．しかも，患者のみならず介護者の高齢化などの問題もある．在宅も含めた臨床における看護には，異常の早期発見のためのアセスメント能力が，ますます求められる．安全で安楽，しかも簡便な測定用具，検査技術，さらにケアに用いる看護技術へのニーズは高く，そのための道具が必要である．しかしながら，臨床現場にはニーズを把握することのできる専門家は存在しても，道具を創り出す専門家はいない．逆に，道具を創り

出す専門家にとっても，道具を創り出すノウハウやシーズはあっても，真に必要とされるものを把握できず，設計開発段階に入ってしまってから引き返すことは困難である．したがって，産学連携は看護学にとって必要であり，大学にとってだけではなく，企業にとっても推進すべき活動といえる．大学は教育，研究のみならず社会貢献を使命としており，産学連携は教育・研究の成果を社会貢献に活かすための一形態といえる．そして，産学連携により発明，開発されたものは知的財産権として保護されるべきである．知的財産基本法による「知的財産」の定義は広く，「発明，考案，植物の新品種，意匠，著作物その他の人間の創造的活動により生み出されるもの（発見又は解明がされた自然の法則又は現象であって，産業上の利用可能性があるものを含む），商標，商号その他事業活動に用いられる商品又は役務を表示するもの及び営業秘密その他の事業活動に有用な技術上又は営業上の情報をいう」とされている[9]．目で見える形ではない，アイデアのような方法の「発明」が臨床では多いと考えられるが，それは「特許権」に該当する．ただし，医療の分野の，いわゆる医学研究では，人を治療したり診断したりする方法は，特許権に該当する発明にはあたらないとされている（医療機器や医薬品そのものは対象になる）．つまり，看護学研究においても，ケアの方法や治療を補助する技術のようなもの（例えば軟膏処置方法や予防的保健指導など）は特許の対象にはならない．看護理工学的臨床研究によって開発され創生される技術としては，人の身体から試料やデータを収集する方法や処理，分析を行う方法が特許の対象になる．また，物の形状や構造などの考案は「実用新案権」，デザインなどは「意匠権」に該当し，知的財産権に関係する研究成果を得られる可能性が高いことを認識する必要がある．

　我が国では「大学等における技術に関する研究成果の民間事業者への移転の促進に関する法律」（いわゆる「大学等技術移転促進法」平成 10 年 8 月施行）に基づき承認された技術移転機関（Technology Licensing Organization：TLO）が，大学の子会社として，あるいは広域の法人格として各地に設置さ

---

[9] 特許庁「知的財産権について」（2014 年 10 月 27 日更新），[http://www.jpo.go.jp/seido/s_gaiyou/chizai02.htm]（最終アクセス日：2015/03/27）．

れている．出資の制度，人事，会計等における様々な規制が大幅に緩和され，TLO の活性化が今後も期待される．具体的には，民間企業，大学が共同で研究し，商品を開発するなどの事業における発明の権利化，マーケティング・ライセシングのサポートを行う．それらの働きもあって，平成 25 年度の大学等における産学連携等実施状況調査によると[10]，民間企業からの研究資金等受入額，共同研究費受入額，特許権実施等収入額は，すべて過去最高額になり，特許権保有件数は前年度の 1.3 倍にまで伸びてきている．特許権を取得するには，発明者が発明届けを提出してから特許を出願し，さらに審査請求，特許料の納付などを経ることになるが，それには年単位で時間がかかる．看護師，あるいは看護系研究者が，単独で手続きを行うことは不可能に近いため，産学連携部署など，専門家によるサポートが得られるような環境を整える必要があるだろう．

　看護の臨床研究で知的財産の活動を行い，研究成果の権利化が必要である理由は，開発した技術の普及がより速く，広いこと，そしてその技術を利用して，さらなる開発が進むことで，結果的にはより多くの人々の健康の維持・増進，早期回復につながることが期待できるからである．もちろん，特許ライセンスの使用による収益の一部が，さらなる自身の研究に役立つことも重要である．

2.7 利益相反

　産学（官）連携の推進に伴い，利益相反（Conflict of Interest：COI）への対策は一層求められる．COI とは，ある者が，他者の権利を擁護すべき地位にあるにもかかわらず，その責務と対立もしくは抵触しうるような利害関係を有する状況にあることをいう．産学連携による企業との共同研究，受託研究，市販後調査活動，特許の共同出願，講演謝金，寄附金・寄附講座設置などが行われる場合，COI 状態は必ず発生するものである．したがって，我が国では 20

10）　文部科学省「平成 25 年度の大学等における産学連携等実施状況調査」（2014 年 11 月 28 日），[http://www.mext.go.jp/a_menu/shinkou/sangaku/_icsFiles/afieldfile/2014/12/15/1353580_01_1.pdf]（最終アクセス日：2015/03/27）．

世紀末より国家戦略として産学連携を進め，その研究成果によって大きな経済効果を生み出し，社会に貢献してきた事実がある反面，COIについての疑義が生じるのは必至であると言える．そのため国民への説明責任を常に意識し，十分に果たす必要がある．

　COIが医学的研究において問題になる理由は，特に「金銭的インセンティブ」が生じることであり，守るべき「患者の利益」と「科学的客観性」を危うくしている可能性が高いためである．企業にとって有利な結果を出すことが，結果的に研究者の自己の利益に直接，あるいは間接的に関連している場合，リスクを過少に説明して研究参加を促したり，有害事象の恐れを知りながら研究を続行する，さらにデータ改ざんなどが起こり得る．これは，内部チェック機能が働きにくい状況，つまり研究機関や研究チーム単位で金銭的なインセンティブの授受がある場合は一層注意が必要である．

　我が国では，COIマネジメントの対策としての組織的な取り組みとしては，大学や学会，企業，病院などがそれぞれ自主規制ルール，ガイドラインを作成するなどのマネジメント・システムを構築する動きが盛んになっている．2011年に日本製薬工業協会より，「企業活動と医療機関等の関係の透明性ガイドライン」が策定され（2013年改定）[11]，企業側から公開すべき内容が詳細に示された．具体的には，研究開発費等，学術研究助成費（一般寄附金，及び学会等の会合開催費用の支援としての学会寄附金，学会等共催費），原稿執筆料等，情報提供関連費（講演会，説明会等の費用），その他の費用などの年間の総額を公開するというものである．研究者側の責務や役割を明示したものは，2002年文部科学省「利益相反ワーキング・グループ報告書」[12]，2008年厚生労働省「厚生労働科学研究における利益相反（Conflict of Interest：COI）の管理に関する指針」[13]，さらに2013年日本学術会議からは「臨床研究にかかる利益相反

---

11)　日本製薬工業協会「企業活動と医療機関等の関係の透明性ガイドライン（2013年改定）」（2011年1月19日策定），[http://www.jpma.or.jp/about/basis/tomeisei/pdf/tomeisei_gl.pdf]（最終アクセス日：2015/03/27）．

12)　文部科学省，科学技術・学術審議会，技術・研究基盤部会，産学官連携推進委員会，利益相反ワーキング・グループ「文部科学省 利益相反ワーキング・グループ報告書」（2002年11月1日），[http://www.mext.go.jp/b_menu/shingi/gijyutu/gijyutu8/toushin/021102.htm]（最終アクセス日：2015/03/27）．

(COI) マネージメントの意義と透明性確保について」の提言が示されている[14]．また，研究倫理に関する各種の指針においても，利益相反に関する項目が含まれるようになっている．

社会の視線を考慮して，具体的にはどのようにすればよいか，という点について述べる．大学としては研究倫理委員会，利益相反委員会を設置し開示を義務付ける，もしくは独立機関による管理が最も望ましい．開示すべき経済的な利益関係の一定の基準の目安は，産学連携活動の相手先との関係，企業・団体からの収入，年間の合計金額が同一組織から100万円を超えるもの，産学連携活動にかかる受入れ額，年間の合計受入れ額が同一組織から200万円を超えるもの，などとされている．学会では研究者として企業から得ている利益を公表し「透明性」を心がける．病院であれば，研究結果により製品の採用を決める場合などは，他社製品との比較による説得力ある採用基準を設け「公平性」に留意する．さらに「客観性」「公明性」が求められ，病院の物品管理部門による製品評価など，第三者評価なども進める必要がある．企業とは共同研究契約書を作成することにより，双方の権利と義務について明確にし，詳細に規定する．具体的内容には秘密保持義務の遵守，発明等に関する知的財産権の承継，研究経費の取扱い，研究成果の公表などを明文化し，研究開始前に締結し，双方が遵守する．

最も肝要なのは「研究としての質の保証」であろう．科学的根拠のある質の保証が何よりも説得力を持つ．妥当性・信頼性のある方法論に基づく研究結果であれば，人々の健康にとっての利益に付随して企業にとっての利益も生じると考える．そのような質の高い研究成果を，着実に積み重ねていくことが重要である．言うまでもなく，研究者ひとりひとりが高い倫理観を持つことが大前提である．

---

13) 厚生労働省「厚生労働科学研究における利益相反（Conflict of Interest：COI）の管理に関する指針」(2008年3月31日)，[http://www.mhlw.go.jp/general/seido/kousei/i-kenkyu/rieki/txt/sisin.txt]（最終アクセス日：2015/03/27）．

14) 日本学術会議「臨床研究にかかる利益相反（COI）マネージメントの意義と透明性確保について」(2013年12月20日提言)，[http://www.scj.go.jp/ja/info/kohyo/pdf/kohyo-22-t183-1.pdf]（最終アクセス日：2015/03/27）．

文　献

[１] Steven, R. C., Warren, S. B., Stephen, B. H., Conceiving the research question, Stephen, B. H., Steven, R. C., Warren, R. B., Deborah, G. G., Thomas, B. N., *Design Clinical Research*, USA：Lippincott Williams & Wilkins, 2006：17-25.

[２] 福原俊一『臨床研究の道標——7つのステップで学ぶ研究デザイン』特定非営利活動法人　健康医療評価研究機構，2013.

[３] Tamai N., Horii M., Takehara K., Kato S., Yamamoto Y., Naito A., Tayama M., Tamahashi Y., Nakamura S., Kadono T., Oe M., Nagase T., Sanada H., Morphological characteristics of and factors related to moisture-associated dermatitis surrounding malignant wounds in breast cancer patients, *Eur J Oncol Nurs*, 2013, 17(5)：673-80.

[４] Hulley S. B., Browner W. S., Cummings S. R., Grady D. G., Newman T. B.『医学的研究のデザイン——研究の質を高める疫学的アプローチ　第4版』木原雅子，木原正博訳，メディカル・サイエンス・インターナショナル，2014.

[５] Flay B. R., Biglan A., Boruch R. F., Castro F. G., Gottfredson D., Kellam S., Mościcki E. K., Schinke S., Valentine J. C., Ji P., Standards of evidence：criteria for efficacy, effectiveness and dissemination, *Prev Sci*., 2005, 6(3)：151-75.

[６] World Health Organization, Health impact analysis, *The determinants of health* [online]. Available from：http://www.who.int/hia/evidence/doh/en/

[７] Polit, D. F., Beck, C. T.『看護研究——原理と方法　第2版』近藤潤子訳，医学書院，2010.

[８] Rothman K. J.『ロスマンの疫学——科学的思考への誘い　第2版』矢野栄二，橋本英樹，大脇和浩訳，篠原出版新社，2013.

[９] United States Department of Health, Education and Welfare：Smoking and Health, *Report of the Advisory Committee to the Surgeon General*, Public Health Service, 1964.

[10] Gordis L.『疫学——医学的研究と実践のサイエンス』木原雅子，木原正博，加治政行訳，メディカル・サイエンス・インターナショナル，2010.

[11] Zaza S., Wright-De Agüero L. K., Briss P. A. et al., Data collection instrument and procedure for systematic reviews in the Guide to Community Preventive Services, Task Force on Community Preventive Services, *Am J Prev Med*., 2000, 18(S1)：44-74.

[12] 森實敏夫『EBM実践のための医学文献評価選定マニュアル』ライフサイエンス出版，2004.

[13] Katz M. H.『医学的介入の研究デザインと統計——ランダム化／非ランダム化研究から傾向スコア，操作変数法まで』木原雅子，木原正博訳，メディカル・サイエンス・インターナショナル，2013.

[14] Liamputtong P. (ed)『現代の医学的研究方法——質的・量的方法，ミクストメソッド，EBP』木原雅子，木原正博訳，メディカル・サイエンス・インターナショナル，2012.

[15] 日本臨床腫瘍研究グループ編『JCOGプロトコールマニュアル version 2.1』2012，http://www.jcog.jp/index.htm

[16] 山口拓洋『サンプルサイズの設計（臨床家のための臨床研究デザイン塾テキスト）』

特定非営利活動法人　健康医療評価研究機構，2010．
[17]　Altman D. G.『医学研究における実用統計学』木船義久，佐久間昭訳，サイエンティスト社，1999．
[18]　東京大学教養学部統計学教室編『統計学入門（基礎統計学Ⅰ）』東京大学出版会，1991．
[19]　東京大学教養学部統計学教室編『自然科学の統計学（基礎統計学Ⅲ）』東京大学出版会，1992．
[20]　Fayers, P. M., Machin, D.『QOL評価学――測定，解析，解釈のすべて』福原俊一，数間恵子監訳，中山書店，2005．
[21]　Katz M. H.『医学的研究のための多変量解析』木原雅子，木原正博訳，メディカル・サイエンス・インターナショナル，2008．
[22]　藤野善久，近藤尚己，竹内文乃『保健医療従事者のためのマルチレベル分析活用ナビ』診断と治療社，2013．
[23]　赤林朗編『入門・医療倫理Ⅰ』勁草書房，2005．
[24]　八杉隆一，小関治男，古谷雅樹，日高敏隆『生物学辞典　第4版』岩波書店，1997．

第3章
看護学における生物学的アプローチ

3.1 総　　論

　本章では，看護理工学における生物学的アプローチの位置づけと意義，必要性，そして生物学的基礎研究の構造について解説する（図3-1）.
　医学，薬学分野に始まるトランスレーショナルリサーチは基礎研究の成果を臨床に応用する研究プロセスである．疫学研究や質的研究手法による現象やニーズの明確化は，対症療法的看護ケアの発展を促進し，患者の療養生活の改善に寄与してきた．しかし，これらの知見に生物学的意味付けを行うことは，多様性を伴う患者の持つ問題の根幹を理解することに繋がり，さらにその根幹にアプローチできる新たな看護技術の開発に繋がる（図3-1）.
　臨床において患者は大きな多様性を示す．患者は年齢，性別，遺伝，現病歴，合併症，栄養状態などの内的要因だけではなく，療養環境や医療，そして家族を含めた社会などの影響を受け，一人の患者像として表出している．臨床の看護師にとっては，全ての現象は各要素の相互作用によって決定されるとする包括的思考に基づき患者を理解することが重要である．同様に，臨床研究においても全ての要素を包含した研究デザインによって総体的に解析を行う努力がなされる．このような包括的思考は，実際に臨床現場で生じる現象，つまり事実（Fact）を理解するために必要な取り組みである．事実は，各要素の存在や程度によって常に変わり得るものである．
　一方，生物学的アプローチを含む基礎研究では，分析的思考が必要とされる．分析的思考とは，全ての現象は関連する各要素に内在する本質に依存する

・現象の細分化(個体→組織→細胞レベル)
・本質の解明(遺伝子レベル)

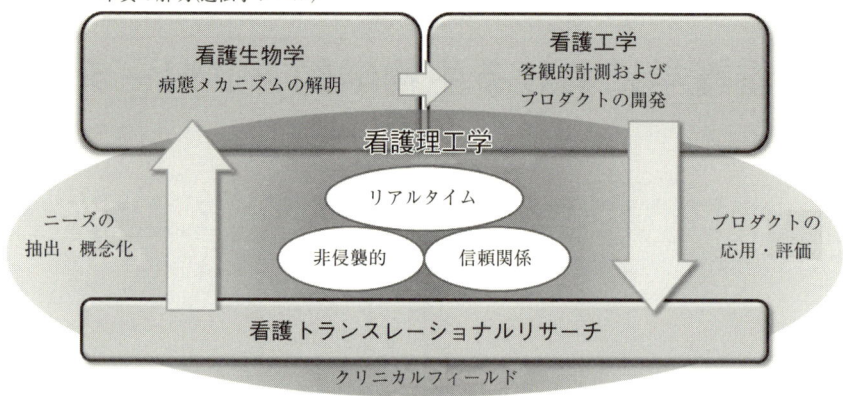

図3-1　看護理工学における生物学的研究の位置づけ

と考える立場である．本質はどのような状況においても変わらないものであり，真理（Truth）と言い換えることができる．

例えば，ペニシリンがブドウ球菌の細胞壁合成を阻害し，溶菌を誘導する効果を有することは真理である．しかし，ペニシリンをある患者に投与した際の効果の有無や程度（事実）は患者の全身および局所の状態，処置内容，あるいは病原菌のペニシリン耐性の獲得等に影響され変化する．別の視点で考えると，ペニシリナーゼの産生能を獲得した細菌はペニシリン耐性であるということも一つの真理である．つまり，真理が積み重なって形成されているものが現象であるため，一つ一つの真理を明らかにすることが重要であると考えられる．このような立場から，各要素がもつ真理を一つずつ明らかにしようとする取り組みが生物学的基礎研究である．看護学において，包括的臨床研究と分析的基礎研究は両輪として発展してこそ，患者の療養生活を支える看護技術を創造することができる．

分析的思考に基づく研究を実施するためには，実験計画法（Design of Experiments）の理解が欠かせない．実験計画法は当初，適切な農業試験の効率的実施を目的として提唱された理論であるが，自然科学，社会科学，工学などに応用され，実験研究の基礎とされている[1]．その基本的原則は，以下の3

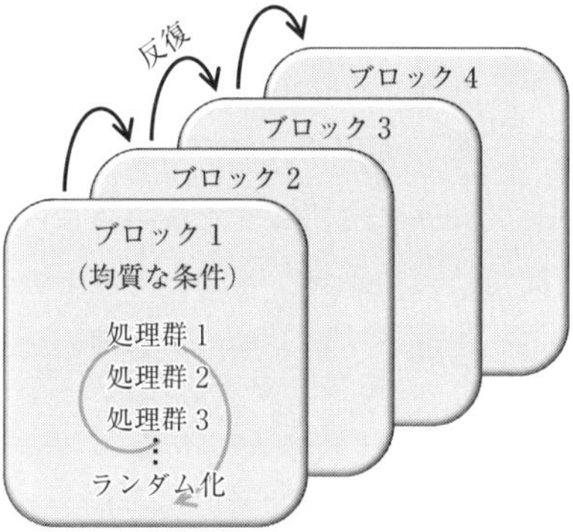

図 3-2 実験計画法の基本原則

点である．基礎研究ではこれら 3 原則を遵守することで，精度の高い結果を得ることができる（図 3-2）．

（1）ブロック化

実験にはさまざまな条件（実施日，場所，装置，薬品のロットなど）が結果に影響し得る．本来見たい処理の効果を明確にするためには，それ以外の諸条件の影響を管理することが必要である．そうした諸条件を一定に整えた一通りの処理群の組み合わせを実験ブロックという．例えば，糖尿病モデルラットにおいて薬品 A と B の創傷治癒促進効果を比較する実験を行う場合，性別や年齢などの条件を揃えた動物を準備したとしても，それぞれの個体で血糖値が全く同じになることはない．血糖値 250 mg/dL の動物に薬品 A を，300 mg/dl の動物に薬品 B を割り付け，前者の方で治癒が促進されていた場合，それを薬品 A の効果であると結論付けるのは適切ではない．このような場合，許されるのであれば，動物をブロックと見なして 1 個体に 2 つの創傷を作製し，片方に薬品 A をもう片方に B を投与して，その効果を比較することが望ましい．

（2）反　　復

実験には偶然の誤差がつきものである．たった 1 回の実験で得られた結果は，それが真実であるのか偶然によるものなのか判断することができない．そ

こで行うのが反復である．ブロック化された実験を繰り返すことで，結果の確からしさを高めることができる．生物学的実験では諸条件が可能な限り整えられていることを考えると，単一要因の比較実験には5～6回の反復が求められる．また，上記の通り，ブロック内では可能な限り条件が一定であることが求められるが，ブロック間では条件が異なっていてもよい．むしろ，異なる条件の実験ブロックを繰り返すことで，本来見たい処理の効果が明確になる場合も考えられる．

（3）ランダム化

　現実には，実験ブロック内の全ての条件を一定にできない場合も多い．上記糖尿病モデルラットにおける薬品の比較を例にすると，薬品が全身性の効果を有していた場合，同一個体内で2つの薬品の効果を比較することはできない．あるいは右側と左側，頭側と尾側では血流が異なるため，厳密には条件が均質であるとは言えない．このように実験ブロック内に制御できない要因が存在する場合，あるいは研究者が認識していない不均質な条件が存在し得ることを考慮し，ブロック内の諸条件（空間的序列，時間的順序など）をランダムに割り当てて反復することが求められる．

　生物学的基礎研究はすでに医学・薬学分野で数々の実績を上げており，看護学でもこれらの方法論を踏襲することができる．看護学における生物学的研究の独自性は，その研究対象にある．看護師は，疾病や障害そのものを管理するにとどまらず，食事摂取，睡眠，排泄，入浴など人々の療養生活をあらゆる側面から支援する．患者の苦痛や不快（それらは疾病に由来する場合もあれば，療養生活に起因する場合もある）を可能な限り取り除くことが，最終的には治療効果をも高めることに繋がる．つまり，基礎医学研究は主に疾病そのものを研究対象にしているのに対し，生物学的看護研究の対象は全体としての人間であり，そこには看護師独自の視点やニーズが存在する．

　したがって，生物学的看護研究を展開するためには，まず包括的思考と分析的思考を併せ持った臨床調査により現象を抽出・構造化することが必要である．その現象を実験室で再現し，個体レベルの解析から組織レベル，細胞レベ

ルへと分析的に観察することによって，内包される本質に近づくことができる．このような過程は，最終的に本質を追求するための分子細胞生物学的研究における仮説を提示するために有効な手段である．

　最後に現象の本質を同定するのが分子細胞生物学的解析である．後に解説するセントラルドグマとは分子生物学を理解する上で最も重要なコンセプトである．近年はDNAのメチル化やmicro RNAなどセントラルドグマには当てはまらない生命現象が次々と発見されているものの，分子生物学の基盤として最初に学ぶべき知識である．

　こうした一連の過程を経て同定された現象の本質は，看護技術・機器開発の新たなターゲットとなる．

3.2 生理学・行動学：個体レベルでの研究

3.2.1 個体レベルでの研究

　実験室で，諸条件を整えた基礎的実験を行うためには，臨床で観察される現象を実験室に持ち込むための実験モデルが必須である．個体レベルの実験には，周到に準備されたモデル動物を利用することになる．動物実験では，適切なモデル動物を確立するために多くの時間とエネルギーが費やされる．優れた研究論文において，モデル動物の適切さを示すデータの提示に多くのスペースが割かれていることからも，その重要さが理解されよう．

　そこで本節では，実験動物およびモデル動物確立に関わる基礎的知識を述べたのち，個体レベルのアプローチとして生理学的および行動学的実験手法について概説する．

3.2.2 実験動物とは

　実験動物（laboratory animal）とは，産業動物（domestic animal）の中でも試験・研究，教育など科学的活動に使用するために特化した動物であり，人の管理下で繁殖，飼育される．生物学研究では，マウス，ラットなどの齧歯類を主として，チンパンジーなどの霊長類からニワトリ，ゼブラフィッシュ，ショウジョウバエなどの非哺乳類動物まで多様な動物が用いられている．種を越

えて保存されている細胞現象や遺伝子の機能解析などでは，実験のしやすさなどから小型のショウジョウバエやゼブラフィッシュなどが選ばれることが多いが，さまざまな要因が複雑に関与する病態の研究や，知的行動の研究などでは哺乳類動物が選択される．

実験動物を研究に用いる最大の利点は，実験の高い再現性である．研究成績に影響を及ぼす主たる要因は環境要因と遺伝的要因である．動物実験は，温湿度，明暗周期，給餌給水，他の動物との接触（社会性），そして微生物学的要因を厳密に管理された飼育室にて行われる．また，実験動物の繁殖は厳密に管理され，これにより遺伝的背景の同一性が担保される．例えば，最も代表的な実験動物であるマウスでは，兄妹交配または親子交配を 20 世代以上繰り返すことで約 99% の遺伝的同一性を持った集団（近交系，inbred strain）が作出され，これらを用いることで個体差の極めて少ない再現性の高い実験を実施することができる．

一方，動物実験は，結果のヒトへの一般化の点で限界を常に有している．下垂体中葉や皮筋などのようにヒトでは退化した器官や，体毛のようにサイズや密度が著しく異なる器官などの存在は，結果を解釈しヒトへの一般化を考察する際には常に注意が必要である．また，塩基配列のホモロジーが高く同一の名称を与えられたものの動物種によって異なる機能を有する遺伝子の存在も数多く知られている．この限界を補うために，ヒト由来の細胞や組織（臨床検体として入手したり，市販品を購入したりすることが可能である）を用いた in vitro 実験を組み合わせた研究デザインも考慮されるべきであろう．

3.2.3 倫理的配慮

医学研究における動物実験の必要性は，ヘルシンキ宣言に下記の通り明記されている[2]．

「人間を対象とする医学研究は，科学的文献の十分な知識，関連性のある他の情報源および十分な実験，ならびに適切な場合には動物実験に基づき，一般的に受け入れられた科学的原則に従わなければならない．研究に使用される動物の福祉は尊重されなければならない．」

ここで求められている動物の福祉とは，飼育される動物には身体的・心理的苦痛を可能な限り少なくしなければならないとする考え方である[3]．実験動物を飼育する際には，可能な限り自然な生育環境に近づけるために，1ケージあたりの動物数，給餌給水方法（自由給餌／制限給餌など），明暗サイクルなどの飼育環境に配慮が必要である．また動物実験では，時として動物に障害や苦痛を与え，あるいはその行動を制限しなければならない．その中で動物の福祉を尊重するための理念として下記の3Rが世界的基準として認識されている[4]．

- Reduction（削減）：正しい実験デザインに基づいて，十分な結果を得るために最小限の動物を用いること．
- Refinement（改善）：適切な実験方法とハンドリングによって，障害や苦痛を最小とし，動物福祉の向上を図ること．
- Replacement（代替）：物理学的，化学的，数学的試験や細胞・組織を用いた *in vitro* 試験を行うことで，不必要な動物実験を避けること．

近年ではこれらにResponsibility（責任）あるいはReview（審査）を加えて4Rとされることも多い．

遺伝子組換え技術は遺伝子の機能を探索する研究において強力なツールであり，いまや分子生物学研究では欠かせないものとなった．しかし，この技術で作出された新たな生物（Living Modified Organism：LMO）が自然界に拡散し，生物の多様性へ悪影響を及ぼすことは防がなければならない．この目的で，『生物の多様性に関する条約のバイオセーフティに関する議定書（カルタヘナ議定書）』が2000年に国連で採択された[5]．現在は，各国でカルタヘナ議定書に基づいて法律が整備され，研究者はそれにしたがって研究を実施しなければならない．

3.2.4 モデル動物

臨床で起きる現象を実験室で研究するために，モデル動物の果たす役割は大きい．モデル動物は，目的とする現象を高い再現性をもって表出しなければな

らない．そのためには，遺伝的背景の均質な実験動物の使用と，厳密な環境の制御，そして現象を誘発するための安定した手技が必要である．さらに，実験には対照動物が必要となる．仮説によって求められる対照動物は異なり，如何に適切な対照動物を選択するかが，モデル動物の再現性と同様に研究の成否を握っている．

　信頼性ある動物実験は，妥当なモデル動物を使用することで初めて可能となる．妥当なモデル動物は，適切な現象を高い成功率と再現性をもって表出する．研究結果を公表する際には，第一に使用したモデル動物の妥当性を示すことが必須とされている．モデル動物は，臨床で患者が呈する病態の再現を重視する病態モデルと，病態を誘発する要因の制御を重視する要因モデルに大別される．

　病態モデルにおいては，臨床において患者が示す病態に類似した現象を表出することが求められるが，この類似性を示すことは非常に難しい．最初に検討すべきは，臨床で広く認められている定義を満たしているか否かの証明である．そのためには後述する組織学的・分子生物学的解析，あるいは生理学的評価が必要な場合も多い．また，医師により主観的に評価されている項目については，客観性を担保するために，第4章以降で述べられる工学的計測方法を導入することも検討されるべきである．しかし，看護学が対象にする現象には厳密な定義が確立していないことも多い．そのような場合には，臨床家による盲検的評価を用いることも検討される．筆者らは特殊な褥瘡の形態である Deep Tissue Injury（DTI）の病態モデルラットを確立したが，この際に専門家による盲検的評価を実施した[6]．米国の National Pressure Ulcer Advisory Panel は，この病態を"DTI疑い"として，主に肉眼的な臨床症状に基づき次のように定義している[7]．

「圧迫，圧迫とずれによる皮下軟部組織の損傷に起因する紫色または栗色に限局的に変色した欠損のない皮膚または血疱」

　そこで私たちは，創傷管理の経験豊富な複数名の皮膚・排泄ケア認定看護師による盲検化した創部の写真の評価を，モデル動物の妥当性を示す1つのゴー

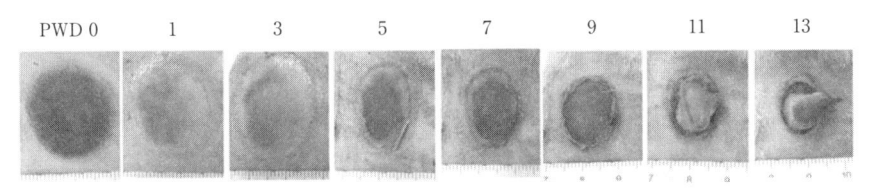

経験豊富な皮膚・排泄ケア認定看護師2名による盲検化した創部写真の評価をもって，病態がモデル動物として妥当であることを示した．

図3-3　DTIモデルラットの創部の肉眼的所見

ルドスタンダードとして用いた（図3-3）．

　一方，要因モデルにおいては，表出される病態が臨床像とは異なる場合もあり得る．その場合には，目的とする要因が確かに負荷されていることを客観的に示すことが必要となる．一例として，糖尿病モデル動物として広く用いられているストレプトゾトシン（STZ）投与ラットを挙げよう．STZは *Streptomyces achromogenes* が産生する代謝産物であるが，正常ラットに投与すると膵臓ランゲルハンス島のβ細胞を特異的に傷害する．その結果インスリンの分泌が低下し，数日以内に血糖が急激に上昇し，長期間維持される．STZ投与4週間後ころから神経細胞の変性が顕著となり神経障害の症状を呈し，さらに投与後6週目頃から末梢血管の変性が現れる．例えば血糖上昇という要因のみが創傷治癒に及ぼす影響を調べたい場合には，STZ投与後に確かに血糖値が高くなっており，神経症状を呈していないことを証明することで要因モデルとしての妥当性を示すことができる．

　近年は，トランスジェニック動物やノックアウト動物なども重要なモデル動物として広く用いられている．遺伝子組換え動物は，病態を引き起こす根源である遺伝子を操作したものであるため要因モデルの1つであると考えられ，標的遺伝子の機能や病態への関与を明らかにするために極めて強力な手法である．さらに，作出された1個体の遺伝子組換え動物から系統を作製し実験に用いるため，極めて安定した表現型を表す．しかし，遺伝子組換え動物では特定の遺伝子の過剰発現あるいは欠損が，胚発生の時期から全ての細胞で起きることが想定外の影響を及ぼすこともあるため，結果の解釈には慎重にならなければならない．こうした問題に対処するために，組織特異的・時期特異的発現を

誘導するプロモーターの利用や，任意の組織・任意の時期に遺伝子の過剰発現／欠損が起きるように制御できるシステム（Tet-on/off システム，Cre-loxP システムなど）も開発・応用されている．

　適切なモデル動物は，高い成功率と再現性を兼ね備えていなければならない．成功率とは，モデル動物の作製に用いた総動物数に対して適切な現象を表出した動物の割合，再現性とは表出した現象の頻度や程度のばらつきの度合いを示す．前述の STZ 投与ラットでは，使用するラットの系統によって異なるものの，成功率は一般的に 80～90% と非常に高い．脱落する原因は，不十分な血糖の上昇の他，上昇した血糖が維持されない場合や，血糖が上昇しすぎて動物が衰弱する場合などがある．しかし，上昇した血糖値は 300～500 mg/dL と幅広く，決して再現性の高い方法であるとは言えない．したがって，成功率と再現性を高めるために，STZ 投与直前に 12～24 時間の絶食や，投与翌日にグルコース溶液の給水などが行われる．一方，私たちが確立した前述の DTI モデルラットでは，侵襲性が高いために約 30% の動物が死亡するが，残った 70% の動物はほぼ全てが臨床的定義を満たす褥瘡を形成する．つまり，成功率は低いものの再現性の高いモデルであると言える．

　動物実験では，モデル動物に薬剤投与や，処置を行いその効果を評価することが多い．理想的には，投与や処置直前に非侵襲的あるいは低侵襲的評価方法により各個体の妥当性の評価を行うことが望ましい．そのような評価が難しい場合（例えば，処置を行う部位の組織を採取することなしに評価できない場合など）には，あらかじめ十分な数の動物を用いたプレテストで評価を行い，その結果を本実験に外挿しなければならない．

3.2.5 生理学的アプローチ

　生理学とは生命現象を機能の側面から研究する一分野である．全ての生命現象を研究対象とする生理学は生物学そのものと捉えることもできる．近年では動物生理学はさらに代謝生理学，神経生理学，細胞生理学，病態生理学などに細分化され，どの分野においても特に"機能"にフォーカスした研究が行われている．このように生理学とは，本来は個体レベルに限らず幅広い分野であるものの，本節ではモデル動物で再現された現象を個体レベルで解析する手法と

して生理学的アプローチを紹介する.

　一例として糖の代謝生理学をあげよう．代謝とは生物が生命維持のために外界から取り入れた無機物や有機物を素材として新たな有機物を合成すること，または取り入れた有機物を分解する過程のことである．その中で，糖は生命体の主要なエネルギー源であるため生命維持に必須である．食事によって摂取された糖は小腸で吸収され一部肝臓でグリコーゲンとして保存され，残りは血流に乗り全身へ運ばれる．血糖の上昇によって膵臓ランゲルハンス島のβ細胞から分泌されたインスリンのはたらきによって血中の糖は骨格筋や脂肪組織に取り込まれ，一方で肝臓に作用し糖新生を抑制する．肥満や運動不足などの生活習慣により，このインスリンの効果（インスリン感受性）が低下する，すなわちインスリンによる筋や脂肪への糖取り込みが起こりにくくなるインスリン抵抗性という状態が惹起される．インスリン抵抗性は糖尿病の前段階と位置付けられ，その評価は糖尿病への進行予防のためにも，代謝生理学においても重要である．インスリン感受性の評価法として代表的なものにインスリン負荷試験（Insulin Tolerance Test：ITT）やグルコースクランプ試験がある．どちらの試験も臨床現場でも動物実験でも用いられているものであるが，ここでは動物におけるそれぞれの試験について簡単に触れる.

　ITTは全身のインスリン抵抗性を評価するための試験である．マウスを生かしたまま，簡便に全身のインスリン抵抗性を評価できるため多くの研究に用いられている．体重あたり一定量のインスリンを投与し，その後の血糖値低下を測定する．インスリン抵抗性は，インスリンによる血糖低下の程度が対照マウスに比べて減弱しているかどうかで判断する．以下に具体的な手順を示す．試験に供するマウスは，新しい飼育ケージにて6時間から一晩絶食させる．インスリンは0.75 mU/gで腹腔内注射により投与する．投与前，投与後〜120分（20分程度の間隔でタイムポイントを設定する）まで尾静脈より採血し血糖値をグルコースセンサーなどで測定する．絶食時間はインスリンの効きに大きく影響を与えるため各群・各個体で厳密に統一する必要がある．また，インスリンはごく微量でも十分作用するため，インスリン非投与群へのインスリンの混入には厳重に注意する必要がある.

　グルコースクランプ試験はインスリン抵抗性の責任臓器を明らかにするため

の試験である．この試験では全身の糖利用率（Glucose Infusion Rate：GIR）だけではなく，肝臓での糖産生率（Hepatic Glucose Production：HGP）と骨格筋の糖取り込み率（Rate of glucose disappearance：Rd）も測定できるため，全身のみならず肝臓・骨格筋のインスリン抵抗性も評価できる．グルコースクランプ試験では，一定量のインスリンに対し，一定の血糖値を維持するように外部からグルコースを投与する（この投与量が GIR となる）．このとき，骨格筋で代謝を受けない 2-デオキシグルコースを混合して投与し，投与した 2-デオキシグルコース量から試験後の血中 2-デオキシグルコース量の差を取ることで Rd を算出することができ（ラジオアイソトープ標識された 2-デオキシグルコースを用いることでどの骨格筋に取り込まれたのかを測定することもできる），これをもとに HGP を求める．本法はインスリン抵抗性測定のゴールドスタンダードであるが，動物へのカテーテル留置手術などに熟練を要し，またハーバードポンプやその後の解析のためのガスクロマトフィー質量分析計などの機器が必要となるため，ファーストチョイスとしては先に述べた ITT を筆者は勧めたい．

　上記で紹介した両方法ともに個体を対象とし，インスリンの働きを血糖低下という"機能"にフォーカスし評価している．ここでは示さなかった多くの生理学的検査・評価法もその"機能"に着目したものである．単に測定をするだけではなくその背景にある"機能"に思いをはせることでさらなる組織・細胞・遺伝子レベルの研究に繋げることができる．

3.2.6 行動学的アプローチ

　実験動物の管理の基本は，その観察である．体調の変化は毛並や表情，摂食・飲水量などに表れる．痛みがあればその部位を盛んに舐めたり動かしたりし，精神的ストレスからせわしなく動き回る．実験動物の適切な維持管理のため，あるいは実験の効果を見出すために，動物をひたすら「見る」時間を日々の管理の中に設けることが望まれる．こうしたことからも分かる通り，動物の行動はその心身の状態を如実に表すパラメータである．そして，それを研究対象として，ならびに実験手法として確立したのが動物行動学である．

　看護学研究では，患者の不安や抑うつなど心理的側面を研究対象とすること

も多い．患者の療養生活の質に大きく影響を及ぼす痛みや痒みなどの研究も看護学の重要な課題である．そうした場合にも，動物行動学的手法を応用し，行動を代替指標とすることで基礎的研究を実施することができる．また，日常生活動作（Activities of Daily Living：ADL）に関する研究では身体機能の指標として行動そのものがメインアウトカムになる．これまでさまざまな心身機能の行動学的評価手法（表3-1）や痛みの評価法（表3-2）が確立されている．しかし，動物の行動は局所における反応だけではなく，内分泌系や神経系などさま

表3-1 心身機能を評価する代表的な試験法

試験	標的	方法とパラメータ
抗コンフリクトテスト	不安	摂餌と同時に電気刺激を与える．摂餌回数の減少が不安を表す
明暗試験	不安	マウスが自由に行き来できる明所／暗所を与える．暗所滞在時間の長さが不安を表す
オープンフィールドテスト	自発活動性 情動性	マウスに新規の広く明るいフィールドを与える．移動距離や中心滞在時間などを指標とする
強制水泳テスト	鬱	水を満たした円筒形の容器にマウスを入れる．無動時間が鬱の程度を反映する
ビー玉埋め試験	強迫性障害	マウスの飼育ケージに多数のビー玉を与える．ビー玉を床敷きで埋め隠す行動（不合理な行動）の繰り返しは強迫性障害を表す
BBBスコア	後肢運動機能	脊髄損傷後の後肢運動機能を0点から21点にスコアリングする

表3-2 痛みを評価する代表的な試験法

試験	刺激	標的	パラメータ
テールフリックテスト	放射熱	尾	熱刺激の負荷から尾を引くまでの時間
ホットプレートテスト	接触熱	足底	ホットプレートに置かれてから逃避行動（足を舐める，立ち上がる，ジャンプするなど）までの時間
アセトンテスト	アセトンスプレー	足底	足を浮かせている時間の合計あるいは頻度
von Freyテスト	フィラメント	足底	フィラメントでの刺激開始から足を引くまでの時間
ホルマリンテスト	ホルマリン皮下注射	足底	足をなめる回数や床に着けずにいる時間

ざまな器官の機能が複雑に作用し合い，また環境要因が影響して成立するものであるため，その解析には種々の困難を伴う．

筆者らは，ドライスキンと痒みの関連についてラットを用いて実験を行った [8]．ドライスキンモデル動物では，皮膚表面に蒸留水を塗布するだけで皮膚に軽微な炎症が引き起こされる．1日1回の蒸留水塗布操作を1週間繰り返すと，慢性的炎症に反応して表皮より神経成長因子が放出され，真皮にその終末が存在するC線維（神経線維の一種．無髄神経であり伝導速度が遅い）が伸長し表皮に侵入する．その結果，掻痒感が亢進し，その証として掻破行動が増加すると仮説を立てて実験を実施した．秋季に行った少数の動物を用いたプレテストでは仮説通りの結果が得られたのだが，冬季に行った本実験では，組織学的・分子生物学的解析では明確な効果が示されたものの掻破行動はばらつきが大きく，仮説を証明することはできなかった．飼育室は温度25±2℃，湿度50±10％の範囲でコントロールされているが，この結果はおそらく季節の影響によるものであると考えられる．このことから分かる通り，行動学的実験では他の動物実験よりもさらに厳密な条件の制御と，周到な計画が求められる．しかし，前述の生理学的アプローチと同様さまざまな要因が複合的に関与した結果として生体機能や行動を研究する意義は大きい．

3.3 組織学・病理学：組織・細胞レベルでの研究

3.3.1 組織学的・病理学的アプローチの意義

生物学的研究において，未知の事象へのアプローチの第一歩は「形を見る」ということである．多くの場合，生理的・機能的異常は「形態」として表れる．まず肉眼観察により，どこに，どんなものが，どのように存在するのか，病変の部位，拡がり，性状を評価する．さらに顕微鏡下で組織レベル，細胞レベルでの「現象」を明らかにすることによって，問題の本質（真理）を直接表す現象にまで迫ることができる．つまり，組織学的・病理学的アプローチとは，現象の追求であると言うことができる．この過程は，次に続く分子細胞生物学的研究における仮説を提示するために不可欠なステップである．

形態を観察する方法論は，解剖学から始まり組織学として確立されている．

その中でも，疾病に起因する形態的変化（所見）に特化して発展した分野が病理学であり，基礎医学において臨床と基礎研究を繋ぐ橋渡しとして重要視されている．生物学的看護研究においても，看護師が問題とする異常な状態を追究するために，病理学的手法は強力な方法論となり得るため，本節では病理学を中心に論を進めたい．

3.3.2 病理学とは

病理学（pathology）の語源は，病変を意味するギリシャ語のパトス（pathos）と学問を意味するロゴス（logos）に由来し，疾病の原因や成り立ちを明らかにし，その結果から引き起こされた肉眼レベル，組織レベル，細胞レベルの変化を主として形態学的手法を用いて研究する学問である．病理学の発展は，漠然と把握されていたヒトの疾病の本質を，人体構造に基づいて実証的に理解することに大きく貢献してきた．病理学での病因の解明および疾病の発生機序の解析は，罹患した症例の症状，経過，転帰などの観察と，病変を細胞，組織，臓器の変化としてとらえる病理形態学を基盤としており，それに各種の研究方法が併用されている．また病理学は，「病気の原因や機序について研究する基礎医学」と，「疾患の診療について研究する臨床医学」の橋渡しを担う学問であり，その双方の特質を併せ持った学問といえる．

病理学は現在，その研究手法によって病理形態学，病態生理学，病態生化学などに分類される．病理形態学は狭義の病理学で，病理解剖や手術によって取り出された臓器，組織，細胞レベルでの形態的変化の観察をし，病変を系統的に並行して検索する．病理形態学はさらに病理解剖学，組織病理学，細胞病理学，分子病理学等に細分類される．これに対し，病態生理学や病態生化学は疾病をエネルギー代謝や物質代謝の面からとらえている．病理形態学には，肉眼的，顕微鏡的に病変を観察し，その本態を検討，確認する役割があり，臨床医学に対しては死後の病理解剖，手術や生検材料の病理組織診断，細胞材料を対象とする細胞診として貢献している．一方，実験動物や細胞を用いた実験的手法による研究を主とする領域は，実験病理学と呼ばれ，実験動物あるいは培養細胞を用いて病変の形態的ならびに機能的変化を観察してその原因や発生機序，治療法の開発を行う．

3.3.3 病理組織検査のプロセス

病理組織学的検査法は，生体の一部から切除した組織片の顕微鏡標本を作製し，病理専門医が鏡検して行われる．質の高い組織標本を作製するために，通常行われる手順は，固定，切り出し，包埋，薄切，染色，鏡検である．

(1) 固定（図3-4A，B）

固定は組織や細胞の変性を防ぎ，生体になるべく近い状態で組織や細胞の形態を観察するために行われる．このために，組織や細胞の主要な構成成分であるタンパク質を安定させて，タンパク質の分解作用を止め不溶性にする必要がある．さらに，組織や細胞の微細構造は未固定のままでは分かりにくいため，固定により人工的に強く表現したり組織や細胞の中にある特有な物質を染色したりするためにそれぞれに適した固定を行う．適切な固定操作により染色性の増強，組織成分の溶出の防止，抗原性が保持され，組織がやや硬くなることで刃物により薄く切り出すことが可能となる．変形しやすい臓器や組織片，固定液の浸透しにくい臓器などにはそれぞれ特殊な方法で固定操作が行われる．

通常，固定液にはアルデヒド系溶液が多く用いられる．37％ホルムアルデヒド溶液であるホルマリンは，安価で手に入りやすく使用方法が簡便である上に組織への浸透力が強く良好な固定力を有している．また，無色透明で組織片が着色されないため多くの染色法に適し，日常の組織標本作製にもっとも広範に使用されている．糖原（グリコーゲン）や酸性粘液多糖類などの水溶性の物質証明にはアルコール系の固定液が用いられる．後述する酵素抗体法などの免疫組織化学では抗原性を失わない固定が必要であり，タンパク系抗原に対してはパラホルムアルデヒド，糖タンパク系抗原に対してはペリオデート・リジン・パラフォルムアルデヒド，ポリペプチド系抗原に対してはブアン固定液，ザンボーニ固定液などが使用される．

(2) 切り出し（図3-4C，D）

切り出しとは，病理標本作製のために生検材料，手術材料，剖検材料の的確な部位から適切な大きさ，形に組織片を刃物で切り分けることである．病理組織診断では肉眼所見と組織所見両者の観察がなされるが，正確な診断には的確

A 摘出直後　　　　　B 固定後

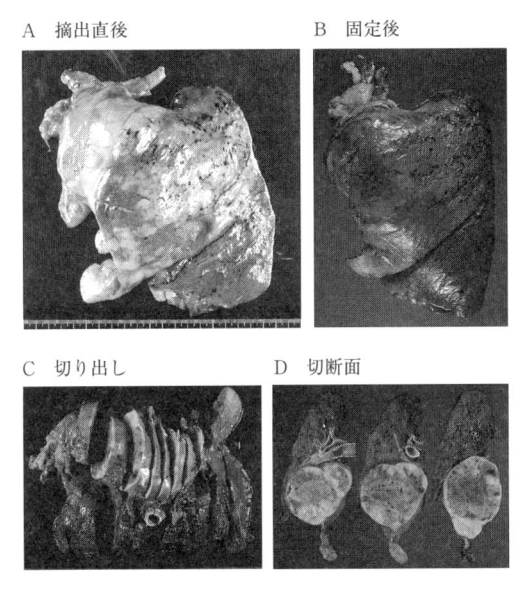

C 切り出し　　　　　D 切断面

図3-4　肺全摘試料の固定および切り出し

な切り出しが重要である．切り出しは，未固定の臓器や組織片から行う場合と，固定した材料から行う場合があり，未固定の材料はできるだけ新鮮なうちに切り出し，すみやかに固定液にいれる必要があり，また，できる限り鋭利な刃物を用いて組織の挫滅を避けることが重要である．切り出された組織の所見は写真撮影により記録し，組織標本とともに保管し，鏡検の際に用いる．

(3) 包埋（図3-5A, B）

　未固定の材料や固定された材料からそのまま切片を作製することは難しいため，組織片が薄切に適当な硬さを持ち，硬い部分や軟らかい部分の差がなく均等な硬さを持ち，内部に中空がある組織片はそれを埋めて変形を避け，あまりに小さい組織片は，組織片の周囲に枠取りをして適当な大きさを持たせる必要がある．このような，薄切に適した状態に組織片を処理する作業を包埋という．

　包埋材料は，組織を障害することなく薄切の後も染色性を阻害せずに容易に

組織片から除去でき，かつ組織へ充分に浸透する必要があり，パラフィンが最も一般的に用いられている．パラフィン包埋は操作が容易で，作られたパラフィンブロックは長期保存も可能である．しかし高温で浸透させるために組織の収縮が顕著であり，またアルコールなどの有機溶媒を使用する必要があるため脂肪や類脂肪などが消失する等の欠点も有している．

　パラフィン包埋の過程での変性を避けるために，凍結包埋が用いられることも多い．固定後の組織片を OCT コンパウンドという水溶性の包埋剤に浸して凍結する．組織中の酵素活性などを解析する場合には固定せずに凍結包埋する場合もある．

（4）薄切（図3-5C）
　組織を光学顕微鏡で観察する場合，可視光が透過できる厚さの切片を作製する必要がある．包埋された組織片を一定の薄さに切る作業を薄切という．パラフィンブロックはミクロトームと呼ばれる薄切機で薄切する．ミクロトームには滑走式と回転式があるが，いずれもパラフィンブロックを固定するステージとブロック表面を往復するブレードホルダーから成っており，ブレードホルダーは $1\mu m$ 単位でステージに近づくようになっている．凍結ブロックには，$-20℃$の庫内で薄切作業が行うことができるクリオスタットという薄切機を用いる．

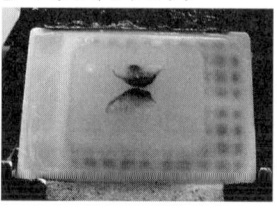

A　包埋　　　　B　パラフィンブロック　　　　C　薄切

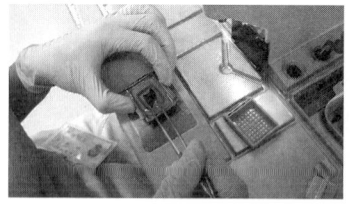

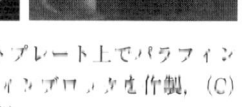

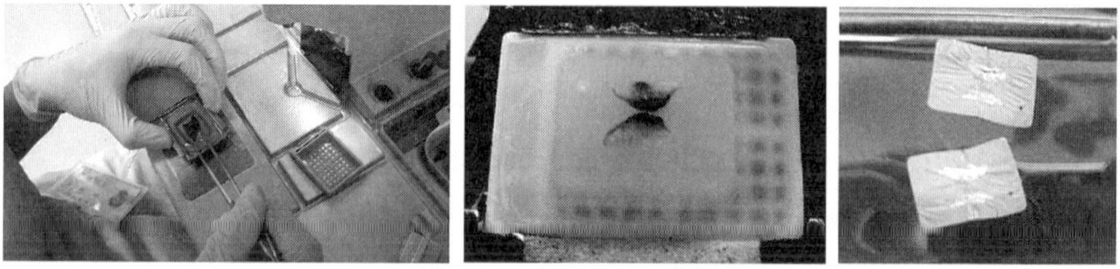

（A）固定・脱水後にパラフィンに十分に浸漬した組織片をホットプレート上でパラフィンで満たした型に収め，(B) コールドプレート上で冷却してパラフィンブロックを作製，(C) 最後にミクロトームで薄切する（写真は切片を水槽に浮かべた状態）．

図 3-5　組織の包埋および薄切

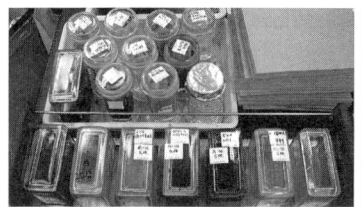

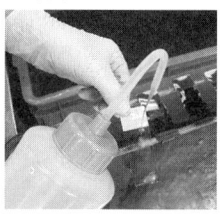

A 様々な染色液　　　　B 洗浄

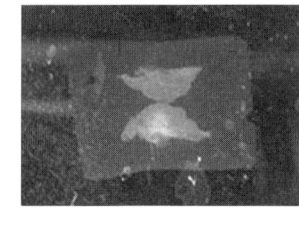

C 染色前　　　　　　　D 染色後

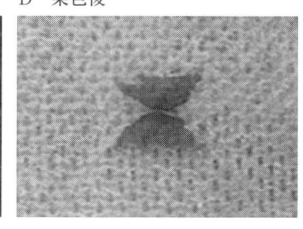

組織化学染色は，大きく分けて色素への曝露（A）と分別または洗浄（B）の組み合わせで行われる．(C) 未染色標本，(D) HE 染色された標本

図 3-6　パラフィン切片の組織化学染色

（5）染色（図 3-6）

　光学顕微鏡を用いて細胞や組織を観察する際に，無染色では透過光吸収による明暗と光の屈折による模様が観察されるだけである．しかし，各種染色法を実施することで組織や細胞の構造がより観察されやすくなり，特定の疾患に特異的なタンパク質や酵素を同定することもできる．染色法には，組織像の概要を全体的に把握するために細胞の核，細胞質内の微細構造（小器官），細胞間物質を幅広い色調に染色できる一般染色と，それ以外の特殊染色に分けられる．

　組織標本での一般染色は，ヘマトキシリン・エオジン（Hematoxylin and Eosin：HE）染色である．核はヘマトキシリン色素で紫青色，細胞質はエオジン色素で淡紅色に染め分けられる．全ての病理組織標本は，まずこの染色を行い病変の有無，その質，腫瘍であればその組織型や深達度の判定などを行う（図 3-7A）．

　特殊染色とは特定の組織成分だけを選択的に染めだす染色の総称である．色素は，水溶液中でのイオンの性質により塩基性色素，両性色素，酸性色素に分

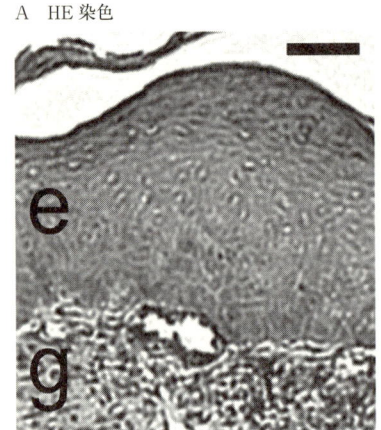

A HE染色 B 免疫組織化学

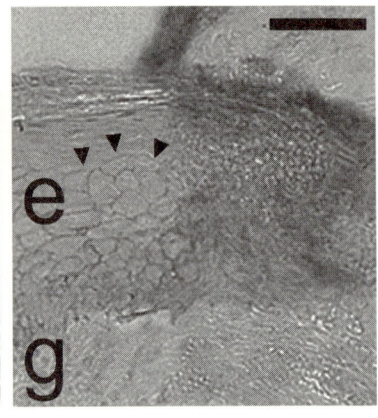

(A) HE染色：肉芽組織のコラーゲン線維も含めて組織の形態がよく観察される．
(B) アクアポリン3の免疫組織化学：アクアポリン3が上皮細胞の輪郭に沿って発現している様子が明瞭に観察される[9]．e：新生上皮組織，g：肉芽組織，矢頭：アクアポリン3．Bar＝50μm

図3-7 創部組織のHE染色と免疫組織化学

類され，粘液，多糖体，脂肪，線維，細菌などを染め分けることで，個々の細胞や組織の同定，細胞内外の各種物質の検出が可能となり，それにより病因，病態，病変の検討への大きな情報を得られる．

　組織化学染色では，検出しようとする物質とその手法により大きく光学顕微鏡的組織化学，電子顕微鏡的組織化学に分類される．光学顕微鏡的組織化学には酵素組織化学，免疫組織化学がある．

　酵素組織化学染色は組織または細胞内の特定の酵素の局在を可視化する方法である．検出目的である酵素の基質を組織に作用させ，反応産物を可視化する．酵素活性の増減を確認することで各種疾患の鑑別診断に利用することができる．免疫組織化学染色は組織・細胞内のタンパク質（抗原）を抗体の特異的反応を利用して検出する方法である（図3-7B）．抗体を標識することで抗原抗体反応を可視化することができる．標識に酵素を用いる方法を酵素抗体法，蛍光色素を用いる方法を蛍光抗体法という．抗原に直接結合する抗体（一次抗体）を標識する方法を直接法，さらに一次抗体を抗原とする抗体（二次抗体）を標識する方法を間接法という．また，抗体を作製した宿主の動物種や標識を

A　透過型電子顕微鏡　　　　　B　走査型電子顕微鏡

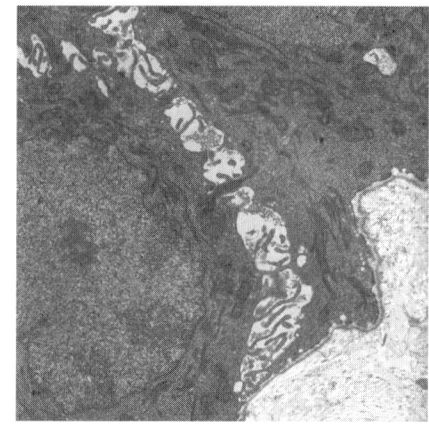

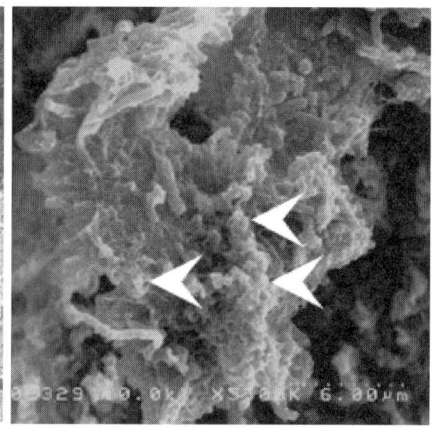

(A) ラット表皮基底細胞の透過型電子顕微鏡による観察．細胞の内部構造と細胞間接着が明瞭に観察できる[10]．(B) ラット感染創の走査型電子顕微鏡による観察．細菌の定着が観察される（矢頭）[11]．

図 3-8　透過型電子顕微鏡と走査型電子顕微鏡による組織の観察

適切に組み合わせることで，一つの標本上で複数の抗原を染色することもできる．組織化学染色ではその組織の採取条件，採取量，保存状態などにより判定結果が大きく左右される可能性があり，注意が必要である．

　電子顕微鏡は，電子線を用いることで光学顕微鏡の解像度の限界をこえた微細構造の観察を可能にした．ダイヤモンドナイフで超薄切された切片（80～100 nm 厚）を通過してきた電子線の透過度の差を画像として観察する透過型電子顕微鏡（Transmission Electron Microscope：TEM），試料表面に電子線を走査し，放出される二次電子線を画像とすることで表面の微細構造を観察する走査型電子顕微鏡（Scanning Electron Microscope：SEM）に大別される（図 3-8）．また，酵素抗体法と組み合わせた免疫電顕法は特定タンパク質の細胞小器官における局在を観察する強力なツールである．

3.3.4　細胞診断学

　細胞診断学（細胞診）は，治療医学（臨床診断）や予防医学（検診，術後の経過観察）の分野において有用であり，医療施設では病理組織検査部門（病院

病理部等）において行われ，細胞診専門医および細胞検査士がその業務に従事している．

　細胞診の大きな特徴は，検体採取の際に患者に侵襲が少なく，採取の操作や標本作製までの一連の作業が比較的簡便で迅速であること，繰り返し検体採取可能であることである．そのため，全身の諸臓器の腫瘍性疾患の良悪の判定，非腫瘍性疾患との鑑別といった治療方針決定前の診断はもちろんのこと，治療後の経過観察や効果の判定，さらには健康診断におけるスクリーニングなど，その利用は多岐にわたっている．近年では，採取した細胞を固定液に懸濁して保存する液状化細胞診（Liquid-Based Cytology：LBC）が新しい検体処理法として子宮頸がんの早期発見を目的とした細胞診を中心に普及している．この方法では固定液に採取した全ての細胞を回収できるため，回収効率の向上，標本作製の標準化はもちろんのこと，さらには遺伝子検査，遺伝子発現解析への応用も可能である．このように，LBCの導入は従来の細胞診検査の概念を大きく変えつつある．

　細胞診は，検体採取の方法により剥離細胞診，穿刺吸引細胞診，擦過細胞診，洗浄細胞診等に分類される．剥離細胞診では喀痰，尿，体腔液，滲出液，関節液，胆汁，膵液などが対象となり，穿刺吸引細胞診では甲状腺，乳腺，膵臓，唾液腺，リンパ節など，擦過細胞診では子宮頸部や気管支など，洗浄細胞診では手術時の腹腔・胸腔洗浄液や気管支洗浄液，気管支肺胞洗浄液などが対象となる．また，穿刺吸引後の針の洗浄液なども検体として利用可能である．細胞診に用いる標本は，多くの場合は検体をガラスに直接塗抹し，95％のエタノールで固定して染色される．穿刺吸引細胞診や擦過細胞診では，採取した針やブラシで直接ガラスに塗布したり吹き付けたりすることでプレパラートが作製される．また，組織片を直接ガラスに接触させて細胞を塗抹する圧挫法や捺印法なども有用である．細胞成分が少ない液状の検体（腹水，胸水等）では，遠沈後の沈渣を用いて検体処理を行う．極端に細胞数が少ない場合（髄液，尿等）では，遠心力を利用して細胞をガラス面に直接塗布するオートスメア法が用いられる（図3-9）．また血液の場合は，血清を除去後，引きガラス法やすり合わせ法で沈渣をガラスに付着させる．さらに，組織の割面にスライドグラスを接触させるだけで細胞を採取する捺印細胞採取法も，今後の応用が期

A　オートスメア用チャンバー　　　B　塗布された細胞

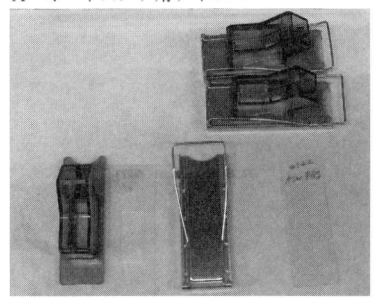

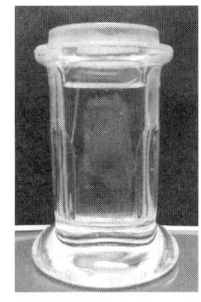

(A) スライドグラスに付けられたチャンバーに液状検体を入れ遠心分離することで細胞がスライドグラスに塗布される．
(B) オートスメアサンプルを固定している様子．細胞がスライドグラスに付着している様子が分かる．

図3-9　オートスメア法

待される技術である．このように，細胞診では検体の採取から標本作製までを非常に簡便に行うことができる．その一方で，標本作製時の乾燥やアーチファクトにより，細胞は容易に変性，挫滅し破砕され診断困難となる．前述のLBCは，このようなヒューマンエラーやサンプリングエラーの解消にも有効である．

　現在，臨床には患者由来のさまざまな未利用廃棄物が存在している．それら廃棄物の中に細胞さえ含まれていれば，細胞診の資源として有効活用することができる．例えば創部滲出液や洗浄液，他の検査に使用して余った尿などには，LBCやオートスメア法が応用できる．創部表面の血餅や壊死組織などには細胞診技術の他にもセルブロックとして組織に準ずる処理を行うことも可能である．こうした未利用廃棄物の資源としての利用は，臨床において非侵襲的試料採取の機会を広げることに繋がる．さらにLBCによる試料採取はさまざまな材料・器具を工夫して用いることができ，試料は室温保存が可能であることなどから，設備の乏しい環境での安定した試料採取が期待できる．つまり，在宅や高齢者施設，あるいは発展途上国などにも研究フィールドを広げることができ，生物学的アプローチの提供を実現する手段として期待が大きい．

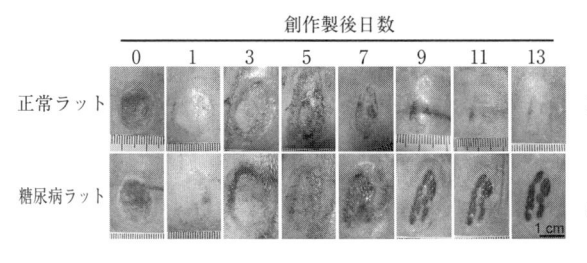

A 肉眼的所見　　　　　　　　　　　　　　B 創作製後14日目の
　　　　　　　　　　　　　　　　　　　　　　組織学的所見

創作製後日数：0, 1, 3, 5, 7, 9, 11, 13

正常ラット

糖尿病ラット

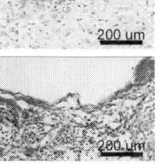

C SEMによるコラーゲン線維の観察　　　D TEMによる細胞内構造の観察

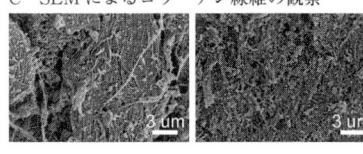

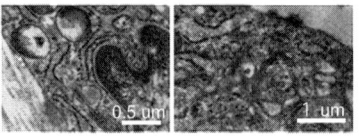

(A) 創部の肉眼的所見，(B) 創部組織のHE染色，(C) 創部肉芽組織のコラーゲン線維のSEM像，(D) 創部線維芽細胞のTEM像

図 3-10　糖尿病ラットにおける褥瘡の治癒遅延[12]

3.3.5 組織学的研究の実際

　最後に，筆者らが行った組織学的研究を例として紹介する．糖尿病が褥瘡の治癒遅延のリスク要因であることはすでに広く知られている．そのメカニズム解明を目的に，まず組織学的に現象の追究を行った．STZを投与した糖尿病モデルラットおよび正常ラットを用い，側腹部の皮膚を$8\,\mathrm{kg}/3\,\mathrm{cm}^2$の圧力で8時間圧迫して褥瘡を作製した．圧迫後3日目までは，高血糖ラットおよび正常ラットの組織損傷は同程度であった．しかし4日目以降，正常ラットでは急速に治癒が進行するのに対し，高血糖ラットでは創が悪化し潰瘍形成に至った（図3-10A）．光学顕微鏡での観察では，高血糖ラットの肉芽組織におけるコラーゲン密度の低下が観察され（図3-10B），SEMを用いた微細構造の観察によりコラーゲン線維のネットワーク構造の形成不全が証明された（図3-10C）．さらに，TEMによって肉芽組織の線維芽細胞の超微細構造を観察すると，糖尿病モデルラットでは粗面小胞体の拡張，ゴルジ体の発達不全，リソソームの増加などの異常が認められた（図3-10D）．これらの結果より，糖尿病は真皮線維芽細胞のゴルジ体におけるタンパク質修飾障害，リソソーム増加による合

成タンパク質の自己消化に起因するタンパク質分泌障害が引き金となり，それにともなう真皮コラーゲンネットワークの形成不全により治癒が遅延するという新たな仮説が提示された[12]．この仮説をもって分子細胞生物学的手法によるメカニズムの解明へと進めることができる．また，細胞診技術を応用して，治癒遅延リスクの高い糖尿病患者をスクリーニングできる技術の開発なども期待される．

3.4 分子細胞生物学：遺伝子レベルでの研究

3.4.1 遺伝子レベルでの研究の意義

　現象の本質（＝真理）の解明に取り組むために，分子細胞生物学的アプローチが有用である．臨床の問題には必ずその原因が存在する．臨床研究者はその原因を特定し，臨床家はその原因を取り除くことで問題の解決を図る．例えば肥満者の皮膚では，酸化ストレスの上昇が機能的・構造的変化をもたらし，炎症性皮膚疾患や創傷を引き起こすことがわかっている[12-15]．しかしこの場合，看護学として最初に行われるべきは，患者教育や栄養指導等による肥満の改善であろう．一方，その原因が除去できない場合，原因から結果に至るプロセス（分子メカニズム）を同定し，その経路を遮断することで問題を解決することができる．例えば，高齢者では，肥満者と同じように，酸化ストレスの上昇に基づく皮膚の変性が起きるが，老化を逆行させることはできない．しかし，上昇した酸化ストレスをターゲットとして介入を行うことで，高齢者でも皮膚の健康度を改善することができる．

　細胞生物学とは，生物の最小単位である細胞を対象に，その構造や機能について探究する学問である．組織学などと並んで，研究対象によって分類された分野である．一方，分子生物学とは研究の方法論によって分類された学問である．分子生物学という名称から，分子レベルで行われる生物学と誤解されるが，そうした場合，生命現象を分子の化学反応の面から探究する生化学との違いが明瞭ではない．分子生物学では，後述するセントラルドグマを基盤とし，遺伝子が生命現象の根源であると考える．したがって，分子細胞生物学的なアプローチとは，生物の最小単位を対象に，生命現象の根源である遺伝子の働き

にフォーカスした解析手法を用いる研究様式であるといえる.

3.4.2 分子細胞生物学研究における倫理的配慮

　分子細胞生物学的研究で取り扱う試料は，臨床の患者や実験動物から採取されるものであるため，研究者は原則としてヒトもしくは実験動物を対象とした倫理指針を遵守しなければならない．また，臨床検体から分離される細胞は病理組織と同様に，将来の研究のための重要な資源として保存し，有効活用することが望ましい．病理組織と異なる点は，試料が生きており増殖させることが可能であるということである．したがって，その保管には生命を維持するための厳しい管理体制が必要である.

　細胞材料の中でも，生殖細胞や胚性幹（Embryonic Stem : ES）細胞は新たな生命を生み出すポテンシャルを有するため，特に取り扱いや保管には慎重にならなければならない．さらに近年，体細胞を脱分化させES細胞と同様に分化全能性を有する人工多能性幹（induced-Pluripotent Stem : iPS）細胞を作出する技術が開発されたことにより，体細胞さえも新たな生命の作出につながる可能性が高まってきた．iPS細胞の作出やiPS細胞を使用した研究に関する指針は各国ですでに示されており，日本においても幹細胞の利用に関して「再生医療等の安全性の確保等に関する法律（再生医療新法）」が2014年11月25日施行され，人の身体の再建・形成や治療に細胞加工物を用いる際の医療提供者が講ずべき措置並びに細胞加工物の製造の許可等が定められた．

3.4.3 細胞生物学の基礎知識

　細胞は生命の最小単位であり，遺伝子は生命現象の最小単位である．いずれも極めて微細なものであり，肉眼的に観察することはできない．研究者には，このような見えないミクロの世界を想像するための最低限の知識を持つことが求められる.

　細胞は細胞膜で包まれている．細胞膜は主にリン脂質からなる流動的構造である．つまり，細胞とは水に浮かべた油滴のようなものである．細胞に特有の形を保たせているのが細胞骨格である．細胞骨格は，アクチンやチューブリンなどの強固な線維状タンパク質でできており，細胞の形態を保つほか，細胞小

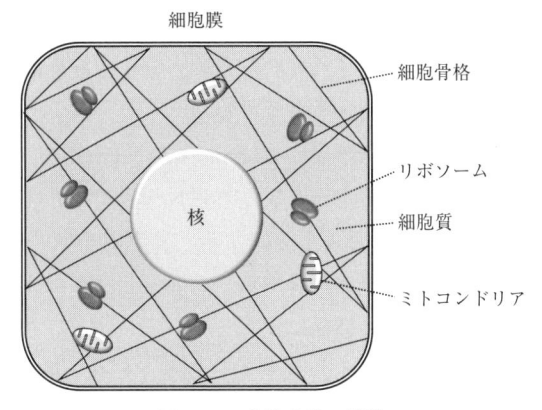

図 3-11　真核生物の構造

器官の位置を決め，細胞運動を制御している．細胞質は電解質を含む水溶液であり，化学反応の場として重要である．核には遺伝情報をコードしたDNAが収納されており，発現した遺伝子のタンパク質の合成はリボソームで行われる（図3-11）．また，血球細胞を除くほとんどの細胞は，隣接する細胞または細胞外基質に接着して生存している．

　細胞は常に集団として存在しており，その集団の中では増殖，分化，細胞死が繰り返されている．看護学研究が対象とする生命現象を捉えるには，これら細胞レベルのイベントを包含した集団としての性質を理解することが重要である．細胞の増殖は成長と分裂の繰り返しである．成長とは体積を増すことであり，タンパク質や脂質などの盛んな合成による．体積を増した細胞は2つの娘細胞に分裂して元の体積に戻る．増殖能を有する細胞を幹細胞もしくは前駆細胞と呼ぶ．

　幹細胞とは複数の系統に分化できる能力（分化多能性）を有する細胞である．幹細胞が分裂すると，娘細胞の1つは異なる性質を獲得する（分化）．分化には細胞の位置が大きく関係しており，幹細胞としての性質を維持するためには，細胞外基質や支持細胞によって構成される特殊な微小環境（ニッチ）に接触していることが必要である．細胞分裂によってニッチから離れることが分化開始の合図となる．増殖能は保持しているものの，すでに分化の方向が決定づけられ1つの系統にしか分化できない細胞が前駆細胞である．さらに前駆細

胞は，増殖能を持たない細胞に分化する．一般的に，細胞増殖が活発な時期には，細胞では遺伝子発現が抑制されているため，分化を終え細胞増殖が抑制されて初めて特定の機能を発揮できるようになる．

　細胞死の様式にはさまざまあるが，大きくはアポトーシス（apoptosis）とネクローシス（necrosis）に分けられる．アポトーシスはプログラム細胞死とも呼ばれ，自発的にそのプロセスを開始する．アポトーシスでは，細胞は凝縮・断片化して死を迎える．表皮角層や爪，毛髪などはアポトーシス細胞の蓄積であり，死んでもなお生体の機能に役立っている．一方，ネクローシスとは物理的・化学的障害などに起因し，最終的に細胞が膨化・破裂する．この際，タンパク質などを分解する酵素群がリソソームから放出され，その作用によって周囲組織の損傷や炎症が引き起こされることもある．

3.4.4 分子生物学の基礎知識

　セントラルドグマとは，DNA（Deoxyribonucleic Acid）上の遺伝情報が生命現象の根幹であるとする分子生物学の原則的コンセプトである（図3-12）．全ての細胞が完全なゲノムセットを保有しており，細胞分裂の際にはDNAが複製され娘細胞に等しく分配される．

　DNAとは，プリン塩基（アデニン，グアニン）もしくはピリミジン塩基

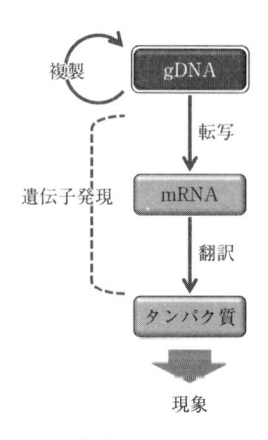

図3-12　セントラルドグマのコンセプト

A　DNA の複製
1) DNA の部分的開裂
2) RNA プライマーと DNA 合成酵素の結合
   - RNA プライマー
   - DNA 合成酵素
3) DNA の合成
   - 合成された DNA
4) 合成された DNA の結合
   - 結合

B　PCR
1) 加熱による DNA の開裂
2) 特異的プライマーと DNA 合成酵素の結合
   - 特異的プライマー
   - DNA 合成酵素
3) DNA の合成
   - 20-50 回繰り返し
   - (プライマーに挟まれた領域が特異的に増幅される)

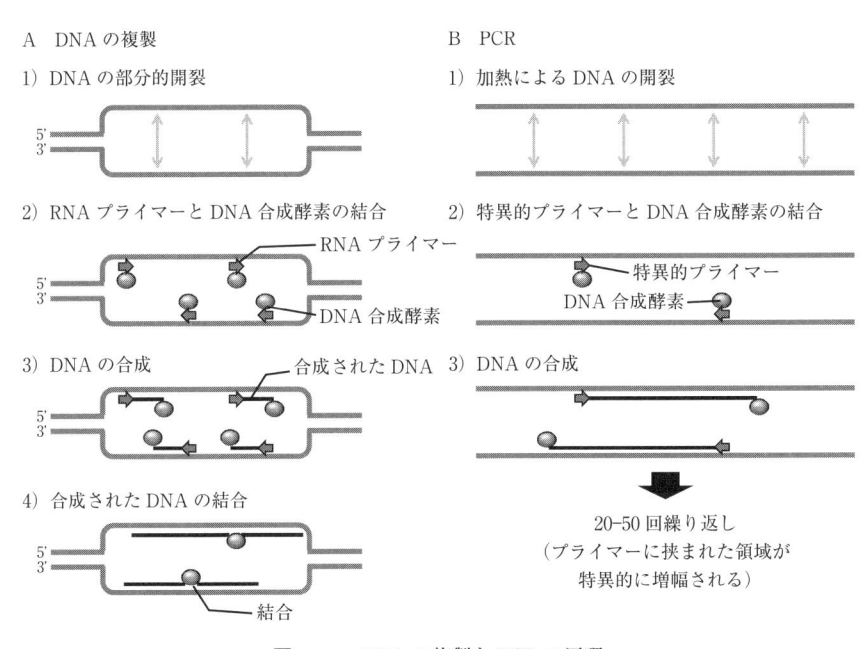

図 3-13　DNA の複製と PCR の原理

（チミン，シトシン）にデオキシリボースとリン酸が結合したデオキシヌクレオチドの連なりである．通常は2本のDNAがらせん構造をとり，その中でアデニンとチミン，グアニンとシトシンは特異的に結合している．DNAの複製は，2本鎖の部分的開裂により開始される．開裂した部位では複数のRNA（Ribonucreic Acid）プライマーがランダムに結合し，そのプライマーを認識したDNA合成酵素（DNA polymerase）が結合する．RNAプライマーを起点にDNAが断片的に合成され，最終的にDNA断片が結合して複製を終了する（図3-13A）．この反応を利用した技術がPCR（Polymerase Chain Reaction）である（図3-13B）．DNAを煮沸することで完全に開裂させ，そこに特異的配列を認識するDNAプライマーを結合させ，DNA合成酵素の作用でDNAを合成する．この反応を20〜50回繰り返すことで，プライマーに挟まれた領域のみ増幅されることになる．増幅されたDNA断片を電気泳動で同定したり，蛍光色素を使って定量したりすることができる．

　DNA上の遺伝情報をもとにタンパク質が合成される過程を遺伝子発現と言

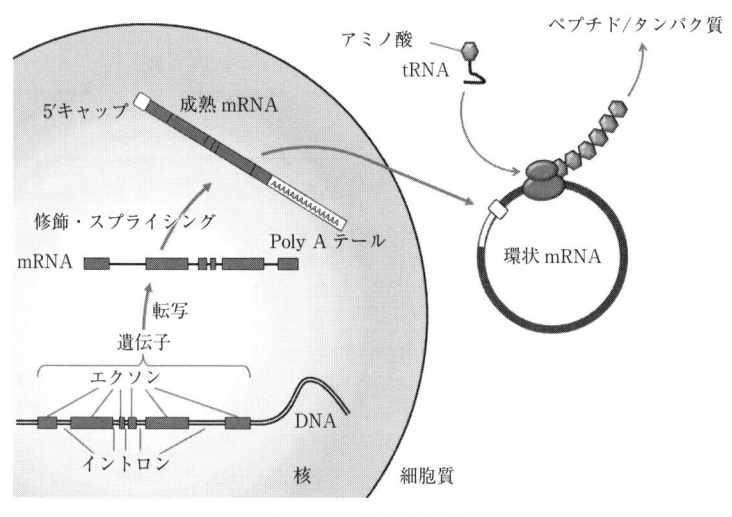

図 3-14　遺伝子発現

う．遺伝子発現には，DNA を鋳型として mRNA（messenger RNA）が合成される転写（transcription）と，mRNA を鋳型にタンパク質が合成される翻訳（translation）の 2 つのステップが含まれる（図 3-14）．転写は，核の中で行われる．DNA 上の遺伝子の上流にあるプロモーターと呼ばれる塩基配列に転写複合体が結合し，DNA の 2 本鎖構造を局所的にほどく．1 本鎖になった DNA に RNA 合成酵素が結合し mRNA を合成する．mRNA の合成に使われる塩基はアデニン，グアニン，シトシンとウラシルである．転写された mRNA の 5' 末端にはメチルグアノシン（5' キャップ）が，3' 末端にはアデニンが連なるポリ A テールが付加される．DNA 上の遺伝子は，アミノ酸をコードする配列（エクソン）とコードしない配列（イントロン）が交互に並んでいる．転写の際にはエクソンとイントロンを含んだ塩基配列が mRNA に転写されるが，その後 mRNA からイントロンが切り出され（スプライシング），成熟 mRNA として細胞質に放出される．細胞質に移行した mRNA は 5' キャップとポリ A テールが結合して環状 mRNA となり，リボソームが結合し翻訳が行われる．リボソームでは mRNA の配列を 3 塩基のユニットとして読み取り（コドン），これに相補的な 3 塩基を持つ tRNA（transfer RNA）を結合させ

る．tRNAには，3塩基の組合せに特異的なアミノ酸が結合しており，リボソームはアミノ酸を順番に繋げると同時にtRNAから切り離すことでタンパク質を合成している．

　タンパク質は合成された後，分解や化学的修飾を受けて成熟タンパク質として機能を発揮するものも多い．例えば，POMC（*Proopiomelanocortin*）という遺伝子にコードされたタンパク質は，下垂体後葉で発現した後，γMSHやACTH，β-endorphinなどに分解されてホルモンとして働く．多くの生命現象を制御するMAPK（Mitogen-Associated Protein Kinase）カスケードでは，リン酸化酵素による下流酵素のリン酸化の連続によって情報が伝達される．

3.4.5 分子細胞生物学的研究

　細胞を対象にした研究は，前述の組織試料や細胞診材料の他，培養細胞を用いて行われる．培養細胞実験は，生きた細胞を対象とするため，構造の解析だけではなく細胞の機能や，処理に対する反応性の解析を可能とする．さらに実験の諸条件（温度，湿度，酸素分圧など）を容易かつ厳密に管理できることが培養細胞実験の最大の利点である．細胞材料として，臨床検体や実験動物より採取・分離した細胞（初代培養細胞）の他，細胞株を用いることができる．細胞株とは，初代培養細胞が長期にわたって維持され一定の安定した性質を獲得したものである．初代培養細胞は通常，複数種類の細胞を含み，細胞の植え替え（継代）を重ねることで老化が進むため，増殖能が低下し，性質が変化する．一方，細胞株は癌組織から分離されたり，あるいは人為的に不死化処理を施され，性質の変化を伴わずに無限に増殖できる．また，よく確立された細胞株は単一の細胞に由来するため，性質が非常に均質になっている．ただし，培養という特殊な環境に移された細胞の性質は，必ずしも生体内における性質と同じではないことを心得ておくことが重要である．生体内の環境に近づけるために，コラーゲンゲルの中で細胞を培養する3次元培養や，他の細胞と一緒に培養する共培養などの技術も確立されているが，それでも複雑な生体を完全に模倣することはできない．したがって，生物学的看護研究では，常に，動物実験や臨床検体の解析と合わせて培養細胞実験を行うことが必要であろう．

　分子生物学的解析は，主にDNAの塩基配列解析，遺伝子発現解析（mRNA

レベル，タンパク質レベル），そしてタンパク質の機能解析によってなされる．DNA塩基配列解析はその個体のもつ性質や能力の解析であり，対象がどのような素質，性質を持っているのかを知ることができる．また，組織に存在する細菌の同定や，個人の特定などにも応用される．遺伝子発現解析は，対象とする個体や組織，細胞がどのような状態にあるかを知るために有効である．例えば，組織における炎症性サイトカインの発現を解析することで，炎症反応の有無や程度を明らかにすることができる．mRNAの発現解析は特異性，感度共に高く安価かつ迅速に結果を得ることができる．しかし，mRNAは遺伝子発現のメディエーターにすぎないため，直接的証拠にはなり得ない．一方タンパク質は現象を誘導する本体であるため，その解析は直接的証拠を提供するが，費用および時間を要するだけではなく，使用する抗体の特異性と感度は高くないこともある．したがって，mRNAとタンパク質の発現解析を適切に組み合わせることが必要となる．タンパク質機能解析は，対象がどのような機能や能力を発揮しているのかを知るための手段である．例えばある受容体の発現が認められたとしても，それはリガンドに反応性を有する状態であることのみを示している．現象はレセプターがリガンドの結合によって活性化されることで誘導されるため，機能解析により受容体の活性化を明らかにしなければならない．

　最後に，筆者らが行った分子細胞生物学的研究の例を紹介する．肥満はさまざまなスキントラブル（炎症性皮膚疾患，乾燥，痒み，褥瘡など）のリスク要因であるが，その機序は明らかにされていなかった．そこでまず肥満マウスの皮膚組織を観察することで，現象の把握を試みた．HE染色で顕著に観察されたのは真皮の菲薄化およびコラーゲン密度の低下であった[13]．さらにSEMにて観察を行ったところ，肥満マウスではコラーゲン線維が細く，特に皮下脂肪直上でコラーゲン密度が低下しており（図3-15A），引張力に対する機械的脆弱性も明らかになった[14]．また，正常マウスでは顕著な変化がみられない程度の軽微な紫外線照射を行ったところ，肥満マウスの皮膚では著しい炎症反応と皮膚組織の損傷が観察された[13]（図3-15B）．続いて皮下脂肪組織における酸化ストレスマーカー HO1（Heme Oxigenase 1）の遺伝子発現量，およびコラーゲン分解酵素のmRNA発現量を比較したところ，いずれも肥満マウ

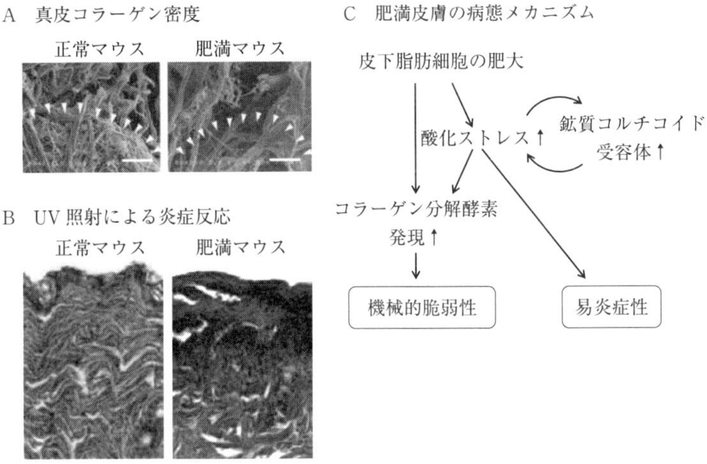

A 真皮コラーゲン密度
　　正常マウス　　肥満マウス

B UV 照射による炎症反応
　　正常マウス　　肥満マウス

C 肥満皮膚の病態メカニズム

皮下脂肪細胞の肥大
→ 酸化ストレス↑ ⇄ 鉱質コルチコイド受容体↑
→ コラーゲン分解酵素発現↑
→ 機械的脆弱性
→ 易炎症性

（A）正常および肥満マウス皮膚の SEM 画像．矢頭は皮下脂肪細胞の表面を表す．（B）正常および肥満マウスの皮膚に紫外線（UV）照射後の組織像．正常マウスでは顕著な変化は認められないが，肥満マウスでは著しい炎症性細胞の浸潤が観察された．（C）一連の研究より明らかになった病態メカニズム．

図 3-15　肥満が皮膚に及ぼす影響

スの皮膚で有意に亢進していた．また，肥満マウスの皮膚に抗酸化剤を投与すると，酸化ストレスのみならずコラーゲン分解酵素の発現も抑制され，引張強度の改善が認められた[14]．これらの結果より，肥満マウスの皮膚では酸化ストレスが亢進し，それに伴ってコラーゲン分解酵素の発現が促進された結果コラーゲン密度の低下に繋がっていること，また酸化ストレスレベルが慢性的に高いために紫外線などの刺激に過敏に反応することが明らかとなった．さらに，脂肪細胞を用いた培養細胞実験により，脂肪細胞における過剰な脂肪の蓄積は酸化ストレスに非依存的にコラーゲン分解酵素の発現を亢進すること[15]，毛包に発現する鉱質コルチコイド受容体が酸化ストレスと相互に増幅しあっていることなどが証明され[16]，肥満皮膚における複雑な病態メカニズムが明らかになってきた（図 3-15C）．こうした成果から，酸化ストレスや鉱質コルチコイド受容体が介入ターゲット候補として挙げられ，新たな看護技術の開発に繋がることが期待される．

文　献

[1]　Fisher R. A., *The Design of experiments*, Macmillan Publishers, 1935.
[2]　World medical association, *World medical association declaration of Helsinki, Ethical principles for medical research involving human subjects*, 2008. http://dl.med.or.jp/dl-med/wma/helsinki2008e. pdf
[3]　Broom D. M., Animal welfare : concept and measurement, *J Animal Sci.*, 1991, 69 : 4167-75.
[4]　Russell W. M., Burch R. L., *The principles of humane experimental technique*, London, Methuen, 1959.
[5]　Secretariat of the Convention on Biological Diversity, *Cartagena protocol on biosafety to the convention on biological diversity : text and annexes*, 2000. http://www.cbd.int/doc/legal/cartagena-protocol-en.pdf
[6]　Sari Y., Minematsu T., Huang L., Noguchi H., Mori T., Nakagami G., Nagase T., Oe M., Sugama J., Yoshimura K., Sanada H., Establishment of a novel rat model for deep tissue injury deterioration, *Int Wound J.*, 2015, 12 : 202-9.
[7]　Black J., Baharestani M., Cuddigan J., Dorner B., Edsberg L., Langemo D., Posthauer M. E., Ratliff C., Taler G., National Pressure Ulcer Advisory Panel's updated pressure ulcer staging system, *Urol Nurs*, 2007, 27 : 144-50, 156.
[8]　Kishi C., Minematsu T., Huang L., Mugita Y., Kitamura A., Nakagami G., Yamane T., Yoshida M., Noguchi H., Funakubo M., Mori T., Sanada H., Hypo-osmotic shock-induced subclinical inflammation of skin in rat model of disrupted skin barrier function. *Biol Res Nurs*, 2015, 17 : 135-41.
[9]　Sugimoto T., Huang L., Minematsu T., Yamamoto Y., Asada M., Nakagami G., Akase T., Nagase T., Oe M., Mori T., Sanada H., Impaired aquaporin 3 expression in reepithelialization of cutaneous wound healing in the diabetic rat, *Biol Res Nurs*, 2013, 15 : 347-55.
[10]　Minematsu T., Yamamoto Y., Nagase T., Naito A., Takehara K., Iizaka S., Komagata K., Huang L., Nakagami G., Akase T., Oe M., Yoshimura K., Ishizuka T., Sugama J., Sanada H., Aging enhances maceration-induced ultrastructural alteration of the epidermis and impairment of skin barrier function, *J Dermatol Sci.* 2011, 62 : 160-8.
[11]　Nakagami G., Morohoshi T., Ikeda T., Ohta Y., Sagara H., Huang L., Nagase T., Sugama J., Sanada H., Contribution of quorum sensing to the virulence of Pseudomonas aeruginosa in pressure ulcer infection in rats, *Wound Repair Regen*, 2011, 19 : 214-22.
[12]　Huang L., Nakagami G., Minematsu T., Kinoshita A., Sugama J., Nakatani T., Sagara H., Sanada H., Ulceration and delayed healing following pressure loading in hyperglycemic rats with an immature dermal collagen fiber network, *WOUNDS*, 2010, 22 : 237-44.
[13]　Akase T., Nagase T., Huang L., Ibuki A., Minematsu T., Nakagami G., Ohta Y., Shimada T., Aburada M., Sugama J., Sanada H., Aging-like skin changes induced by ultraviolet irradiation in an animal model of metabolic syndrome, *Biol Res Nurs*, 2012, 14 : 180-7.
[14]　Ibuki A., Akase T., Nagase T., Minematsu T., Nakagami G., Horii M., Sagara H., Komeda T., Kobayashi M., Shimada T., Aburada M., Yoshimura K., Sugama J., Sanada H., Skin

fragility in obese diabetic mice : possible involvement of elevated oxidative stress and upregulation of matrix metalloproteinases, *Exp Dermatol*, 2012, 21 : 178-83.
[15] Minematsu T., Huang L., Ibuki A., Nakagami G., Akase T., Sugama J., Nagase T., Yoshimura K., Sanada H., Altered expression of matrix metalloproteinases and their tissue inhibitors in matured rat adipocytes in vitro, *Biol Res Nurs*, 2012, 14 : 242-9.
[16] Nagase T., Akase T., Sanada H., Minematsu T., Ibuki A., Huang L., Asada M., Yoshimura K., Nagase M., Shimada T., Aburada M., Nakagami G., Sugama J., Aging-like skin changes in metabolic syndrome model mice are mediated by mineralocorticoid receptor signaling, *Aging Cell*, 2013, 12 : 50-7.

第4章
看護学における工学的アプローチ

4.1 総　　論

　本章では，看護理工学における工学的アプローチに関し，その位置づけ，意義，工学的開発研究の構成，機械・機器を用いた客観性の高い研究開発手法を示す．

　工学と医療の連携は世界的に広がっている．大学や研究機関あるいは企業の研究所において優れた研究成果や人材が育ち，医療機器産業・製薬産業やヘルスケア産業が形成されている．特に米国においては，大学医学部と工学部の連携，あるいは病院，医学系大学，工学系大学の協調が核となり，近隣地域の経済・生活に大きな役割を果たしているような場合も見られる．このような医療・医学と工学との協働は，医工連携あるいは医工学といわれる[1]．

　看護理工学では，ベッドサイドのニーズから先端技術のシーズの間のループを循環させることが肝要である（図 4-1）．先端的な医工学研究が進んでいる国や地域は増えつつあるものの，産業における医療領域の成長へのつながりは限られている．研究成果がビジネスや産業界へ浸透していないのである．医工学研究の進展を患者へ届けるためには開発者そして研究者が臨床の場について深い知識と理解を持つ必要がある．医療フィールドのニーズを十分にそして適切に踏まえた技術進歩でないこともしばしばである．特に，看護におけるニーズは直接的なコミュニケーションが限られていたこともあり，開発者や工学研究者に伝わっていない．初期のアイデア段階から看護の専門家と工学者とが密に融合して進めることが求められる．

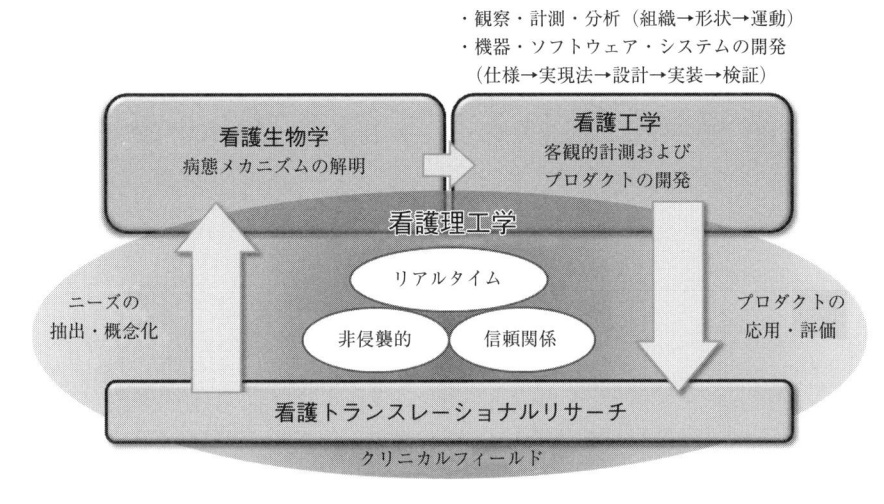

・観察・計測・分析（組織→形状→運動）
・機器・ソフトウェア・システムの開発
　（仕様→実現法→設計→実装→検証）

図4-1　看護理工学における工学的研究の位置づけ

　医学・医療の進化は技術の進歩に支えられている．工学の技術開発から，超音波技術による超音波検査，X線走査技術に基づくコンピュータ断層撮影（Computed Tomography：CT），ポジトロン断層法（Positron Emission Tomography：PET），磁気共鳴画像法（Magnetic Resonance Imaging：MRI）などの導入が進んできた．内視鏡技術により侵襲性の低い診断や手術も可能となってきている．看護領域においても，アセスメント，療養支援にかかわらず，患者や看護師のニーズを把握し，シーズやウィードを活用して客観的な計測手法や新規な機器を開発することが求められる．医療機械や機器はこれまで主に医療機関や病院で用いられてきたが，今後医療関連施設やさらには在宅でも活用されることが増えていく．

　開発フィールドで創られる新しい技術シーズから，医療用の機器やデバイスへ適用することができるか検討がなされ，新しいアイデアが立案される．そして確認のための基本試作，簡易的な試験が行われる（図4-2）．

　開発者・企業はこれらのアイデアシートフィルから構想を練り，開発コンセプトを構成する．市場調査，トレンド・特許調査を行った上で，本格的な試作を行う．性能試験と改良を繰り返した後，動物実験・プレ臨床試験・臨床研究

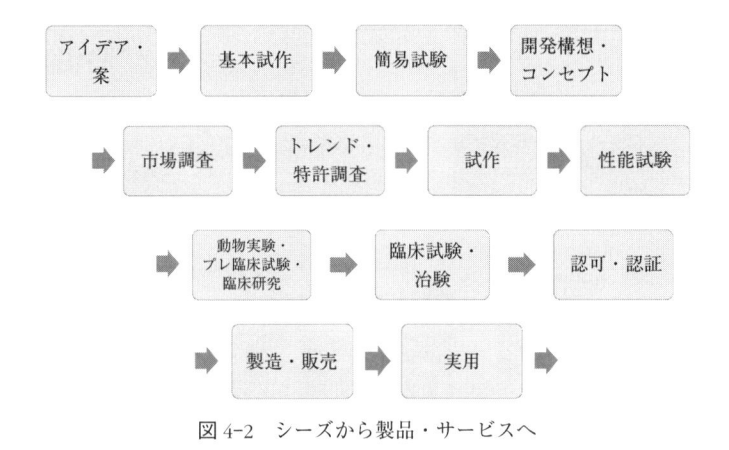

アイデア・案 → 基本試作 → 簡易試験 → 開発構想・コンセプト → 市場調査 → トレンド・特許調査 → 試作 → 性能試験 → 動物実験・プレ臨床試験・臨床研究 → 臨床試験・治験 → 認可・認証 → 製造・販売 → 実用

図 4-2　シーズから製品・サービスへ

を行った上で，臨床試験・治験へと進む[2]．丁寧な審査を経た認可・認証を受け，はじめて製造そして販売が開始される．製品・サービスが医療の臨床の場で実用となった後も，利用に関するセミナーや講習，活用調査・トラブル調査，試作・試験による改良が続く．

単に開発者が医療者・ヘルスケアプロフェッショナルの要求に合うように試作を行い，医療専門家の評価を受けるというような明確な役割分担で進めようとすると，たいていの場合良い結果は得られない．また，医療者が重要と認めることにポイントを置いた医療機械開発ではどうしても患者への意識が薄くなる．主として看護師が用いる医療機器やケアの際に使う医療用器具であっても，その開発において看護師のニーズも患者のニーズもともに考慮した要求仕様を共有することが重要である．

看護学と工学の関係は，ベッドサイドでの測定にとどまらず，看護ケアに必要で最善な医療機器・デバイスや看護用器具をともに形作っていくことを目指すべきである．そこには幅広い工学分野，機械工学，材料工学，電気工学，電子工学さらには情報工学が関わるであろう．例えば，無拘束非侵襲でベッドで臥床する患者の姿勢や圧負荷を常時モニタリングし，呼吸や心拍といったバイタルをモニタリングするような機械も，機械・計測・情報工学との連携により開発されうる（図4-3）[3]．応用化学や化学システム工学・化学生命工学が薬学とともに製薬に大きく関わり医療を変えたように，機械工学をはじめとする

94

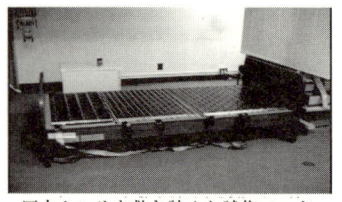

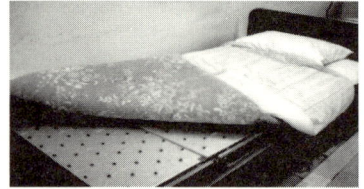

圧力センサを敷き詰めた試作ベッド　　圧力センサを敷き詰めた改良試作ベッドに布団を敷いた様子

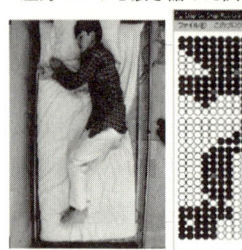

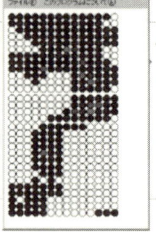

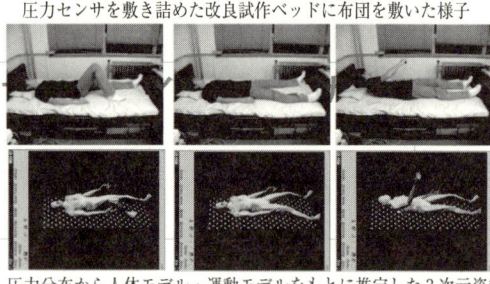

側臥位で寝た際に得られる圧力分布　　圧力分布から人体モデル・運動モデルをもとに推定した3次元姿勢

図4-3　機械工学・計測工学・情報工学に基づく研究の例

工学が看護学とともに医療機械・看護機器に関わり患者のケアや療養生活を変えることが期待されている．

4.2 材料力学：組織モデリングに基づく研究

4.2.1 工学と医療の関わりにおける力学の位置づけ

　工学は，自然科学に基づきときに社会科学や人文科学の洞察を取り入れつつ構成されてきた．工学が目指すのは，役に立つモノ，安楽をもたらす環境をデザインし形作ることである．自然科学に依拠しながら，工学はさまざまな手段や状況を調べ，人々やその生活に益となる技術を開発し製品や製造法を発明・考案する．

　工学はその領域の成熟とともに分野の細分化が進んだ．例えば，大学の工学部には図4-4のような専攻・学科が並ぶ．多くの大学，特に総合大学の工学部にはさまざまな学科が設置されている．たいていの場合，応用物理，基盤工学，機械工学，航空工学，宇宙工学，原子力工学，電気工学，コンピュータサイエンス，情報工学，経営工学，都市工学，環境工学，土木工学，建築学，材

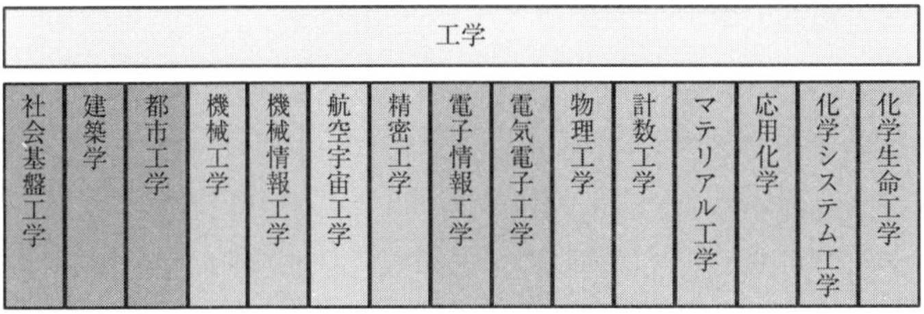

工学
社会基盤工学 / 建築学 / 都市工学 / 機械工学 / 機械情報工学 / 航空宇宙工学 / 精密工学 / 電子情報工学 / 電気電子工学 / 物理工学 / 計数工学 / マテリアル工学 / 応用化学 / 化学システム工学 / 化学生命工学

図 4-4　多様な工学の領域

料工学，プロセス工学，化学工学，生物工学，生体工学，計算生物学といった分野をカバーしている．

　工学は，未だ存在しないモノや環境を実現し，可能であればそれをより良く進んだ状態に到達させるということに重きをおいている．さらに，工学は性能，運用性，メンテナンス性，安全性，経済的効率性のような実際上の価値を推定し評価する．工学は公共性，倫理性，説明責任も強く意識する．すなわち，工学は実世界・実社会における問題の解決ということを目的とする領域と言える．

　実社会あるいは実生活の問題解決をはかるという意識は，まさに多様な全ての医療領域が有するものでもある．この目的を達成するには，現象の精密で科学的な理解が必須となる．経験的，実験的な知識が本質であり，突き詰めれば人あるいは人類について十分よく調べることが医療，工学の共通の目的といっても良い．医療に関わる領域も工学に関わる領域も，広い意味での技術により回復，治療，生活がより良く持続され強固になると考えている．

　医療と工学とは，化学工学，生物工学，プロセス工学等が，薬剤製品との関わりで密接な連携が続いてきたわけだが，この関係はあまりにも当たり前と感じられるようになっている．逆にいうと，医工連携といえば，医療・医学に対して，機械工学，電気工学，電子工学，材料工学，そしてなにより生体工学が鍵となる分野という意識が強まっている．看護と工学の関係においても，機械工学や電子情報工学，計数工学といった工学分野が機器開発や客観的計測と関わり重要性を増していくと考えられる．

4.2.2 力学と材料力学

　力学（Mechanics）は工学の中でも物理学に根ざし最も基本的な分野の一つであり，看護機器の開発や臨床看護・看護研究における客観的な計測技術の基盤となりうる．看護において力学といえば，主に身体の力学をイメージする．看護師やケアワーカーの背部痛はアジア諸国において4分の3以上に及び，少なくとも2人で協力して患者を引き起こすようにするか，1人の場合には専用の支持補助具を用いるよう規定するようになっている．このように，状況の力学の理解は，安全性，ユーザビリティ，効率性といった観点で看護においても活用されてきた．

　力学は物理法則がどのようにモノ，構造物において働くかに関わる学問分野である．力学は物体の動き，物体に働く力，相互作用を扱う．体内の例えば血流と血管壁で生じる力，人が動くことによって生じる遠心力のような力，重力や皮膚圧迫力のような人体に外から働く力というように多様な力を対象とする．例えば，歩行を解析する場合，運動学（Kinematics）では歩行周期の様々な要素に関わる神経筋の活動と関節角やその関係を推定し，動力学（Dynamics）は関節モーメント，床反力，足底圧力分布や加速度を三次元運動解析や重心動揺観測により評価する．静力学（Statics）では釣り合いの状態における力やトルク負荷を解析する．

　看護において，臨床でも研究でも人の身体や物品にかかる負荷を計るのに変形や力を客観的に測定することが有効である．例えば，ハンディキャップのある患者の身体には腰や背あるいはかかとに長時間負荷がかかる．座っていたり臥床していたりすると，圧迫部付近の毛細血管の圧力がたいてい20 mmHg程度下がる．近辺の組織は不可逆的な虚血性障害となる．これは皮膚組織や骨部の軟組織における血行循環不良の結果と考えられ，しばしば褥瘡（床ずれ）を生ずる．体圧や血管圧の測定と解析は予防法やケア方法の検討に大変有用であり，組織モデリングは予防法をメカニズムから開発するのに必須であろう．人の身体表面の単位面積あたりにかかる外力，その持続時間と褥瘡や褥瘡性潰瘍の関係については詳細な研究や調査が行われてきている[4]．健康な人は意識的にもあるいは無意識のうちにも圧がかかる場所を寝返りによって変えている．圧迫部位近辺の組織中の局所力学的環境は複雑で状態を見積もることは困

難であった．工学的手法の一つ，有限要素法（Finite Element Method：FEM）による計算機モデルを作り利用することで，内部で生じる力や変形をある程度推定することが可能となる．ベッド上での頻繁なポジションチェンジが難しい患者もいることから，このような手法に基づいてデザインされた圧分散デバイス（例えば多独立セル型エアマットレス）の開発が期待される．

また，力学は人の身体運動のようなマクロな視点では物体と同じように運動の法則が適用できることは明らかであり活用されてきた．一方で生体組織の構成要素は細胞であり，細胞は10の2桁乗個を越える原子を含む．医学・生物学の研究も生体のシステムを基本的な物理学の基本則で理解する方向で進んできた．ただ複雑な生体の分子について構造が原子レベルで解明され機能や役割が明らかになってきているものの，構造から機能を推測することはできず，まだまだ未解明なことは多い．とはいえ，生体の定量的な理解に関連し，身体が持ちこたえられる力負荷を計算したり，筋肉が発生しうる力を求めたり，循環する血管内の流れを解析したりすることなど力学の看護・医療との関わりを単に人体のようなマクロな領域に限定して考えないことが重要であろう．

力学の多様な分野全体のなかで，材料力学（Materials mechanics）はモノや構造物を安全に扱い壊れないよう運用し保つための基本的な力学を扱う．初等物理学では主に固体を質点や剛体とみなしてその動き・挙動を考えるのに対して，材料力学は変形する固体を考える．すなわち，材料力学は基礎古典力学に基づくモノや構造物の力と変形に関する科学であり，応力とひずみの科学と言われる．材料の変形や破損，その特性，構造物にかかる力によりどのような変形が生じるかの調査に関わり，実験と解析の両面から探究する．例えば枠組・フレームのような単純な構造要素に分解してとらえた複雑構造の解析を有限要素法により行うといったことは機械設計や建築・土木設計においてしばしば行われるが，その基盤には材料力学の梁の曲げモデルが用いられる．材料力学の力学理論は，弾性力学，塑性力学，粘弾性力学などに基づいており，さまざまな機械や構造物の設計の基礎となっており，人体や生体のモデル化においても有用である[5]．

4.2.3 材料力学とモノづくり

　材料力学は，自動車や航空機といった機械やビルや橋のような巨大構造物だけでなく，人の身体や身の回りのモノにも適用できる．できるかぎり単純な構造要素に分割してとらえ，それぞれの要素がどのような外力を受けどう変形するかを考える．構造要素としては，例えば棒や梁あるいは平板のようなモデルを用い，その伸び，縮み，曲げやねじれ等を考える．過度の変形により物体内に生じる力が限界を超えると，破壊に至る．材料の強さや剛性，重量とのバランスを考えるのも材料力学が扱う領域である．

　多くの素材は圧縮よりも引張りにより壊れやすい．このようなことから，初歩的な材料力学ではまず引張りによる伸びと荷重の関係をとらえる材料引張り試験を学ぶ．ふつう，引張りによる伸びはその力負荷に比例する．細い棒の方が太い棒よりも伸びやすく，そして壊れやすい．材料力学では，変形や破壊について，単位長さあたりの変形や単位面積あたりの力といった統一基準を導入し整理して考える．単位長さあたりの伸びはひずみ（strain）と呼ばれる．また単位面積あたりの力は応力（stress）と呼ばれる．これらの比例定数はヤング率（Young's modulus）と呼ばれる．縦弾性係数（elasticity modulus）と呼ばれることもある．例えば，鉄のヤング率は200 GPa程度，ステンレス，銅，アルミニウムはそれぞれ197，110，70 GPa程度，コンクリートは20 GPa程度である．主な材料の機械的性質を表4-1に示す[5, 6]．

　物体に力が作用すると物体は変形し，ときに破壊する．例えば，棒の軸方向に引張り荷重をかけると，棒の横断面には引張り応力が生じる．逆に棒に軸方向に圧縮荷重をかけると横断面には圧縮応力が生じる．物体に荷重を加えていくと変形する．引っ張った際の伸びに対応するひずみは引張りひずみ，圧縮した際の縮みに対応するひずみは圧縮ひずみという．ひずみが正の場合が引張りひずみ，負の場合が圧縮ひずみである．このような荷重方向の伸びや縮みに対するひずみは垂直ひずみと呼ばれる．荷重に垂直な方向のひずみは横ひずみと呼ばれる．垂直ひずみと横ひずみの比はポアソン比と呼ばれ，素材の特性の一つである．例えば，鉄のポアソン比は0.3程度，銅，アルミニウムではそれぞれ0.34，0.33程度である．モノ作りに用いられるほとんどの材料のポアソン比は0.25〜0.35であるが，柔らかい素材では0.40〜0.50程度のことが多い．一

表 4-1 材料の機械特性

材料	縦弾性係数（ヤング率）[GPa]	ポアソン比	降伏応力 [MPa]	引張り強さ [MPa]	密度 [kg/m^3]
低炭素鋼 (SS330)	206	0.30	Over 195	350-450	7.86*10^3
ステンレス鋼 (Sus 304)	197	0.34	284	578	8.03*10^3
アルミニウム	69-70	0.33	152	167	2.71*10^3
カーボン繊維	392.3	—	—	2060	1.8*10^3
塩化ビニル	2.5-4.2	—	—	40-50	1.3-1.5*10^3
ゴム	0.0015-0.005	0.46-0.49	—	25-35	0.86-1.31*10^3
骨	5-18	0.20-0.40	5-80	10-130	0.5-1.8*10^3
筋肉	0.4	0.40	—	70	1.0-1.2*10^3
皮膚	0.0002-0.5	0.30-0.49	—	8	0.8-1.0*10^3

方，はさみで紙を切るように材料を互いにずらすような力をかけた場合，力の作用面に沿って内力が生じる．これをせん断力という．単位面積あたりの力はせん断応力と呼ばれる．せん断応力により力の作用面に直交する方向の変形が生ずる．これに対応するひずみはせん断ひずみと呼ばれる．

材料力学では，しばしば変形が微小であること，材料が均質であることを仮定して考える．図 4-5 のように棒に軸荷重をかけたとき，軸に垂直な断面で内力と外力の釣り合いを考えると，どの断面においても内力の合力は外力と釣り合っていなければならない．断面内の内力の分布は断面が棒の端から離れるにつれ一様になっていく．材料力学ではこれをどの断面においても応力分布は一様と仮定する．

構造物やモノが変形する過程を考えると，外力が作用したとき，物体を構成する中の要素に働く力とそれぞれの変位量の間には比例関係が成り立つ．つまり集合体である物体に作用する力と変位の間にも比例関係が成立する．これはフックの法則（Hooke's law）と呼ばれる．棒の場合には，軸方向に引っ張った場合の垂直応力と垂直ひずみとは比例する．先に述べたように，この比例係数は材料の特性によって決まる定数でありヤング率と呼ばれる．例えば断面の形状が円で面積が一様で 1 cm^2 の 20 cm の鉄の棒（ヤング率 206 GPa）の一端

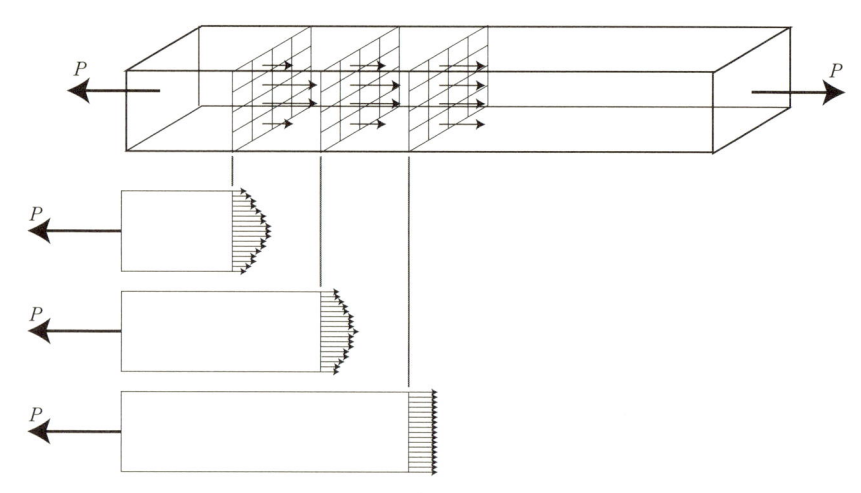

図 4-5 軸方向への棒の引張り

を固定して約 10 kg 重程度 100 N で引っ張ると，断面に生じる応力は 100/(0.01*0.01)＝1,000,000 Pa＝1 MPa であり，フックの法則によりひずみは 1/206,000＝約 4.85*10^{-6} であり，伸びは約 0.97 μm となる．ヤング率が 1,000 倍になれば単純には約 1 mm 伸びる．

　応力とひずみの間にはフックの法則による比例関係がある．ただ，現実にはフックの法則の応力とひずみの比例関係が成り立つ限度がある．荷重を加えその後荷重を除去すると元の長さに戻る性質を弾性（elasticity）と呼ぶ．比例限度よりさらに荷重を加えると比例関係は成り立たなくなるが弾性は保たれる．さらに荷重をかけ弾性が保たれなくなる限界を弾性限度という．多くの生体材料は弾性限度に至るはるか前にフックの法則から外れてしまう．さらにその先荷重を加えると応力が増加しないにもかかわらずひずみが増すようになる．この現象を降伏（yielding）と呼ぶ．材料が降伏するともはや荷重を除いても元の形状に戻らない．この性質を塑性（plasticity）と呼ぶ．さらにその上なお力負荷をかけると硬化が起こり，応力が引張り強さを超えると引張り荷重は増えないのに伸びて形状にくびれが生じる．くびれが進行すると引張り荷重は減少し，やがて破断する．降伏が起こる素材を延性材料（ductile materials）といい，例えば鋼や鉄の合金などである．鋳鉄やセラミックス，ガラス

図4-6 応力ひずみ線図

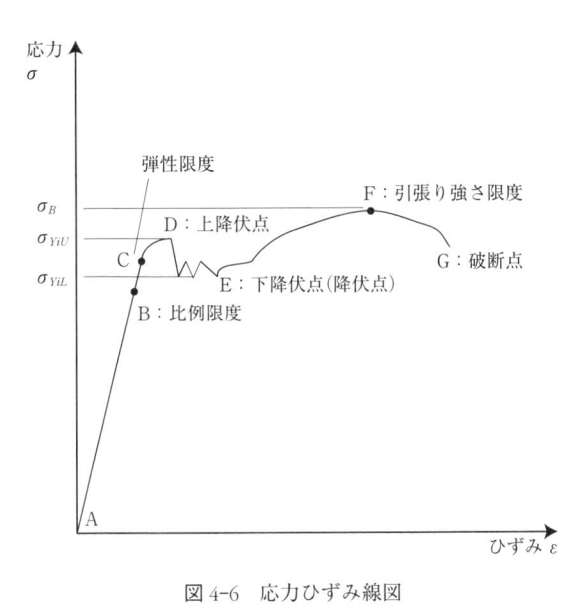

のようにほとんど変形せずに破壊してしまう材料は脆性材料（brittle materials）という．図4-6に延性材料の応力とひずみの関係（応力ひずみ線図）を示す．

　材料力学の基礎的方法では主に弾性域を扱うが，有限ひずみ弾性理論や超弾性モデルによりフックの法則を拡張一般化することで，より大きな変形を扱えるようになる．ゴムのような素材や生体の軟組織のモデル化にはこれらの手法が用いられる．

　構造物やモノを設計する際には，材料の基準強さと許容応力を考える．さまざまな荷重や環境のもとで想定される使用期間中に破壊しないよう，また変形許容限度を超えないよう，基本的に応力を弾性限度以下になるよう検討する．実際には，構造物やモノの各部に生じる応力を正確に得ることは困難なことが多いため，設計は許容応力を目標として行うのがふつうである．例えば，棒においては引っ張る際の横断面の応力が材料の許容応力以下になるように考える．基準強さと許容応力の比を安全率と呼ぶ．つまり，安全率とはある構造物やモノが破壊する最小の負荷とかかりうる最大の負荷との比である．すなわ

ち，実際の使用時の応力は許容応力より小さく，許容応力は基準強さよりも小さい．多くの場合，延性材料の場合は基準強さは降伏応力が，脆性材料の場合は引張り強さが用いられる．安全率は，材料の種類や特性，荷重やその正確度，応力計算の正しさ，加工の精度，使用環境などを考慮して値が定められ採用されている．脆性材料は破壊が瞬時に起こり対策がとりにくいため，多くのモノや構造物では延性材料を用いている．

4.2.4 材料力学とコンピュータによる数値計算

　棒を横から押すと曲がる．このように軸を含む面内で曲がるような横荷重がかかる棒を材料力学では梁（beam）と呼ぶ．梁に荷重がかかるとそれを支えるために梁の内部にはせん断力など内力が生じる．例えば，両端を支えられた梁の中央に下向きの荷重がかかった場合，梁の下側は曲がりつつ伸び，上側は圧縮される．荷重が下側に引張り応力を生じ，上側に圧縮応力を生じる．これらは荷重に並行に生じるせん断応力とともに梁を曲げる曲げモーメントとなる．材料力学の基礎的方法ではオイラー・ベルヌイ曲げ理論を用い断面平面は曲げによっても平面のまま保たれると仮定して考える．ニュートンの運動法則により，平衡条件を考えて，まず支点の反力とモーメントが決まる．それに基づき，梁の断面に働くせん断力と曲げモーメント，すなわち内力が求まる．梁が曲げ変形を受けたときに断面に生じる垂直応力のことを曲げ応力という．曲げによる変形からひずみが計算できる．ひずみから求まる応力と曲げモーメントとの関係を用い梁の断面に生じる曲げモーメントによる垂直応力とせん断力によるせん断応力を定め，各々の応力による梁の変形を考える．梁の曲げ変形をたわみ（deflection）という．すなわち，梁に荷重がかかったとき，主に内部に生じる曲げモーメントで梁が変形したわむわけである．このたわみ変形は，材料のヤング率と断面二次モーメントの積である曲げ剛性とモーメントとの関係を用い微分方程式（differential equation）で表すことができる．

　現実のモノや構造物は複雑で多様な外力が加わる．例えば，圧縮や引張り，曲げだけでなくねじりも加わる．人工義手や杖にもそのような多様な力がかかるであろう．材料力学ではこのような複雑な応力，3次元的な構造を扱えるようモデル化法，解析手法が発達してきている．物体を変形するには何らかの力

を加えなければならず，その力の力点が物体の変形により移動することから，力学的には仕事がなされエネルギーが消費されるととらえ，物体の変形に伴いひずみエネルギーと呼ぶ内部エネルギーが増加することで物体の変形挙動を考えるエネルギー法（energy methods）が導入され，数値的な手法である有限要素法と結びつき広く活用されるようになっている．

　有限要素法（Finite Element Method：FEM）は，差分法や境界要素法あるいは分子動力学法のように物体の変形を数値的・近似的にシミュレートする手法の一つである．1950年代に有限要素解析手法が開発され，例えば建築物や航空機の静的で弾性な変形を計算することに応用されてきた．現代では電磁気や熱，流体のシミュレーションにも利用可能になってきている汎用的な手法である．もともとがモノや構造物の変形のシミュレーションを主な応用として開発されたこともあり，材料力学に関わる有限要素解析は市販のパーソナルコンピュータでも十分に行えるものとなってきている[7]．

　有限要素法では，モノや構造物は単純な梁の組み合わせとしてとらえ，コンピュータを用いて複雑な形状の機械や組織の変形や応力を近似的に求める．ふつう，面を細かく三角形要素あるいは四角形要素に分割してモデル化する．有限要素法では，物体の各部の変形は各要素の代表点を節点（node）と呼び，この節点の変位によって表す．最小ポテンシャルエネルギーの原理に基づき節点の変位と節点荷重を計算する．節点数を多くし要素数を増やしすなわちメッシュを細かくすればするほど精度の良い計算結果が得られるが，計算コスト・時間がかかる．有限要素解析ソフトウェアは，例えば口絵1に示すように対象の物体をメッシュ状の要素に区切ってモデル化し境界条件，材料物性等を入力すると，コンター図と呼ばれる応力の大小を色で表し同じ値を線で結んだ図や応力の色や向きを節点毎の矢印で表したベクトル図により計算結果を可視化する．有限要素法を用いて解析することで，モノや構造物の中の応力分布状態，変位を知ることができる．実際のモノや構造物を作らずとも，外力によりどのように変形し，どこに強い力負荷がかかるか予め数値計算でシミュレートできるのである．

4.2.5 材料力学・有限要素法による生体組織モデルと実験シミュレーション

材料力学，さらには有限要素法は，医工連携，看護工学という面から考えても，機械や機器を設計するとき，人の身体やモノにかかる力と運動・動きや変形の関係を解析したりするときに有用であり，これまでも有効に活用されてきた．

ここでは，看護ケアに関わる看護生物学的アプローチで動物実験をデザインする際，そのモデル動物とそれに関わる実験系を作る際に不可欠なパラメータ探索を一部分コンピュータシミュレーションで代替するのに，材料力学および有限要素法を活用する例を示す．具体的には，深部損傷褥瘡 DTI (Deep Tissue Injury) の悪化のメカニズム解明のためのモデル動物実験において，皮膚圧迫圧子の形状や硬さ，皮膚圧迫負荷や持続時間といったパラメータを定める際，その一部を有限要素シミュレーションの結果比較を用いるという方法である[8]．

深部損傷褥瘡 DTI は第 3 章でも取り上げたように特殊な褥瘡の形態で，組織の深部から表面の皮膚に向かって進む．深部損傷褥瘡 DTI ははじめ外見としては表層褥瘡として現れる．その後，突然急に重度の褥瘡へと悪化する．深部組織のダメージはしばしば表層からの褥瘡に比べて酷く，感染や他の合併症と重なることによる死亡へとつながる可能性も懸念される．未だに深部損傷褥瘡 DTI の悪化を防ぐ方法はほとんどなく，悪化メカニズムを知ることにより合理的で信頼性の高いケア方法の開発が求められている．この基礎的な開発研究のために，第 3 章でいう深部損傷褥瘡 DTI の動物モデルがラットを用い開発された．

深部損傷褥瘡 DTI の大きな特徴である筋肉組織から表面の皮膚へダメージが伝搬するという悪化のメカニズムについての報告はほとんどなく，筋肉内での深部組織の損傷のメカニズムの候補がいくつか挙がっている程度である[9]．臨床的所見の観察データや過去の研究に基づくと，はじめ表皮は小さいダメージのみが加わり，その後筋肉組織へ大きな損傷が生じるような荷重をかけ続けるような実験系を構成することが望ましい．プレート状の金属を腹膜下に挿入し，皮膚の表面を圧子デバイスを用いて押して圧迫する．プレートに丸い突起や台形状の突起を設けることで荷重の組織内での集中度のバリエーションを作

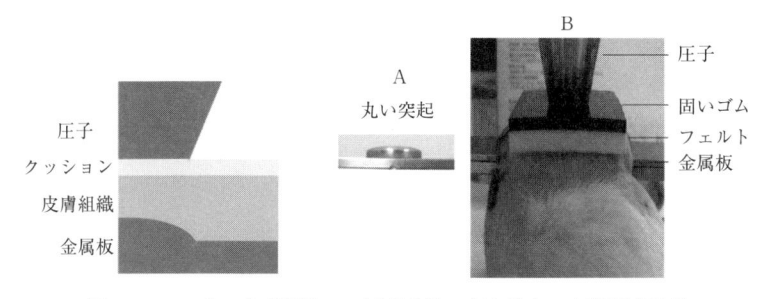

図 4-7 ラットの皮膚組織への圧荷重時の応力分布の有限要素解析

ることを考えた．表皮へのダメージを軽減するため皮膚に触れる部分には柔らかいクッション性の素材を用いることにした．深部損傷褥瘡 DTI の再現性を良く表す条件を探索するため，圧迫荷重をかけた際の皮膚組織内の変化，損傷の度合いを知りたい．できるだけモデル確立のために必要な動物の数を減らすためにも，損傷度に密接に関わると思われる組織の変位や組織内の圧力やせん断力の分布を，動物実験をせずにある程度推測できると望ましい．そこで，組織の各部位の移動や圧力やせん断力の分布を知るためコンピュータシミュレーションを活用することとし，具体的には有限要素解析に基づくシミュレーションを行った（図 4-7）．

ラットの皮膚組織への圧荷重時の応力分布について，構造，組織や圧子，クッションや金属板などの材料特性，圧荷重や固定法といった境界条件を有限要素法シミュレーションソフトウェアに入力し解析を進めた．具体的には，固いゴムとフェルトをクッションとし，皮膚内に金属板を配置し，圧子で押し付ける実験を模擬した．金属板には例えば図の写真 A のような突起を配置することとし，形状の影響を比較した．図の写真 B に示すように実験系は軸対称であるため，シミュレーションは図の左に示すような片方の半分について二次元解析を行った．またシミュレーションの主な目的は実験条件を変えた際の荷重時の応力の傾向を知ることであるので，皮膚組織は単純な一層で近似するモデルとした．皮膚はヤング率 0.34 MPa，ポアソン比は 0.48 とし，クッションは実際にはゴムとフェルトを用いたがモデルではヤング率 0.01 MPa とした．

口絵 2 と口絵 3 にラット皮膚組織への圧荷重シミュレーションを行った結果

の垂直応力分布とせん断応力分布とを示す．例えば，圧縮応力は下側に比べて上側で大きいことがすべてのパラメータについて見てとれる．突起は予期される通り組織内の応力を増すことがわかる．一方，クッションは圧荷重による応力の軽減にあまり効かないことが判明した．圧子面積が広いほど圧分散が広がる．せん断応力は圧子直下と突起の直上にみられた．クッションの有無でせん断応力の分布は変わる．

　実験シミュレーションの結果，可視化された分布の解釈から，丸い突起を持つ金属板をラットに挿入し，圧迫の際クッションを挟むこととし，さらに圧荷重の値を何段階か変えた解析を行った上で，動物実験系の設計を確定することができた．圧子で8時間継続して10 kg重をかけることでラットに損傷を作る．この方法で，深部筋肉組織と真皮には損傷が起こり悪化する．マクロな観察では，第3章の写真で示すような創部の肉眼的所見がみられる．

　圧荷重を加えた皮膚のHE染色像を観察すると，口絵4に示すように有限要素解析結果を可視化したせん断力に関する分布が形態がよく似ている．これはせん断力が深部組織損傷DTIの形成に密接に関係しているのではないかということを示唆していると考えられ，これも一つの仮説とした動物実験が行われるようになっている．

　工学に基づく実験システム，工学特に力学に関わる数値コンピュータシミュレーション手法は，看護機器開発や新たな看護研究手法の構成に大きく貢献しうる．多くの看護ケアは人の身体や取り囲む環境の物理的な状況に関わるものであり（フィジカルアセスメント），基礎的な力学や有限要素法に代表されるそのモデル化テクニックは看護学の深化・発展に役立つことは疑いない．

4.3　機械力学：静的な人体モデリングに基づく研究

4.3.1　機械力学とは

　今まで扱ってきた組織にかかる力の解析では，主に局所にかかる力を扱ってきた．たとえば，先ほどの褥瘡のモデリングでは，褥瘡発生箇所において組織がどのように変形するか，あるいは，その時の力を推定することができた．ただし，有限要素法の考え方では，どのような姿勢の際に仙骨部などの褥瘡の好

発部位に力がかかるかを推定したい場合には，不向きである．微小な変形の組み合わせで表現するために身体全体をメッシュに分割し計算することは，膨大な計算量を必要とし，現実的ではないからである．一方で，全身にかかる力を考慮する用途では，厳密な局所での力の推定は必要ではなく，大まかに身体の各部位にどのように力がかかるかについて，推定できれば十分である．ここで，有限要素法など材料力学では，身体が変形することまでも計算していたが，身体全体にかかる力などを推定する際には，必ずしも変形することまで扱わなくともよい．そこで，身体自体を変形することがない硬い金属などと同様にみなす考え方がある．工学領域ではこの考え方に基づく力のモデリングを一般的に機械力学と呼び重要な学問領域の一つである．また，先ほどのように変形しない物体を「剛体」と呼び，その組み合わせにより構成されているとしてモデリングする．

　ここで用いられる力学には，大きく2つの考え方がある．一つは静力学と呼ばれる静的な釣り合いを考慮するモデルである．また，もう1つには，動力学と呼ばれる物体の運動を扱うモデルが存在する．一番簡易な例としては，床面に物体が置かれている時の状態が挙げられる（図4-8）．この時，物体自体は重力により下方向に力を受け，一方で，物体は床面から反力として垂直抗力を受けている（より厳密には，物体が重力による力で床面を押し，作用・反作用の法則（運動の第3法則）に基づき，その反作用として垂直抗力を受けている）．

　そして，その時の重力と垂直抗力は同じ大きさの力となり，「釣り合い状態」になる．もし，床面がなければ，垂直抗力がなくなり，空気抵抗を無視すれば力の方向に落ち続けることになり，「釣り合っていない」状態になる．基本的

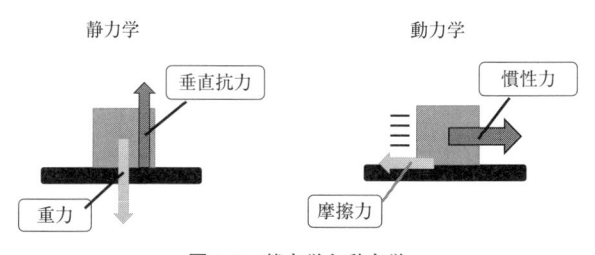

図4-8　静力学と動力学

に，静力学はこの釣り合いの状態を扱うものである．また，一方で先ほどの物体を床面に沿って滑らせた場合，物体は水平に移動するが，最終的には止まるはずである．この場合，垂直には先ほどと同様に釣り合い状態ではあるが，水平方向では物体を動かし続けるための力である慣性力と摩擦力が釣り合わずに水平方向に移動し，またその移動速度は時々刻々と変化する．このような物体の運動状態を扱うのが動力学である．

　図中で，重力はあたかも1つの力だけが物体にかかっているように見えるが，当然，重力は物体全体にかかっている．すなわち，重心部分において，かかる力を代表させて表現している．これが可能なのは，形状の変化しない一体の物体であるからである．また，この考え方を突き詰めると，究極的には体積を考慮せずに一点に集中した質量として考えることが可能である．このような仮想的な点を「質点」と呼ぶ．また，先の例では質点部分にかかる力に重力と垂直抗力がありそれぞれの力の向きが逆で同じ大きさであることから釣り合っている．中学や高校で学ぶ力学，特に運動学は，この質点で物体をモデリングしている．このような簡単なモデリング方法でも人体にかかる力について理解するのには役立つ．

　たとえば，ベッド上の仰臥位姿勢時の人体へかかる力を考える場合に，図4-9のように，寝ている姿勢を側部から見て，等間隔に分割したモデルを考える．それぞれの分割したブロックは，先ほどの床上の物体のモデルと同様である．さらには，人体は奥行き方向にも均質ではないが，奥行き距離を一定と考え，また，密度も一定と考えれば，単純に分割したブロックの体積は，高さに比例して大きくなる．当然，密度が一定であれば，体積に比例して質量も大きくなり，重力も増え，さらには，それと釣り合うための垂直抗力も大きくなる．直感的にも，仰臥位時に腰部や頭部，踵部なども大きく力がかかることは

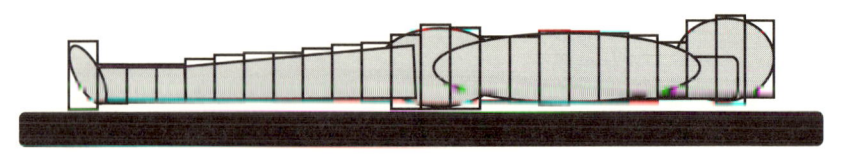

図4-9　ベッド上仰臥位のモデル

A 物体を2方向から釣り上げた状態　　　　　　　C 合力・分力を考慮した釣り合いのモデル

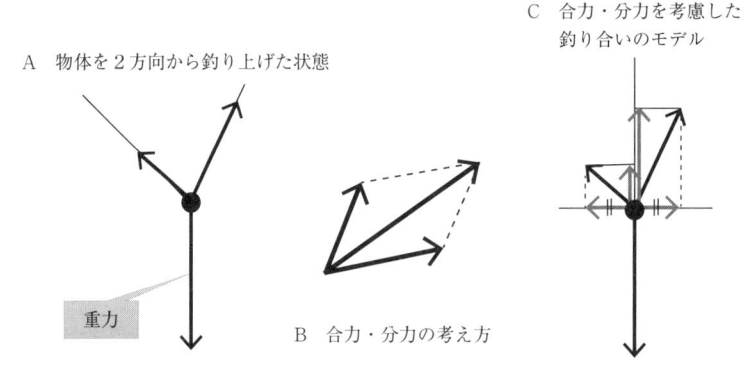

重力

B 合力・分力の考え方

図4-10　2方向からの物体釣り上げのモデル

容易に想像できるものの，このような単純なモデルから出発し，人体へかかる力を考慮していくことが可能である．

　鉛直方向での力を考えてきたが，釣り合いは必ず2つの力の釣り合いだけを考えるわけではない．もう少し問題を複雑にしたものとして，紐で釣り下げたおもりを2方向から，釣り上げた状態を考える（図4-10A）．この場合では，先と異なり，2方向に垂直でない力が加わる．この場合も，物体が静止しているのであれば，釣り合っているはずである．まず，このことを理解するには，力に関する法則を理解する必要がある．図4-10Bのように，2つの力を合計することができる．このことを合力と呼ぶ．また，逆に1つの力を任意の方向の2つに分けることも可能であり，このことを分力という．基本的に，単純な大きさの計算だけでなく，ベクトルといわれる向きを考慮した考え方での計算が必要であり，単純には図で示すように矢印の向きを足すだけでよい．このことから考えると，2方向からのつり上げの場合は，それぞれの斜め方向にかかっている力を図4-10Cのように分離して考慮することができる．このように分離すると，垂直方向，水平方向それぞれで力の大きさが一緒になり釣り合っていることがわかる．すなわち，紐のつながっている部分における合力が0になっているとも考えられる．また，この時，各力の向きに沿った線を作用線と呼び，この場合では，3つの作用線が1点で交差しており，その点を作用点と呼ぶ（図4-11A）．ここで，釣り合うための条件として，作用線が1点で交差し

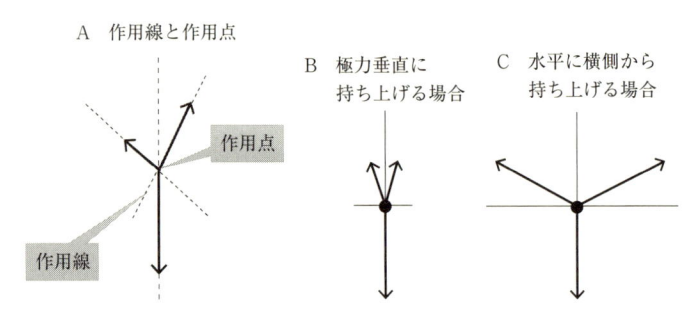

A 作用線と作用点　　B 極力垂直に持ち上げる場合　　C 水平に横側から持ち上げる場合

作用点

作用線

図 4-11　作用点と作用線，角度と力の関係

ていることも重要である．このことは，必ずしも 3 つの力のときだけでなく，3 つ以上の力のかかる場合でも同じことがいえ，上記の条件が成り立てば釣り合い状態となる．この例の場合でも，看護動作へとつなげることができる．たとえば，2 人がかりで患者の下に引いた移乗用のシートを持ち上げて少し浮かせる場合において，斜めから引き上げるのではなく，できるだけ垂直にもって引き上げるほうが少ない力で済むことがわかる（図 4-11B, C）．

しかしながら，図 4-12A に示すように，ある平板に 2 つの力がかかっている場合などには，質点では表しきれない．この図の場合では，この時点では釣り合い状態ではなく，回転しながら，力が同じ直線上に並ぶまで回転し，釣り合うはずである．なぜ，力は同じ大きさで向きも反対なのに釣り合いでないかというと，作用線が同じ線上にないからである．

このような回転を考えるために，力のモーメントという概念があり，それは距離とその力で表現されるものである．また，機械力学では，モータの回転軸からの力などを扱うことが多く，そのような特定の回転軸周りの力のことをトルクと呼ぶ．また，単位としては，力と距離であることから，N・m が用いられる．先ほどまで，力のベクトルの合力が 0 になるということを考えていたが，回転も含めた釣り合いでは，力のモーメントの合力が 0 になるという条件を考慮する．このことは，てこの原理を説明することに利用できる．たとえば，図 4-12B に示すような典型的なてこの原理が働くような状況では，それぞれの作用線は異なっているが，回転軸の左側と右側のモーメントが釣り合っているため，釣り合い状態になっている．

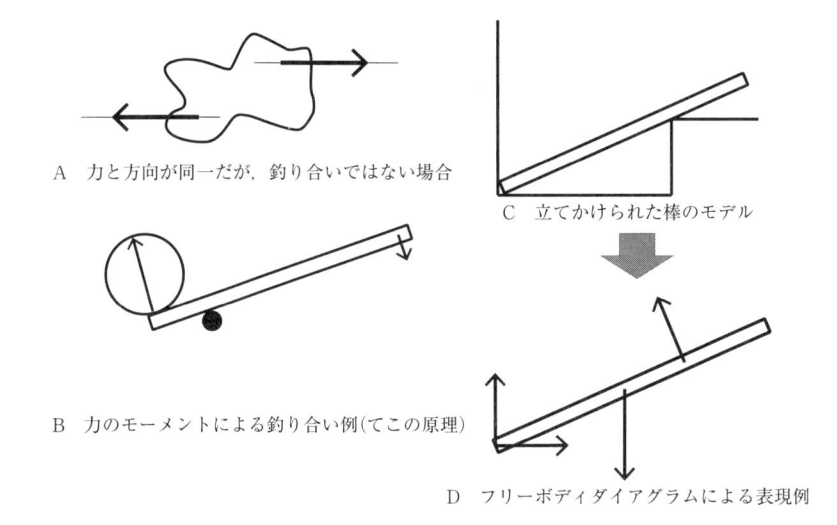

A 力と方向が同一だが，釣り合いではない場合

B 力のモーメントによる釣り合い例(てこの原理)

C 立てかけられた棒のモデル

D フリーボディダイアグラムによる表現例

図4-12 剛体に作用する力と釣り合い

　以上のように簡単な問題を扱ってきたが，機械部品では，ほとんどがピンのような連結部でかつ金属の物体の組み合わせであることから，本来は複雑な形状だったとしても，たとえば，端点に2つの力が働く物体であれば，棒のような形状として表現しても同じ現象を示すことが可能である．そのため，通常は，物体形状を簡易な形状に落とし込み，その重心部への力と物体へかかっている力へと分解して記述する．すなわち，変形しない物体「剛体」として扱う．また，このように物体にかかる力を記述する方法をフリーボディダイアグラムと呼ぶ．

　別の例として，一点が支えられた棒を斜めに立てかけているところを図4-12Cに示す．この場合では，固定している端点並びに，固定されている部分，並びに重力が作用している（図4-12D）．若干複雑な問題でも表現することが可能である．この考えを身体全体で用いるために，古くから生体力学（Biomechanics）の分野や人間工学（Ergonomics）などの分野では，リンクジョイントモデルによる身体のモデリングが行われてきている．

　リンクジョイントモデルでは，身体の骨や筋肉に相当する部分をリンクと呼ばれる棒として扱い，また，それぞれの関節をジョイントとして扱うモデルで

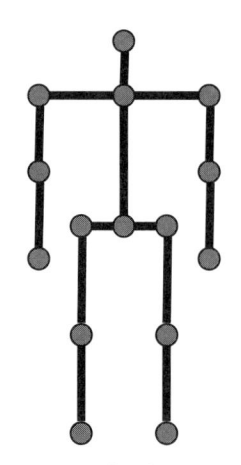

図4-13　リンクジョイントモデルの例

ある．モデリング方法には様々な考え方があるが，基本的には，図4-13のように，関節部をそのまま理想的な球面ジョイントと考え，それらをリンクで結びつけることが行われる．たとえば，前腕であれば，本来は，尺骨と橈骨の2本から構成され，その構成により腕のひねりが実現できている．また，上腕骨との接続部も当然球形ではないが，それを単純に1本のリンクとして扱い，さらにはそれが完全に球の中心に接続され，ずれることなく正確に球面に沿って回転可能なジョイントにつながると仮定するモデルである．この場合では，腕のひねり自体は，リンク自体の回転として取り扱われる．身体をモデリングするにあたり，大胆に簡略化したモデルではあるが，手先の計算や，それぞれの箇所にかかる力の計算などが容易に実現できることから広く用いられている方法である．また，もちろんアプリケーションによって，どこまで簡略化するかなどを適宜考慮しながら利用する．

　単純なリンクジョイントを考慮するだけで，各関節角度時における手先や頭部の位置を推定することは可能である．力についての解析を行う際には，それに加えて，それぞれのリンクやジョイントにどのような力がかかるかを考慮する必要がある．ここで，モデリングの仕方として，静力学と動力学が存在する．静力学では主に力に釣り合いを考え，文字通り動いていない静的な状態を扱うモデルである．たとえば，人が立位時でいる場合にも足に受ける反力と体

が受ける重力が釣り合っているため，重力に無限に引かれて移動することなく地面に立っているわけである．力の釣り合いのみを考えるため，簡易ではあるが，身体にかかる力を表現するには十分な方法である．

さて，ここからは，このモデリングを利用して，どのように看護理工学研究に活用できるかの話を進める．活用方法には，当然いろいろなものが考えられる．たとえば，新しい移乗用のリフトを開発するにあたり，そのリフトにおける姿勢において，身体がどの程度の力を受けるかなどを推定し，過度な力が身体にかからないように設計することなどが考えられる．これは，機器開発側に活かす例であり，機械工学分野でも先の有限要素法と同様に非常によく用いられる考え方である．また，看護動作における釣り合いを考慮し，最適な看護動作を考える際にも用いられる．しかしながら，本書では，看護研究への理工学研究の利用を考えていることから，ここでは，看護研究自体の進め方において，どうモデリングが役立っているかについて述べる．具体的には，褥瘡予防のためのマットレス開発について題材として取り上げる．

4.3.2 機械力学の知識を活かした看護研究例

褥瘡自体は，仰臥位時や側臥位時などに，長時間の圧迫が身体にかかることで生じるわけであるが，ベッド上の姿勢としては必ずしも仰臥位などだけではない．身体を安楽にするため，あるいはICUにおける呼吸器のリハビリなどには，ベッドを起こしたほうが良いことから，背上げと呼ばれるベッドの背中側を持ち上げた座位の状態を保つことがある．座位の状態に背中を上げる背上げに伴い，特に厚いマットレスでは，ベッド上の患者に不快・苦痛が生じることが知られている．そのため，臨床では，背抜きといわれる動作を行うことでその苦痛の軽減が図られる．具体的には，一度身体をマットレスから離すように前側に傾ける，あるいは，マルチグローブなどと呼ばれる摩擦の少ないグローブを背中側に差し入れ上下に動かすことで，背部とマットレスをいったん離す動作である．しかし，そもそも，なぜ，背中側を上げただけで不快感が生じるのかという問題がある．基本的には，押し付けられる感じや引っ張られる感じを受けることから，それが不快につながると考えられている．しかしながら，これらの感覚と関係する力はどう発生するかを考える必要がある．そこ

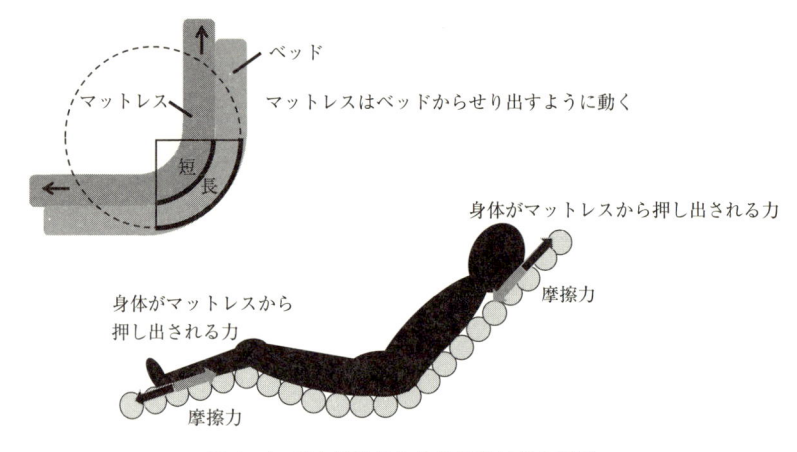

図4-14　背上げ時における屈曲に伴う問題

　で，役立つのがこれまでの機械力学の考えである．
　まず，機械力学的な観点とは別のマットレスの構造に伴う問題を説明する．マットレスと身体屈曲に伴う問題であり，身体に上下方向に力が生じる理由は，図4-14左上のように説明できる．分厚いマットレスと身体では，大きく屈曲した際に，屈曲半径が各々異なってくるため，同じ角度であっても，下側のマットレスのせり上がる距離と身体側のせり上がる距離が異なる．その移動距離の違いにより，身体とマットレス側で摩擦が生じ，身体に平行な力が生じるものである．また，基本的には屈曲起点である腰付近より離れた位置のほうが，よりマットレスと身体が移動することから，図4-14下の通り，足部並びに頭部側において大きな力が生じることになる．
　ただし，実際には，大腿部や，背部，特に腰近くの部分においてより力を感じることが知られている．それは，主に身体自体の重量によるものだと考えられる．ここで，初めて機械力学の出番である．実際には全身に力が生じるが，最も力がかかると思われる背部にかかる力を，これまでの考え方でモデル化したものが図4-15である．ベッド角度をϕとすると，ベッド面に垂直な力と重力のなす角θは，$\theta = 90 - \phi$となり，力は下式のかたちを用いて計算できる．ここで，$\cos\theta$と$\sin\theta$は，三角関数と呼ばれる関数で，重力方向にかかる力を，マットレス面と平行な方向と垂直な方向へ分解するために用いている．これまで静力

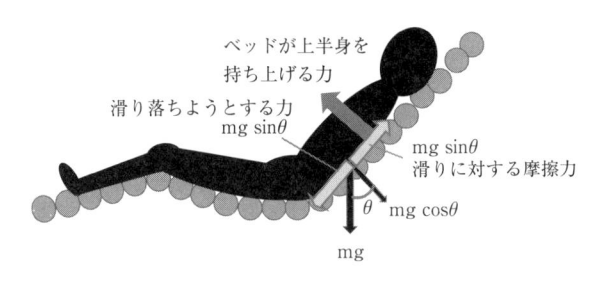

図 4-15 背上げ時の背部にかかる力の釣り合い

学として話してきたとおり，身体が滑り落ちる方向に力がかかるのに対して，釣り合う力が必要なため，釣り合うための摩擦力が生じ，身体面に平行にかかる力，せん断力として身体としては感じることとなる．また，身体がマットレス側を押し付けるのと釣り合う垂直抗力も受けることになる．すなわち体圧をうけることになる．ここで，重要なのは，$\sin\theta$ は角度が大きくなるに伴い大きくなり，また，$\cos\theta$ は大きくなるに伴い小さくなるということである．すなわち，ベッド面を上げ始めた時は垂直抗力である体圧を大きく受けるがベッド角度が大きくなるにつれて徐々にせん断力が大きくなるということである．

さて，モデルを使うことにより，どのような力が身体にかかっているかは計算できたが，それが不快につながっているかについては，物理学でなく，人の生理的な問題であり，計測してみなければわからない．ここで，看護研究の出番である．実際に，不快と身体にかかる力の関係を調べることが重要である．そこで，そのことを行った筆者らの研究[10]を紹介する．関係を調べる最も簡易な方法は，実際に背上げを行った際に，身体にかかる力と不快の相関関係を調べればよい．しかしながら，そもそもどのように計測するかという問題がある．それを計測するためのシステムを構築することも看護学において，工学を利用する重要なポイントである．そこで，まずは，その方法について説明する．

通常，体圧はシート型の体圧センサや先に空気が入ったチューブを挿入し，そのチューブ内の内圧をセンシングすることで計測される．しかし，今回のようにせん断力を計測する必要がある場合は，その方法では難しい．そこで，その実現のためにモルテン社製のプレディアと呼ばれる体圧とせん断力を同時測

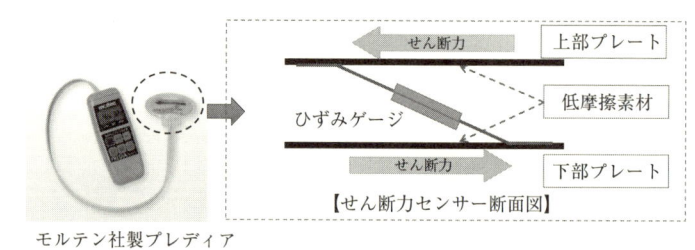

図 4-16　せん断力計測の原理

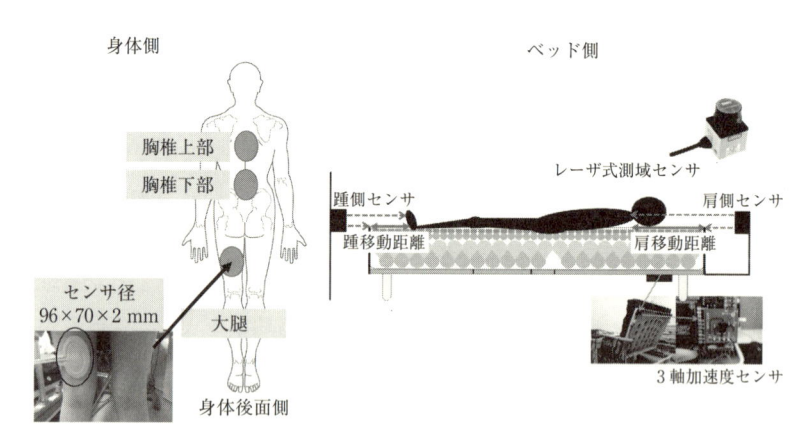

図 4-17　計測システムの概要

定可能なセンサを用いることで解決した．プレディアでは，図 4-16 に示すように内部にひずみゲージと呼ばれるひずみを電気的信号として取り出すことが可能なセンサが内蔵されており，前節で学んだ通り，ひずみと力が比例することを利用してせん断力を計測している．また，センサは 2 枚の平行したプレートに低摩擦素材を貼付し摩擦のセンサ内での影響を極力小さくした上で，そのプレートの端に取り付けたブリッジ構造にひずみゲージを貼付する構造になっている．この構造により水平方向のひずみの計測ができる．

　健常者の実験であっても，全身にセンサを多数つけるということは現実問題として難しいことから，不快感をよく感じるとされる大腿，背部の下部，並びに背部上部について，センサを装着し計測した（図 4-17）．また，不快感自体は主観的なものであることから，視覚的評価スケール（Visual Analogue

Scale：VAS）により，計測後に聴取することとした．ここで，体圧の増加とは圧迫感，また，せん断力の増加とは引っ張られ感が関係すると考えられる．先のモデルの通り力は背上げ角度に応じて時々刻々と変化する．それに伴い不快感自体も変化する．それを随時 VAS で計測することは難しいことから，背上げに伴い増加すると思われる引っ張られ感を感じ始めたタイミング，並びに看護師の介入が必要と感じたタイミングを研究参加者に持たせたボタンにより計測した．加えて，ベッドの背部の傾き自体はベッドからは取得できないことから，ベッドに加速度センサを配置しその重力加速度方向を計測した．先のマットレスの構造の問題としてマットレスと身体の相対的な位置の移動があることから，その計測のための距離センサも配置し同時に計測した．上記からもわかるとおり，背上げという１分程度の動きではあるが，時系列的に常時これらの 10 項目以上のセンサデータを計測する必要がある．それを同期を取りつつ計測可能なシステムとして構築すること自体も，計測工学という点において，

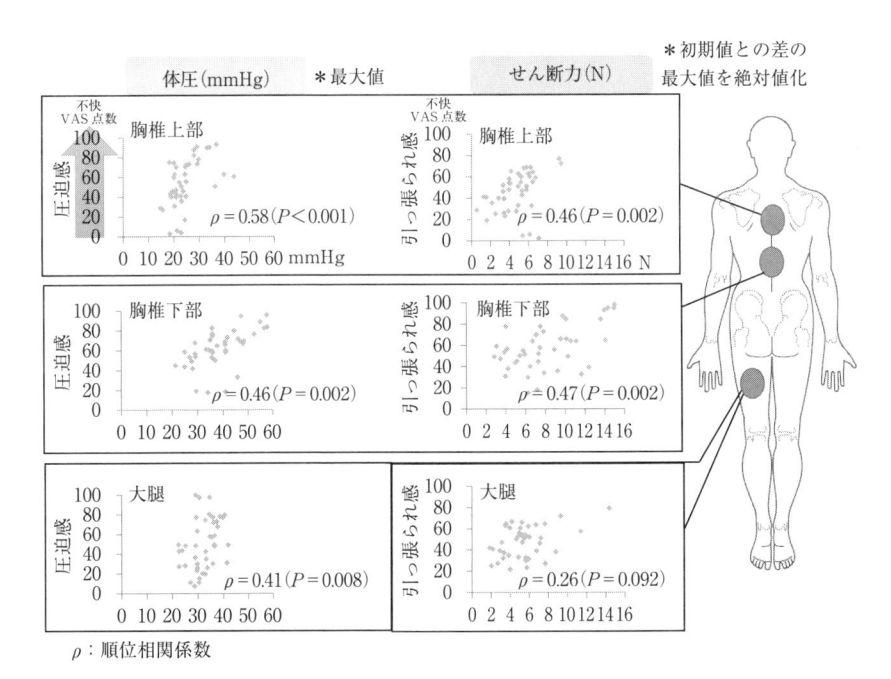

図 4-18 体圧・せん断力と不快感の関係

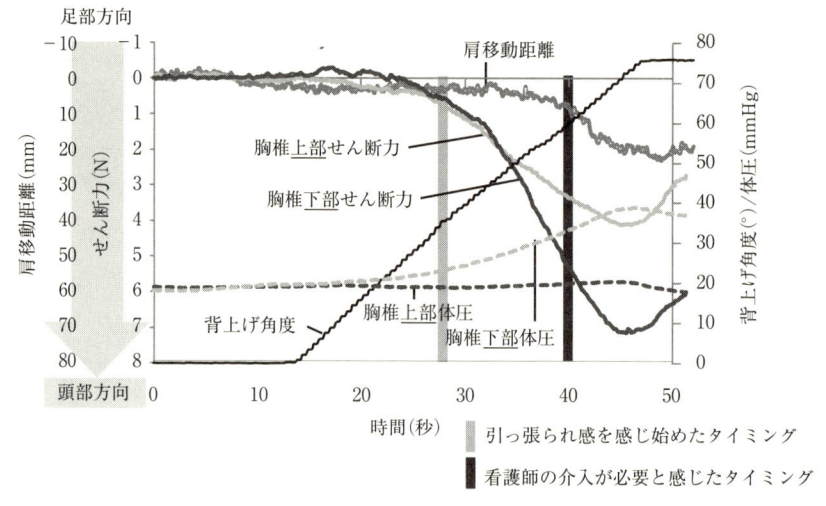

図 4-19 体にかかる力の時系列変化

　看護研究で重要なポイントである．健常者 17 人を募集し，ベッド上での身体位置や環境等を一定にした上で，各 3 回背上げ動作を行い計測した．
　まず，不快の VAS と各体圧・せん断力の最大値の相関関係をスピアマンの順位相関係数を用いて調べた結果を図 4-18 に示す．大腿におけるせん断力以外では，すべて中程度以上の相関がみられた．これは，今まで感覚的には身体にかかる力で不快が生じていると考えられていたことが，工学的な計測実験の結果により実際に証明されたことを意味する．ここで，大腿のせん断力と引っ張られ感が相関しなかったことについては，大腿部においては，先の屈曲に伴う移動やそもそもの身体の下部へのズレなどもあり，常に身体がある程度移動し続けることに伴い，摩擦状態が変化し続けていたためと考えられる．
　背部のデータについて全計測データを計測時間ごとに平均しプロットしたものを図 4-19 に示す．機械力学のモデルで想定していたとおり，背部のせん断力が急激に大きくなっていることがわかる．特に，ベッド角度 40 度近辺から力が増加し始め，看護師の介入が必要と感じたタイミングであるベッド角度 60 度ではかなり急激に上昇しているのもわかる．また，胸椎下部のほうが上部よりも体圧は大きい．これは，先のモデルの際には背部を 1 つの剛体として

みなしていたが，もし2つに分けた場合，上部の方が単純に自重が軽くそれに比例して力が小さくなっているからだと考えられる．肩の移動距離，すなわち身体の移動距離の変化よりもせん断力の大きさの変化の方が大きく，屈曲に伴う身体移動の効果よりも自重による力の方がせん断力の増加に関与していることが推察される．一方で，モデルでは体圧は減少するはずではあるが，必ずしもそうはなっていない．これは，実際には身体は剛体ではなく，また，マットレス自体も変形するため，背上げに伴い屈曲や沈み込みが変化し，それに伴い体圧が増加しているものと考えられる．このことは，今回のような簡単なモデルにより身体へかかる力を推定する限界であり，実際の計測の必要性も高いことを意味している．

　この結果のみからでも，看護動作での背抜き動作が重要であることはわかり，また，過度にベッドの背部角度を上げないことが推奨されていることが科学的にも正しいことがわかる．工学的な観点では，さらにこの結果を活かして，新しいマットレス開発を行うことが重要である．そこで，開発中のマットレスが各エアセルを制御することが可能なことに着目し，実際に背上げ時に伴う不快感が軽減されるマットレスのアルゴリズムを考案した．考案したアルゴリズムを図4-20に示す．先ほどの体圧・せん断力の時系列変化並びに計測した箇所を考慮して考えられている．具体的には，はじめからすでにせん断力を感じ始めることから，身体の移動を軽減するために下肢挙上するときに背部側のエアセル内圧を抜き始める．背上げを開始した際には，身体移動を抑えつ

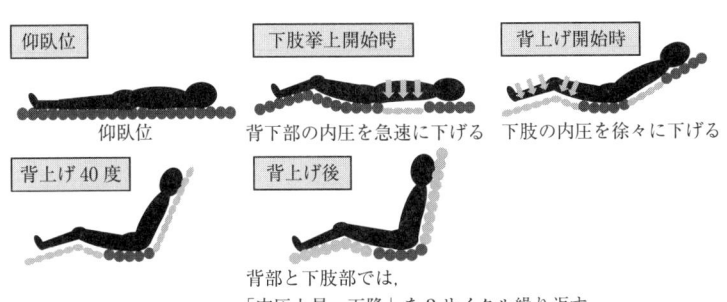

図4-20　考案した背上げ時内圧制御アルゴリズム

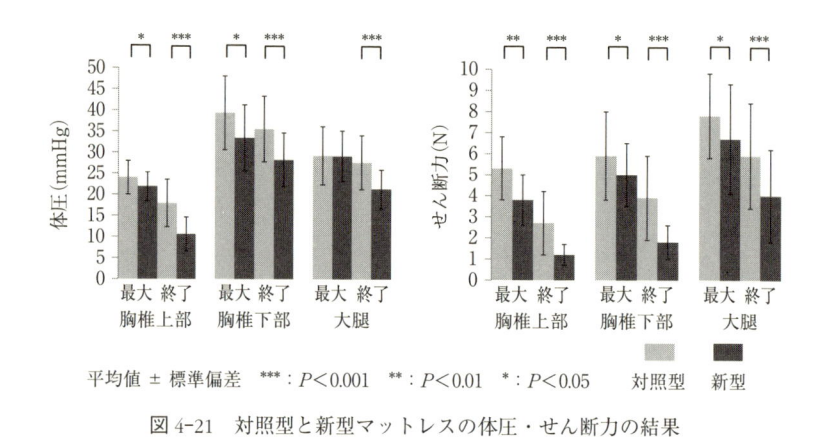

図 4-21　対照型と新型マットレスの体圧・せん断力の結果

つ，大腿・下肢側の体圧・せん断力を下げるために徐々にエアセルの内圧を下げる．そして，せん断力が急激に上がり始める背上げ40度からは，背部のエアセル内圧を急速に抜く．最終的な背上げ後には，残っているせん断力の除去のために，エアセル内の空気の抜き入れを行うことで接触面を変化させるアルゴリズムとした．

　実際にアルゴリズムを考案した後に，本当にそれが人に効果があるかを検証するのも重要な看護理工学研究である．そのために健常者 27 人を募集し，新しく開発した新型とこれまでの対照型とランダムに割り当て交互に乗るというランダム化クロスオーバー実験で検証した．計測項目はこれまでと同じで，最も力を感じた際の値並びに背上げ終了後の値を見た．結果を図 4-21，4-22 に示す．図 4-21 からは，新型では，大腿の体圧を除き，すべての部位で有意に低い結果が得られた．大腿では，背上げ時には，上半身全体の荷重がかかるため，エアセル内圧自体のコントロールでは制御ができなかったと考えられる．一方で，褥瘡予防としての底づきを防ぐという意味でも，大腿でのエアセル内圧を下げることが難しいため，このことについては，解決が難しいと考えられる．一方で，図 4-22 からは，すべての不快感が新型で軽減されていた．また，屈曲に伴う不快感も軽減されるかを見るために，腹部の圧迫感についても調査したが同じく軽減された．

　以上のようにこの節では，機械力学の主に静力学の基本とそれを用いた身体

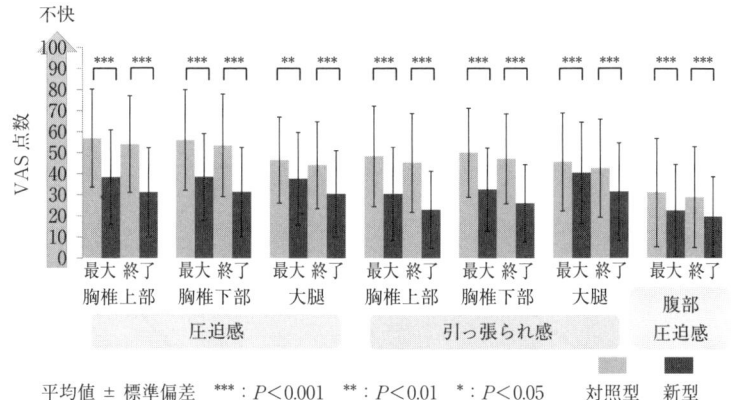

図 4-22 対照型と新型マットレスの不快についての VAS の結果

モデリングの方法，さらには，そのモデルの検証としての計測実験，その計測結果を用いた新しい機器開発としてのマットレス開発について説明した．次節では，もう一つの力学である動力学，およびその考え方に基づいた計測について説明する．

4.4 計測工学：動的な人体モデリングに基づく研究

ここでは，動力学の話を説明し，その考え方を用いた看護理工学研究について紹介する．

4.4.1 動力学と人体モデリング

先の節では，主に釣り合いを考える静力学を考えたが，この節では，時々刻々と変化する力を扱う学問である動力学を扱う．動力学の基本は運動力学である．運動の第1法則は，慣性の法則とも言われるもので，「すべての物体は外部から力を加えられない限り，静止している物体は静止状態を続け，運動している物体は等速直線運動を続ける」というものである．運動の第3法則は，いわゆる作用・反作用の法則のことで，すでに静力学の話の際に説明している．運動の第2法則が動力学を考える上で最も重要なもので，いわゆる運動方

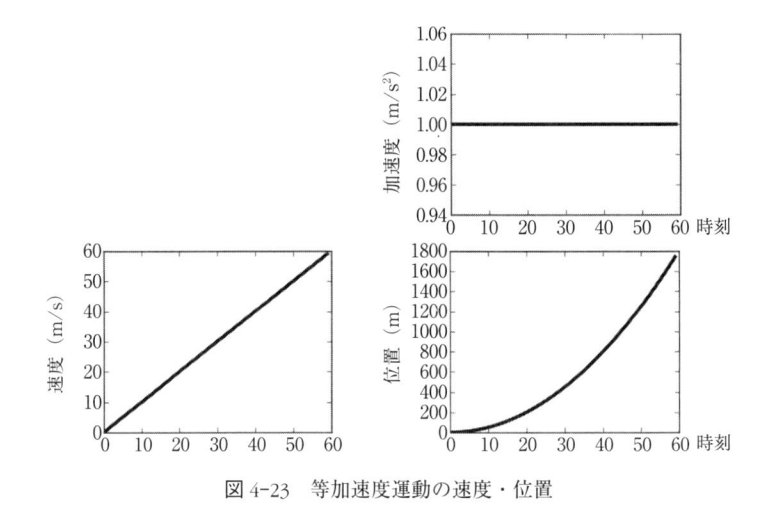

図 4-23 等加速度運動の速度・位置

程式やニュートン方程式と呼ばれる法則であり，質点に対して，$F=ma$ が成り立つという法則である．ここで，F は力，m は質量，a は加速度を示す．すなわち，物体へ力を加えた場合，その物体は加速度運動を始めるということ，逆にいえば，加速度状態にある物体にかかっている力を推定できるものである．また，加速度は，速度を微分したものである．逆にいえば，加速度と時間から速度を計算でき，また，速度と時間からは位置が計算できる．最もシンプルな等加速度直線運動であれば，図 4-23 のように，位置は 2 次関数にしたがって変化する．ここで，任意の変化する速度であっても積分計算ができれば計算可能である．また，重要なことは，加速度がわかれば，力を推定することができるということである．そのため，物体へかかる力が大きいということは，同じ質量の物体であれば，加速度が大きいという意味でもある．

実際，先の節では，物体に重力がかかっていることを自明の事実として説明したが，実際に，重力がかかるのは万有引力の法則により，物体が地球の中心方向に引っ張られているからである．その力は質量に比例し，$F=ma$ の法則から，定数の加速度でその力を表現可能である．その時の加速度を重力加速度 g と呼び，約 $9.81\,\mathrm{m/s^2}$ である．ちなみに，力の単位 N（ニュートン）はこの考え方にしたがっており，kg あたりの質量に 9.8 をかけることで換算できる

図 4-24　放物運動の速度・位置

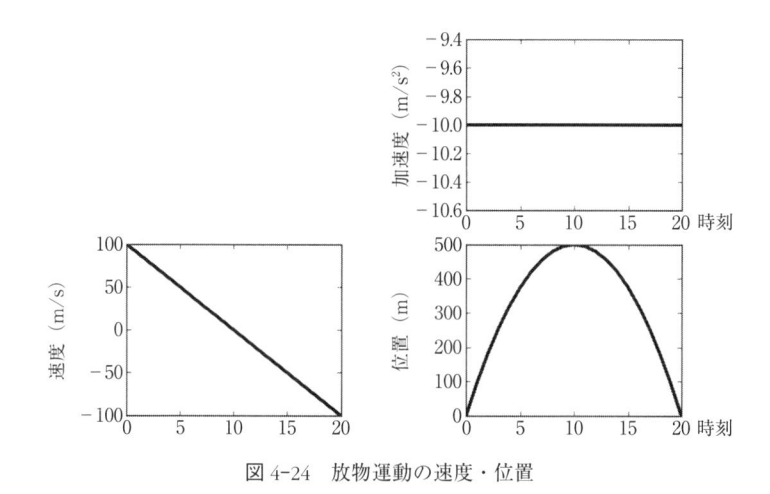

のはこのことから来ている．すなわち，常に地球上の物体に対しては，地面方向に重力加速度を受けていて，マイナスの加速度を受けているとも考えられる．そのため，よく知られているように初速度を与えて物体を放り投げて，放物線を描きながら落ちてくる運動も，マイナスの等加速度を受けるためであると説明できる．初速を与えて物体を放り投げた際の鉛直方向の位置変化と速度を図 4-24 に示す．計算を簡易にするために重力加速度を $10\,\mathrm{m/s^2}$ とし，初速 $100\,\mathrm{m/s}$ を与えた場合である．この場合では，常に速度はマイナス方向に変化し，それに伴い，鉛直方向の位置が 2 次方程式的な変化を示していることがわかる．

　また，動力学を考える際に重要なのは，運動エネルギーであり，$\frac{1}{2}mv^2$ で表現できる．ここで，m は質量で，v は速度である．すなわち，質量と速度の 2 乗に比例する．物体に加わる加速度がわかれば力がわかるのと同様に，速度がわかればエネルギーがわかることが重要である．

　静力学の際には，質点だけでは，剛体のように体積を持つ物体を取り扱うのが難しいことを説明した．その際に，力のモーメントを用いて，その回転の力を表現した．このことは動力学でも同様の考え方が可能である．すなわち，先

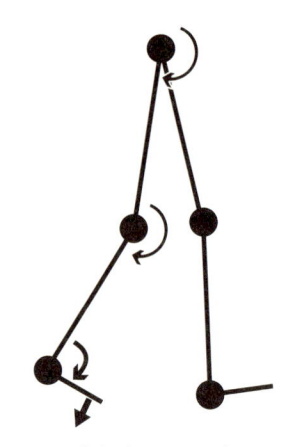

図 4-25　歩行時にかかる力のモデル

ほどの $F=ma$ を位置でなく回転に関係する力と加速度に当てはめれば同様のことが成り立つ．ここで，F は力のモーメントのままであるが，加速度は回転の加速度なので，角加速度と呼ぶ．また，速度も角速度と呼ぶ．時刻情報を利用して，角度，角速度，角加速度と変換可能なのは同様である．特に人体のモデリングの際には，この回転の情報も重要である．何故ならば，先に述べたとおり，人を簡単なリンクとジョイントで構成されるモデルで構成した場合，ほとんどの人の運動は並進運動ではなく，それぞれの関節の回転運動の組み合わせとみなすことができるからである．

　ここでは，動力学の考慮が必要な人の下半身のモデリングとして図 4-25 のような歩行のモデルを考える．この図では，後ろ側の足で蹴りだそうとしている瞬間である．この際には股関節で回転させる力，膝関節での回転させる力，足関節での回転させる力が発生し，それの合成として，趾先の部分に力が生じている．趾先の部分では，静力学の話と同様に，地面と平行な力が地面の摩擦力と釣り合い，体重も含めてかかる垂直方向成分と垂直抗力が釣り合うことになる．そのため体重を支えることができ，また，地面に平行方向の力，すなわち，前進する推進力を得て歩行できているわけである．実際には，反対側の足にかかる力，上半身部分の力の考慮が必要である．2 次元平面での運動を仮定していたが，実際には足の内反・外反の動きもある 3 次元的な動きを考慮する

必要がある．さらには，足が離れた瞬間には，地面との釣り合い状態が消失するときがあり，移動に伴う身体の加速・減速もあることから，より問題としては複雑である．

ここで各ジョイントにおいてリンクを回転させる力は，関節で発生することと前節で学んだ通り回転軸周りの力のモーメントはトルクとも呼ばれることから，「関節トルク」と呼ばれるが，この関節トルクは一定ではない．歩行時に意識すればわかる通り，体の移動速度は一定であっても，蹴りだす瞬間と足をつく瞬間では，力が変わっていることは容易に理解できるはずである．逆に，関節トルクがわかれば，大腿や下腿の長さは個人ごとに計測可能なので，趾先の力を計算することができる．この計算のことを順運動学と呼ぶ．しかしながら，関節にどのような力がかかるかを直接計測することは容易ではない．なぜならば，そもそも回転の力を取り出すには特殊な機構が必要であることに加えて，通常は回転角中心まわりに計測装置の装着が必要で，装着状態では歩行を妨げるからである．そこで，光学式モーションキャプチャシステムと呼ばれるシステムが用いられる．このシステムでは，身体に取り付けたマーカーを多方向からのカメラによって，3次元的な正確な位置を計測し，その計測したマーカーの点の位置関係とその身体に貼り付けた箇所の情報をもとに，各関節の角度を推定する．それと同時に，歩行時の地面にかかる力を計測するフォースプレートと呼ばれる特殊な板状の装置で計測し，その2つの情報から，逆に計測した力になる関節トルクを推定するという方法が用いられる．この方法では，発生した力から逆に関節トルクを推定することから逆運動学と呼ぶ．その方法論自体は，現在でも研究が行われている重要な領域である．具体的な計算方法は，本書の範疇を超えるが，人の動的な運動をモデリングするときには，この順運動学並びに逆運動学といった学問分野の知見を参照することとなる．

もし，歩行を評価するとしても，関節トルクまでが必要かといわれると必ずしもそうではない．関節トルクが大腿や下腿の筋力に関係することは容易に想像できる．しかし，後に紹介する研究のように足の動かし方自体などを評価するのであれば，むしろ各関節の動きである，角度，角速度，角加速度などのほうが重要である．また，衝撃の評価などでは，身体の加速度などのほうが慣性力と関係し重要である．先に述べたとおり，特に身体運動は等速直線運動でも

なければ等加速度運動でもないため，その変化を時系列的に順次計測する必要があり，また，関節の数に応じて，計測箇所も増やす必要がある．以上のようにモデルから計測箇所や計測すべきパラメータを絞り込んだ後に，どのように計測すると良いかについて説明する．

4.4.2 計測工学に基づく測定

前節で示したマットレスでの身体計測など，また，これから紹介する歩行計測などは，工学分野では，計測工学と呼ばれる領域である．計測工学では，広義に「計測」は，「観察・調査・実験などにより外界についての知識を手に入れること」とされる．実際には，ある量を基準として用いる量と比較し，数値または符号を用いて表すことを意味する．したがって，計測において，同種の量であることが区別できることが重要であり，また，その大小の比較ができることが重要である．その基準の物理量としては，国際単位系，通称 SI 単位系における，7つの基本単位（時間，長さ，質量，電流，温度，物質量，光度）の物理量とその組み合わせが利用される．

一番わかりやすい計測機器の例は天秤である．天秤を利用して重さを計測する場合は，計測し対象の物体と基準となるおもりをおいてその量を比較している．このように，基準量と直接比較する計測方法を「直接測定」と呼ぶ．一方でばねばかりで吊り下げて計測する場合には，ばねの伸びる量と力の関係式から間接的に質量を計算している．このように直接基準量との比較でなく計測する方法を「間接測定」と呼ぶ．直接基準と比較するわけではないので精度が悪い．一方で，天秤がおもりの載せ替えが必要なのに対して，ばねばかりでは，目盛りを読めば即座に値が読み取れることからわかる通り，計測物理量が即座にわかるということで，圧倒的に後者の方法で計測する機器が多く，看護で利用される機器のほとんどが属する．特に現在の計測機器は，電子化が進み，後にも述べるセンサと呼ばれるデバイスを用いており，これは電気的な性質に変換して計測していることから間接測定をしている．ここで重要なのは，たとえ間接測定であっても何らかの基準量を内蔵していることである．例えば，ばねばかりの目盛りもばねの伸び量との関係は基準となるおもりとの関係を計測することで定められているため，その目盛りを定めるために利用したおもりを基

準量として内蔵していることとなる．また，計測物理量の基準（この場合はおもり）と出力である計測結果（この場合は目盛り）の関係を定める行為が「較正」である．この行為がなされていないと精度よく計測できない．それでは，全ての計測機器を世界的に最も精度のよい基準と比較すればよいかといえば現実的ではない．そこで，計測機器は別の何か較正済み，すなわち，何か別の基準量を既に内包した計測機器で較正している．そのようにすることで，計測機器に内包される基準は，最終的な国家標準や国際標準に関連付けられることとなる．このメカニズムは「トレーサビリティ」と呼ばれる．ここで，重要なのは，計測機器自身よりも良い性能をもつ機器や基準を用いて較正することで，より最終的な計測対象の基準に近づけることができる，すなわち，良い計測ができることである．

ここで，計測性能が良いことは何かを考える．疫学研究において，真の母集団とサンプリングされた集団において統計学的誤差があると考えるのと同様に，計測においても，真の値があり，その測定された値との間に統計学的誤差があると考える．それがいわゆる計測誤差である．また，測定精度は，測定値と真値の近さを表すものである．機器の性能を表現する場合には，較正時に参照した値と計測値がどの程度一致するかを表現するために用いられることもある．この場合，精度と分解能を勘違いしている場合を見かけるが，分解能は計測可能な最小単位であり，通常は計測精度と分解能は一致しないので注意が必要である．例えば，後に例として出す温度センサであれば，簡易に入手できるものでは，分解能は主に電気的な回路により定まるため，0.1〜0.01度のものが多い．しかし，既知の温度の物体との差で評価した計測精度としては，1度か0.5度程度の性能にとどまるものが多い．

一方で，そもそも真値自体を知ることはできないことから，真値の概念を使わずに計測の性能を示すために，「不確かさ」という概念も計測工学ではよく用いられる．不確かさは測定値のばらつきの程度を数値で定量的に表した尺度である．評価方法として，Type A と呼ばれる観測値の統計的解析による評価（すなわち標準偏差）と Type B と呼ばれるデータ以外の様々な情報による標準偏差に相当する大きさの推定を統合したものにより計算される．Type B として考慮されることとしては，1) 測定量の不完全な定義，2) 測定量の定義が

完全に実現されない，3) 代表性の良くないサンプル，4) 測定に対する環境条件が十分に知られていない，あるいは，環境条件の測定が十分でない，5) アナログ機器の読み取りにおける人による読み取りのかたより，6) 有限である機器の分解能，識別限界などが挙げられる．重要なことは，これらの Type B で考慮される項目は，そもそも計測自体をよりよいものにするために考慮するべき点として重要である．すなわち，これらの点について，計測方法やデザインをそもそも工夫するように，しっかりと考えた上で実験する必要があるということである．

　また，不確かさは，有効数字と強く関係している．有効数字は，不確かさが現れはじめるはじめの桁から，最大の桁までの数字を意味する．有効数字を考慮せずに，計算で出てきた数値をそのままの桁で表示しているのは問題外である．例えば，圧力を調べるために，力とそこにかかる面積を計測したところ，$1.2\,\mathrm{kgf}$ の力が $1.00\,\mathrm{cm}^2$ の面積にかかっているとわかった場合，$1.20\,\mathrm{kgf/cm}^2$ ではなく，$1.2\,\mathrm{kgf/cm}^2$ となる．しばしば，先ほどの精度と分解能の勘違いと同様，有効数字が最小分解能から決まると勘違いされがちである．あくまで，有効数字は不確かさによって決まることに注意が必要である．論文等に記載する際には，計測機器の仕様書などを見ながら，有効数字はよく考えて書くべきである．なぜならば，先の分解能と同様に，数値的にはものすごく小さな桁まで出力される場合があるからである．その値をそのまま利用するのではなく精度がマニュアル等に書かれている場合は，不確かさとほぼ同義なのでその精度に従った方がよい．また，ない場合には，同一対象を繰り返し計測した標準偏差が手がかりの1つとなる．たとえば，特別に作成した力センサに同じおもりを乗せて計測した結果の標準偏差が $0.1\,\mathrm{kgf}$ だとすると，出力が $0.001\,\mathrm{kgf}$ の桁まで出せても，記載は小数点第1桁までにした方がよい．

　ここからは，看護理工学研究において，どのように計測機器を選ぶべきかを説明する．まずは，計測対象の物理量が何かを明確にすることが重要である．それは計測の範疇ではなく，研究デザインに直結する部分であるが，その部分を間違えると結果が出ないことになるわけであるから，最も重要な部分である．当然，対象の物理量を計測可能な機器が存在する場合はそれらを利用するとよいが，しばしば該当するものがない場合もある．あるいは存在しても，価

格，利用時の制限，安全性などから，利用することができない場合もある．そのような場合は，他の物理量から計算する方法を考えるとよい．例えば，圧力を計測した場合は，力センサとその接触部を工夫することで，接触面の面積と計測した力から簡単に圧力に変換可能である．あるいは，水分量を計測する場合は，その水分量に伴う抵抗変化を計測することで代替可能である．ただし，先にも述べたとおり，代替して計測した物理量の精度に依存することに注意が必要である．一方で，他の物理量で代替して計測するほうが安定して計測できる場合も多い．特に，現在の計測機器は大多数が電子化されており，その計測には，物理量を安定して電気的な性質に変化することが重要である．そのため，先の水分量のように，別の電気的な情報に変換して計測している計測機器も多い．ともかく，直接対象の物理量を計測できない場合は，何らかの他の計測が容易な物理量に変換できないかを考えるとよいことが多い．

次に，対象とする物理量の大きさ，大きさの範囲，変動の範囲を見積もることが重要である．既存知識や文献等で見積もりが困難である場合は，実際に少数の被験者で計測してみることで範囲を明確化する実験をして，その値について見積もりをするとともに，どの程度余裕を持たせるかについての考察が重要である．見積もりの例として，体温を計測したいとする．風邪や疾患で体温が高いかどうかを知るだけであれば，精度が悪いセンサでも十分である．一方で，1日の体温の温度変化を見たいのであれば，高い精度での計測が必要である．なぜなら，1日の体温変化は1度程度であるため，精度の低いセンサではその変化を捉えきれない可能性があるからである．値自体の変化の量だけでなく，時間方向の変化の見積もりも重要である．1時間程度の低いサンプリングレートのセンサでも1日の変動は見ることが可能であるが，もし術中などの体温の急激な変化を見たいのであれば不十分である．また，空間的な観点で考えれば，体温を代表する温度を計測したいのであれば，小さなセンサ1つで十分である．ただし，高い精度より相対的な温度分布パターンの方が重要な意味を持つのであれば，サーモグラフィのように空間的に計測可能なセンサが必要である．そのように，計測したい対象とその目的からどのような値を取りうるかを考慮することが重要である．

ここまでの条件で，多数ある計測機器の中から，必要な計測機器にかなり絞

り込まれるはずである．それを先ほどの計測対象の性質と，計測機器の仕様を照らし合わせながら，選択することになる．特に対象の物理量と研究目的を照らし合わせることが重要である．加えて，センサ自体の特性も考えなければならない．典型的なセンサの特性として考えるべきなのは，サイズ・バッテリー消費電力・電力供給や通信が有線か否か，PC など記録用の特別な追加の機器が必要かどうかなどである．また，看護研究としての観点からは，侵襲性の有無も大きな観点になりうる．通常コストは無限にはかけられないため，価格も重要な観点である．もし，多人数に計測を依頼するなら，統一的な計測のためにも扱いの容易性が必要となることもある．あるいは，先ほど述べたとおり，計測機器において，精度よく計測するには「較正」が重要である．その較正が工場ですれば常に保たれるか，あるいは，頻繁に行う必要があるか，また，それが容易かなども重要なポイントである．

　しかしながら，すべての条件をみたすような計測機器はないかもしれない．なぜならば，一般的に計測機器は，性能と機能のトレードオフを持つからである．たとえば，高精度なものは一般的に価格が高く，扱いも難しい．もしセンサがすべての条件を満たさない場合には，注意深く計測条件の中から重要なものを選んで，それに合うものを選択するべきである．他種類の計測機器を利用して，組み合わせによってお互いを補うことで，カバーできることもある．もし適合する計測機器がない場合には，逆に開発研究を行うチャンスでもある．計測工学の研究者とコラボレートすることで，新規なセンサ自体の開発，あるいは既存のセンサやメカニズムの組み合わせによる新規な計測デバイスの開発などにより解決されるかもしれない．この際に，看護研究者は，開発グループに積極的に加わるべきだと考えられる．どうしても工学研究者のみでは，臨床などにおける計測の状況を推定するのは限界があるからである．特に，その考慮がないとそもそも開発が失敗したり，臨床研究に使えないものになると考えられる．これらを乗り越え，もし成功すれば，工学と看護のコラボレーションによる新しい研究となるはずである．

4.4.3　歩行時の圧力分布とせん断力計測

　対象となる計測機器が無い状態で，センサを用いて計測する例として，糖尿

病患者における歩行時の足底にかかる力の計測について紹介する．糖尿病患者における合併症の一つとして，足潰瘍の発症が知られている．糖尿病性神経障害の進行により，足部の感覚がなくなることで痛みを感じない状態で，足部に傷を作り放置することから発生することが知られている．その中でも，胼胝（いわゆるタコ）の箇所では，皮膚の損傷が起きやすく，臨床研究からも胼胝位置では足潰瘍の発生リスクが高いことが知られている．そのため，臨床現場では定期的に胼胝を看護師が除去するということが行われている．しかし，このアプローチは事後的であり，本来は発生メカニズムを明らかにし，介入することで発生を防ぐことが重要である．

　胼胝の発生には，圧力とせん断力が関係していると言われているが，そもそもそれらについて定量的に検討されたものはないため，計測を試みた．圧力については，圧力に応じて抵抗が変化するフィルムを作成することは容易であることから，すでに市販の圧力センサ，あるいは圧力分布センサが開発されている．それらを利用した計測機器が販売され，実際にリハビリテーションや装具などの領域で広く使用され歩行時の圧力が計測されている．しかしながら，せん断力については，ほとんど計測が行われていない．せん断力の計測可能な市販計測機器がそもそも少ないからである．なぜ，そのような計測機器が少ないかであるが，ほとんどの力センサにおいて力自体を計測することは困難であることから，材料力学の際に述べたとおり，力とひずみが比例する現象を利用し力そのものではなくひずみを計測することで力を推定していることが多いからである．圧力方向にひずみを生じさせることは比較的容易である．しかし，せん断力を計測するということは，せん断力方向，すなわち平行にひずむ性質を持つものを用意しそのひずみを計測する必要がある．また，正確にひずみを計測するためには金属のように硬い物質でひずみと力の関係が一定である必要がある．実際にそのような方法に基づくセンサが3軸反力計と呼ばれるセンサである．3軸反力計では，文字通り，水平方向2軸，垂直方向1軸の3軸の力を計測できるが，金属製の上に，サイズも大きいため，床に埋め込んでその上を歩行するということは可能であっても，靴内部に埋め込むなどして自然に歩行している際に計測するということは困難である．また，硬い金属製であるため，傷が潰瘍につながる可能性がある糖尿病患者において，利用するのは危険

である．背上げ時の力の計測で用いた計測機器であるプレディアが利用できると思った方もいるかもしれない．しかしながら，ひずみは必ずしも水平にずれが加わった時だけでなく，曲げが起きたときにも生じる．それによる影響が出にくい構造にはなっているものの，歩行時のように測定部が激しく曲がる可能性がある部位では，その影響が無視できず，また，センサ自体を破損する可能性もある．加えて，サイズ自体も大きく，靴内部に埋め込むなどの方法が取りにくい問題もある．

　ここで，計測工学の説明の際に取り上げた通り，どうしても適合する計測機器がない場合は，工学研究者の出番である．筆者らの研究では，新規に開発することなく，既存のせん断力センサで薄型で柔らかなものがあったためそれを利用した．ただし，他の計測機器と異なりセンサ単体であるものであるため，それを計測機器としてパッケージ化する必要がある．また，せん断力だけでなく圧力自体も計測する必要がある．そこで，圧力については，既存の圧力分布計測システムを利用し，それとせん断力センサを組み合わせたシステムを開発した．開発したシステムを図4-26に示す．システムでは，計測専用靴に圧力分布計測用のシートを挿入し，その上にせん断力センサを埋め込んだインソールを配置した構造になっている．基本的に蹴り出し時に大きな力がかかることが予想されることから，その蹴り出しに関係する第1，2中足骨骨頭部，第4，5中足骨骨頭部にそれぞれセンサを配置した．せん断力センサについては，製造された時に較正済みであり，また圧力センサについては，計測ごとに既知の体重を利用して人が実際に踏むことで較正している．

　先の説明の通りセンサについては，計測の仕様を満たしているかどうかの確認をした後に利用している．足底圧分布システムは通常の歩行計測でも利用されていることから，計測に利用可能といえる．一方で，せん断力センサ自体は，歩行計測で用いられているわけではないため，検証が必要である．今回筆者らが用いたせん断力センサでは，最大の耐えられる荷重である耐荷せん断力が100 Nあり，先行研究等での床面の歩行計測の時におけるピーク値でもその値は超えないことから十分に計測可能である．また，計測の分解能は，センサに接続する回路や電気信号を取得できる機器の性能に依存するが，最終的には，0.1 N程度の計測が可能な機器を用いた．先行研究や個人ごとのバラつき

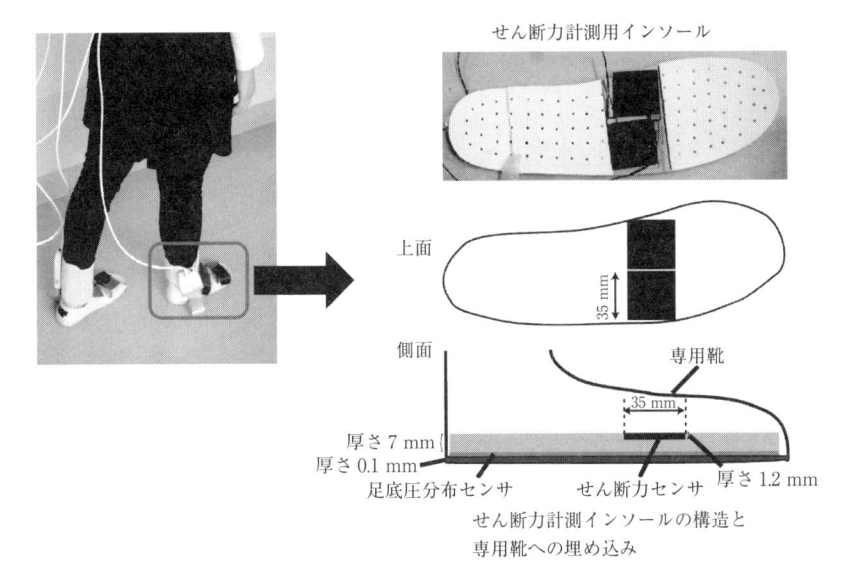

図 4-26　足底圧・せん断力計測システム

が，10 N 程度あることを考えると十分な分解能であり，精度についてもセンサの仕様書より分解能と同程度であることから，計測にあたっての仕様を満たしているものと考えられる．また，時間方向の分解能であるサンプリング周期も重要である．システムでは機器の性能上，50 Hz でサンプリング，すなわち 20 ms 間隔でデータを取得している．通常の歩行は，1 歩から次の 1 歩までが，約 1 秒で行われる．そのため，歩行中における蹴り出し時のタイミングの違いを計測するには分解能が 20 ms ということになり，適さない．しかし，最大値や一歩行周期の積分値を見る分には，時間軸方向のずれはあまり問題とならないと考えられることから十分なサンプリング速度だと考えられる．

　健常者で計測を行ったデータの例を図 4-27 に示す．図では，圧力分布における最大値とせん断力の値を踵がつきはじめてから，次の踵が接地するまでの時間で正規化した 1 歩行周期分を表示している．図からもわかるとおり，蹴り出し時のタイミングにおいて，大きな値が蹴り出し方向後ろ向きに発生している．一方で，圧は踵を設置する際に大きく生じ，また，蹴り出し時に大きく生じている．このことからも蹴り出し時のせん断力が胼胝と関係しそうなことが

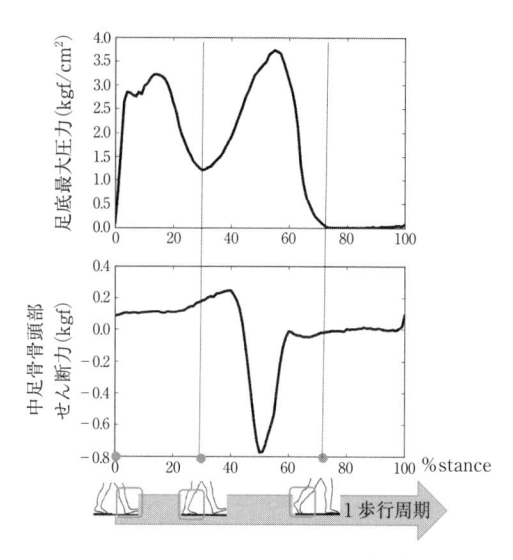

図 4-27　足底圧・せん断力の計測例

わかる．

　胼胝がある方でどのような力が発生しているかをみるために，糖尿病患者 50 人を募集し，歩行データを検証する研究を行った[11]．プロトコルとしては，約 10 m の廊下を歩行し，その時の歩行データを計測した．その時の 1 歩ごとに，圧力については，最大ピーク圧を計算し，せん断力については，絶対値の最大値を計算した．内側と外側にせん断力センサは配置されているが，どちらかのセンサの内，大きな方を選択した．その後，約 6 歩程度取得したデータの内，中央の 3 歩分について，その値を平均したものを 1 人のデータとした．胼胝のある方 9 名とない方 41 名で値を比較したところ，体重調整前は，圧力は，470±225 kPa vs. 500±196 kPa，せん断力は，26.5±16.9 N vs. 24.5±8.8 N で，有意差はみられなかった．しかしながら，歩行時の圧力・せん断力は，容易に想像できるとおり体重と関連する．そこで，調整方法として，体重に対する比率として体重で割り％に変換した値，体重の何％に当たる力が出るか（BW％）を考慮したところ，圧力で，8.6±4.2 BW％/cm^2 vs. 7.5±2.8 BW％/cm^2，せん断力で，5.0±1.6 BW％ vs. 3.8±1.4 BW％ となり，圧

力は有意な差がなかったが，せん断力では胼胝のある方が有意に大きいという結果が得られた．このことから，臨床的には胼胝のある方では，歩行時においてせん断力が大きいだろうと考えられていたが，それが実際の計測データから客観的な事実として検証できたことになる．これは，看護研究において計測工学を活用することによりできた研究である．

4.4.4 歩行時の圧力分布と歩行運動計測

　もう一つ，類似する研究を紹介する．先ほどの研究では，せん断力が大きいということはわかったが，結局それが何に関連しているかまでは調査できていなかった．ここでは，その関係を示すために行った研究[12]を説明する．足底に高い圧力やせん断力が生じる原因は，クッション性のない靴を着用していることや，足の変形などが考えられるが，それ以外の要因として歩き方があると考えられる．臨床では，糖尿病治療靴などの圧の免荷機能のある靴を着用しても胼胝が軽減しないこともあり，歩き方にも関係していると考えられる．ここで，歩き方は歩容と呼ばれ，様々なパラメータが考えられる．計測工学で述べたとおり，どの物理量をとればよいかを考慮する必要があるが，先の足底にかかる圧力やせん断力では直接計測可能な物理量であったが，歩容に関係する物理量は，自明ではない．ここで，歩行運動が動力学であることに着目する．先ほどの人体のリンクジョイントのモデルの際に述べたとおり，歩行運動を動力学問題としてとらえた時に重要なのは，各リンクの質量は個人の体格によってきまるため，各ジョイントにおける回転の角度，角速度，角加速度である．また，歩行中には地面との衝撃も生じていることから，それをとらえることも重要である．角度，角速度，角加速度のどれかが取得できれば変換することで，その値を計算することができる．角度を取得できれば，一番直感的な値であろうが，通常2つのリンクへの装着が必要となるため，計測としては容易ではない．近年，このような計測には，ジャイロセンサが用いられる．特に，小型化する技術が進み，携帯電話やゲーム機のコントローラなどに内蔵され，デバイスの動きを検出するために用いられている．また，接地時の力，すなわち衝撃を計測するには，先ほどの運動方程式からもわかるとおり加速度を計測できればよい．加速度の計測デバイスも，ジャイロセンサと同様に小型化する技術が

進み，同じく携帯電話等に組み込まれていることが多い．特に加速度センサは，物体が地球から受ける重力加速度を計測でき，その情報を利用して角度を計算できることからよく利用されている．また，ジャイロセンサと加速度センサを組み合わせることで，移動中や動きがある場合でも精度よく向きを推定する方法が知られている．そのことから，最近では，小型の角速度センサと加速度センサを内蔵し，更にはバッテリ駆動かつ無線で計測できる計測器が販売され，利用しやすい状態になっている．一般的には，動きを計測することから，モーションセンサと呼ばれることが多く，最近は歩行計測でも用いられつつある．そこで，その計測器をつかってそれぞれの歩行時の角速度や加速度を計測することとした．図4-28のように，歩行時に先の研究でも利用した足底圧分布センサを用い，足背と仙骨部に先ほどのセンサを配置することで動きを計測した．本来は，下腿や大腿にも配置したいところであるが，あまりにもセンサを配置すると，自然な歩行を妨げる可能性があることから，足背と仙骨部にのみ配置している．

計測としては，先の研究と同様に糖尿病足外来にて募集した糖尿病患者57人において，安定して解析を得るため約20 mの廊下を歩行し，先の研究と同様に1歩ごとのデータに正規化した後に，変数を計算した．加速度は位置情報に変換することなく，加速度の大きさ自体が，慣性力に直接関係するため歩行

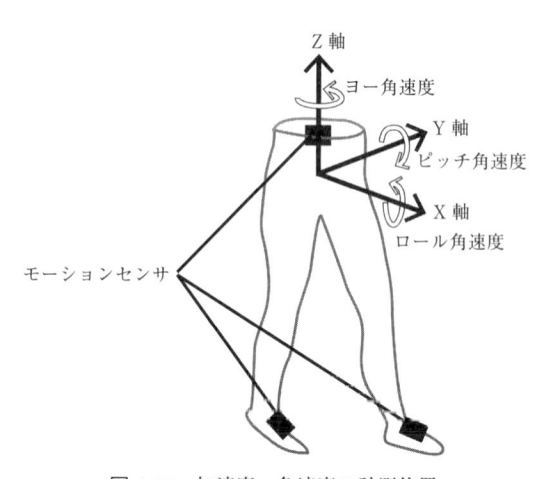

図4-28　加速度・角速度の計測位置

時の衝撃の評価に利用できる．一方，回転に関しては，角速度も動きの激しさを表現するのにも利用できるが，例えば，足首関節の柔軟性などを考えた場合は，どの程度回転していたか自体も重要である．その計測には，動力学の際にも話したとおり，角速度を積分した値を利用することで計算可能である．また，今までは2次元空間上での回転運動を扱ってきたが，当然のことながら，歩行運動は3次元的なものである．実際，センサではその空間軸に合わせて3軸ずつ考慮できる．そこで，それぞれの軸ごとに，最大値を求め，別々の変数として扱うこととした．また，足底圧の上昇は部位ごとに異なると考えられる．そこで，図4-29のように，足底圧分布を，趾先部分と前足部部分に分割し，最大値ならびに圧積分値を計算した．それぞれの圧の上昇との関係をみるために，足底圧上昇群とそれ以外に分け，t検定にて有意差がみられた変数をステップワイズ法にて，ロジスティック回帰分析で解析したところ，前足部の最大圧では，ヨー角速度と負の関係がみられた．ここで，ヨー角速度は，足をひねるような動き（ローリング）を意味していることから，図4-30で示すように，ローリングの動きが小さいために，足底圧が前足部部分に集中し，それによって，足底圧上昇を引き起こしていることが示唆される結果となった．これは，歩行における動力学を考慮し，さらには，最新の運動計測用の計測機器を看護研究に持ち込むことでできた研究である．紹介してきた研究では，主に計測に基づくエビデンス構築に関係する話であったが，例えば，この運動計測のシステムを利用すれば，歩行時に実際の値を見せながら指導するなどの介入

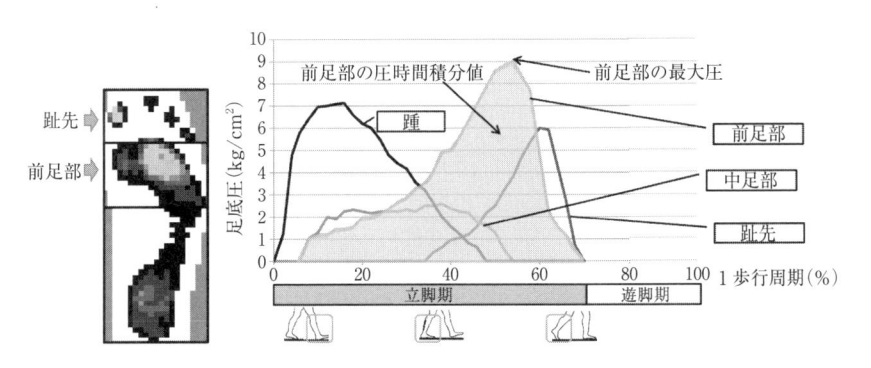

図4-29 解析に利用した足底圧のパラメータ

圧力が広い
面積にかかるため
分散する

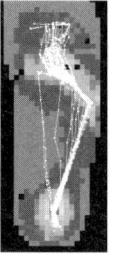

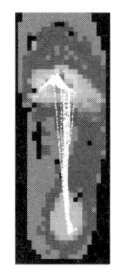

圧力が狭い
面積にかかるため
集中する

非糖尿病患者のCOPの軌跡　　糖尿病患者のCOPの軌跡

図 4-30　糖尿病患者と非糖尿病患者の圧力重心軌跡（COP）

にも利用可能である．

　以上のようにこの節では，機械力学の一部である動力学，また，計測工学についての紹介と，その考え方に基づいた看護理工学研究について解説した．工学知識（機械工学）によるモデリング，また，そのモデリングを考慮した計測によって，今後看護学研究を進める一助になれば幸いである．

文　献

[1] 日本医工ものづくりコモンズ監修『医工学を知る』アドスリー，2013．
[2] Zenios, S., Makower, J., Yock P. et al., *Biodesign : The process of innovating medical technologies*, Cambridge University Press, 2009.
[3] Sato, T., Harada, T., Mori, T., Environment type robot system : Robotic Room, *IEEE/ASME Transaction on Mechatronics*, 2004, 9(3) : 529-534.
[4] Kosiak, M., Etiology of decubitus ulcers, *Arch Phys Med Rehab*, 1961, 42 : 19-29.
[5] 日本機械学会材料力学テキスト出版分科会『JSMEテキストシリーズ材料力学』日本機械学会，2007．
[6] Agache, P. G., Monneur, C., Leveque, J. L., Rigal, D., Mechanical properties and Young's modulus of human skin in vivo, *Arch Dermatol Res*, 1980 : 269 : 221-232.
[7] 泉聡志，酒井信介『実践有限要素法シミュレーション』森北出版，2010．
[8] Sari, Y., Minematsu, T., Huang, L. et al., Establishment of a novel rat model for deep tissue injury deterioration, *Int Wound J.*, 2015, 12(2) : 202-209.
[9] Linder-Ganz, E., Gefen, A., The effects of pressure and shear on capillary closure in the microstructure of skeletal muscle, *Acta Physiol* (Oxf), 2011, 201 : 239-254.
[10] Ogawa Y., Mori T., Noguchi H., Nakagami G., Sanada H., Development and evaluation of an air mattress structure and function for reducing discomfort when elevating the head-of-bed, *Disabil Rehabil Assist Technol*, 2015, 10(1) : 81-88.

[11] Mori T., Hamatani M., Noguchi H., Oe M., Sanada H., Insole-type simultaneous measurement system of plantar pressure and shear force during gait for diabetic patients, *Journal of Robotics and Mechatronics*, 2012, 24(5) : 766-772.
[12] Amemiya A., Noguchi H., Oe M., Ohashi Y., Ueki K., Kadowaki T., Mori T., Sanada H., Elevated plantar pressure in diabetic patients and its relationship with their gait features, *Gait & Posture*, 2014, 40(3) : 406-414.

第5章
看護理工学研究の様々な手法

5.1 総　論

　看護・医療の臨床の場，看護研究の様々なプロセスにおいて，看護理工学の多様なアプローチが客観性や迅速性あるいは信頼性といった面から有用である．これまでの章でも見てきたように，そこでは多くの機械・機器や器具が用いられる．また技術をベースとして生物学的あるいは工学的な手法も数多く確立している．看護で活用できる医用機器や器具は必要性とともに適用可能性により種類が累進的に増えてきており，またその性能や機能も高度化している．一方，序章でも触れているように，機器の進歩が必ずしも患者や医療者の快適性や安寧・安心感につながっていないこともしばしばである．機械に拘束され機器類に束縛されたようなイメージと看護ケアが念頭におく価値観との間に乖離があり，相容れないこともある．看護理工学的視点はここを補いつつ良い方向へ導くことを目指すものでもある．

　医療用の機械や機器あるいは技術に基づくケア手段や研究手法は，これまで主として病院をはじめとする医療機関や介護施設などにおいて活用されてきた．これからは，より広く多様な施設さらには在宅・家庭での利用が広がり，さらには外出時にも常時機器を身に付けて使用される機会が増える．医療機械や機器の有効利用，ケア向上のための機器改良や新規開発，看護の新たな方法の有効性を実証するための客観的計測や解析など，看護理工学的方法論，看護理工学的アプローチを知る必要性は今後重要となってくる．看護の本質は本来健康の維持・増進に基づく予防的で自然療養的な視点であるはずであり，そこ

から病人や障害を抱える人の支援や援助の過程につながる．

　看護においては，看護師の専門性と知識を核としつつ，患者やその生体情報を取り巻く環境情報の計測・収集，患者情報や医療情報の記録や管理，常態のモニタリングや異変の検知，検査やその補助，治癒促進や治癒遅延の解消，教育と学習支援，看護師自身やケアの記録・蓄積，説明の補助，多職種連携支援，さらには機器・器具の協調開発などといった看護理工学的アプローチが役立つ状況は多々ある．

　看護用機器・器具だけでなく，診断用機械・機器，治療用機械や機器・器具など，機器類だけ考えても活用を待つ多くのものがある．看護において，血圧計，体温計，心電計や心電図モニタ，血圧モニタ，パルスオキシメータは臨床においても研究においてもよく用いるものであり，また加温器，深部体温計，持続吸引器などは治療の場や治療補助の研究において扱うこともある．医療関連機器だけでなく，撮影器具，特にデジタルカメラや近赤外カメラ等も用いられる．電子聴診器，生体情報モニタ，電動ベッド，褥瘡予防マットレスなどは治癒を見護る臨床の場のみならず，患者の日常的な状態を重視する看護研究において有効に使われるものであろう[1]．

　看護理工学的アプローチでは，機械・機器において非侵襲性，無拘束性そしてリアルタイム性を重視する．看護師をはじめとする医療者・ヘルスケアプロフェッショナルはもちろんのこと，患者や家族へのビジュアライゼーションを大切にする．

　本章では，これまでも看護の臨床研究において利用されてきた体温計，心拍計，血流計あるいは生体情報モニタに比べ，活用度が低かったサーモグラフィやエコーといった非侵襲的でリアルタイム計測が可能であり，データの画像化で客観性と可視化性も特長とする機器についてその有用性や可能性を示す．また，バイオプシーが困難な状況や基礎的な動物実験において倫理的にも広く用いられていくと考えられるブロッティングと呼ぶ非侵襲的な技術を紹介する．さらにこれまでの看護研究の特徴であり優れた点でもあった質的研究において計測データや画像データが十分に活用されてこなかったことに対するアプローチ法の一つとして提案している質的スケッチ技法を例に，客観的なデータと抽象化を含む解釈の両面からの現象理解・本質把握の方法論の看護理工学アプロ

ーチにおける発展可能性を示す.

5.2 サーモグラフィ

5.2.1 サーモグラフィの種類

　サーモグラフィは，物体表面の温度を画像化する装置である．サーモグラフィには主にテレサーモグラフィとコンタクトサーモグラフィの2種類がある．テレサーモグラフィは物体より放射する遠赤外線を接触せずに検出し画像化するものである．コンタクトサーモグラフィは薄い液晶プレートを物体表面に密着して測定するものである．いずれも1点の温度値ではなく，二次元として広範囲の温度分布を映像化することが可能であり，効率的かつ確実に異常温度箇所をリアルタイムに検出できる．また，テレサーモグラフィは離れたところから測定することができるため，高所や危険で近づけないものでも，計測が可能であるという利点がある．さらにテレサーモグラフィは，技術の進歩とともに温度分解能，画像の精細化，撮影の高速化など飛躍的に進化し，応用範囲を広げてきた．本節ではテレサーモグラフィに焦点をあてて説明する．

　サーモグラフィは，医療では主に体表面の皮膚温度を測定し，血流評価などに用いられており，建築では外壁タイルの浮きの確認，電気設備の劣化調査，さらに軍事分野でも用いられている．本節では医療分野における，特に人体を対象とした皮膚温の計測に用いることを中心に説明する．

5.2.2 赤外線サーモグラフィの原理

　人体から発生する遠赤外線を検出し，絶対温度を算出する．絶対零度以上の熱源は必ず赤外線を放射している．熱源より放射される全エネルギー M は完全黒体[1]（放射率 $\varepsilon=1$）では $M \fallingdotseq \delta T^4$ $(W \cdot m^{-2})$ の式（ステファン・ボルツマンの式）が成り立つ（δ は定数，T は絶対温度）．生体は波長 $0.2 \sim 15 \mu m$ の範囲で $\varepsilon=0.98 \sim 0.99$ とほぼ黒体に近い放射率であることから，ステファン・ボルツマンの式を適用できる．つまり，エネルギー（M）を計測すれば，絶対

　1）完全黒体とは外部から入射する熱放射など（光・電磁波による）を，あらゆる波長にわたって完全に吸収し，また放出できる物体．

温度（T）が算出可能である．

5.2.3 サーモグラフィ装置の構成

赤外線検出素子はペルチェ素子などで冷却される．人体から放射された赤外線をゲルマニウムレンズにより集光し，赤外線検出素子に結像させる．結像された赤外線熱像は基板上の増幅器によって，信号が増幅される．増幅された信号は，アナログ・デジタル変換器によってデジタル変換され，中央処理装置で人体からの放射光と，人体からの反射光や赤外線サーモグラフィ自身の内部からの放射光を除去する補正処理や，画像処理が行われる．ステファン・ボルツマンの式を適用し，エネルギー量を体表面の温度に換算して，温度に応じて色分けされた熱画像が液晶画面に表示される（図5-1）．

5.2.4 皮膚温度に影響する因子

皮膚温度に最も影響を及ぼす因子は皮膚血流である．血流量の少ない皮膚では低温となり，血流量が多い皮膚では高温になる．ヒトは恒温動物であり，内部の重要臓器の温度がほぼ一定値を保持するようになっている．体外における

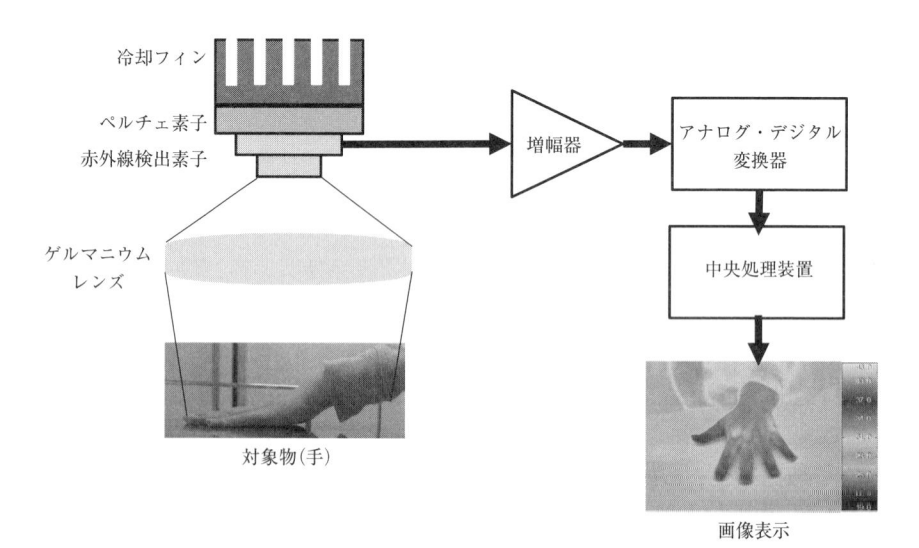

図 5-1　サーモグラフィ装置の構成

温熱環境の変化や体内における産熱の変化により皮膚血流の変化や発汗が起こり，体表からの熱放散を調整し，内部の重要臓器の温度を一定に保持している．

外的因子としては，室温，温度，気流，音，着衣の量，周囲熱源の有無，化粧の塗布などが影響する．内的因子としては，脂肪層の厚さ，組織の代謝熱と熱伝導，深部温，蒸散熱，季節差，概月および概日周期，薬物，精神状態などが影響する．

その他，相互放射（相互干渉）やヒステリシス現象にも留意する必要がある．相互放射は向かい合った皮膚表面からお互いに放射する赤外線によって互いの皮膚温に影響をもたらすことである．ヒステリシス現象はある状態が，例えば現在加えられている力だけでなく，過去に加わった力に依存して変化することである．被検者が同一で，外界の温熱環境を一定に設定しても，皮膚温はその前に被験者がどのような温熱環境下にいたかという経過によって異なり，必ずしも同一の値をとるとは限らない．

5.2.5 サーモグラフィの臨床的意義

サーモグラフィの適用領域を表5-1に示す[2]．

5.2.6 検査方法

室温は25℃，相対湿度50〜60%とする．ストーブなどの熱源は電源を切る．

被検者には検査前に検査の目的・内容・方法を十分に説明して同意を得る．検査直前の飲食，飲酒，喫煙，運動は禁止する．検査室の温度や環境に慣れるための馴化時間を15〜30分とり，安静にする．口紅，マニキュア，アクセサリー，メガネなど画像に影響するものは取り除く．痛みや血管造影など心身に負担のあった検査の後は1〜2日後に行う．

検査中に突然の人の出入りがないように配慮する．プライバシーを確保する．体位や撮影範囲を工夫するとともに，相互放射を少なくする（図5-2）．片側性の疾患の場合には，必ず健側と患側の左右同時撮影をする．通常0.5℃以上の左右差は病的であり，1℃以上の差は異常と考えられる．

表 5-1 サーモグラフィの臨床的意義

適応領域	適応疾患例	診断原理
血行障害	動脈狭窄・閉塞性疾患，動脈瘤，動静脈瘤，血管奇形，リンパ浮腫などの疾患，血流に影響を及ぼす薬剤・治療法の効果の経過観察，移植皮膚片の活着状況の判定，インポテンツの病態分析	組織血流量の推定と血流分布または異常血管による温度分布異常の発見
代謝異常	多くの皮膚疾患，皮下組織疾患など	組織代謝率の異常部位の発見
慢性疼痛	慢性疼痛症，頭痛，後頭神経痛，三叉神経痛，内臓関連痛，脊椎神経根刺激症状（椎間板ヘルニアなど）などの筋神経疾患および間歇性跛行など	侵害受容器由来の慢性疼痛と血管性疼痛および筋肉虚血性の疼痛の存在部位の温度異常分布の発見
自律神経障害	自律神経疾患，脊髄神経疾患，および交感神経系に影響を及ぼすと思われる神経疾患，神経ブロックの効果判定，麻酔深度および部位の判定，レイノー疾患の各種負荷による分析，電気刺激の効果測定	自律神経系ごとに交感神経系の活動度の神経皮節温度分布（thermatome）による分析，負荷反応分析
炎症	各種表在炎症，リウマチ様関節炎，慢性炎症の経過観察や消炎剤の治療効果の判定	炎症による高温の発見と指標化による炎症の程度で判定
腫瘍	乳房腫瘍，甲状腺腫，皮膚腫瘍，骨肉腫，陰囊水腫，その他の表在性腫瘍，転移腫瘍の発見と悪性度の判定	代謝率の異常による鑑別診断，動静脈吻合による高温皮膚静脈の発見
体温異常	神経性食思不振，温度中枢の異常を思わせる疾患，ショックのモニタ	体温の異常と体温の末梢温の較差のモニタ

5.2.7 撮影の実際

測定機器は撮影目的に適したものを選択する．温度測定範囲，最小検知温度差，測定精度，視野角，熱画像画素数，質量，国外への持ち出し可否などを検討する．温度測定範囲は対象物の温度が測定範囲内にあるものを選ぶ．最小検知温度差および測定精度は対象物の検出したい異常温度を考慮して選択する．視野角は測定する環境（対象物と測定場所との距離など）にあったものを使用する．熱画像画素数は対象物の検出したい異常温度部位（範囲）の細かさ（大きさ）により選択する．サーモグラフィを持ち運ぶ際には質量の小さいものの方が便利である．海外での調査などでサーモグラフィを国外に持ち出す際には，製品によっては，素材や技術が軍事転用されることを防ぐため，輸出手続が必要なことがある．

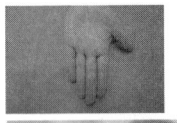

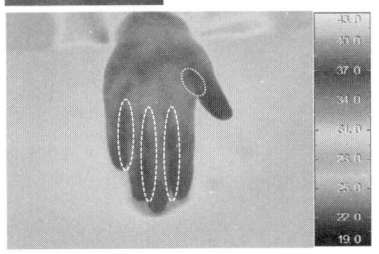

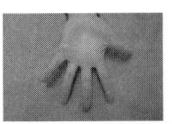

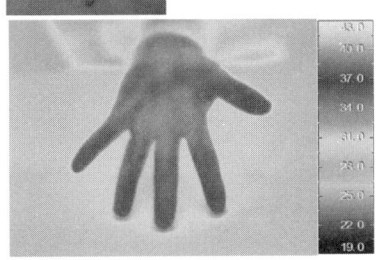

指間を閉じて撮影した場合　　　　　　　　　　　　指間を広げて撮影した場合

指間を閉じて撮影した場合，指間（点線部）の皮膚温が高くなってみえる（相互放射）．このような現象がないよう，皮膚が重ならないように体位を工夫する必要がある．

図 5-2　相互放射

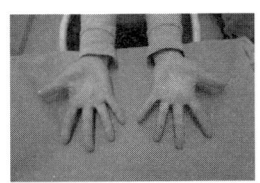

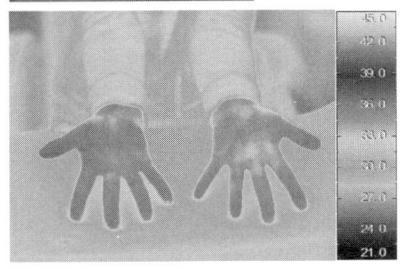

フォーカスが合っている　　　　　　　　　　　　フォーカスが合っていない

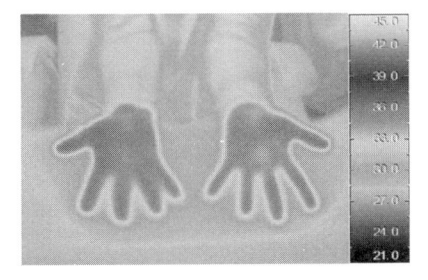

フォーカスが合っていない場合，対象物の輪郭がぼやけてみえる．正しい皮膚温度の測定のためにもフォーカスを合わせて撮影することが必要である．

図 5-3　フォーカス

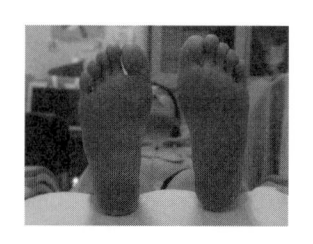

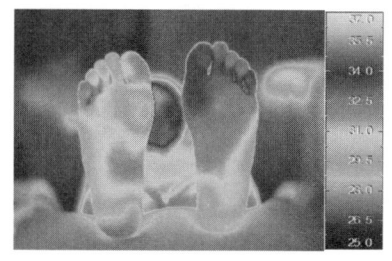

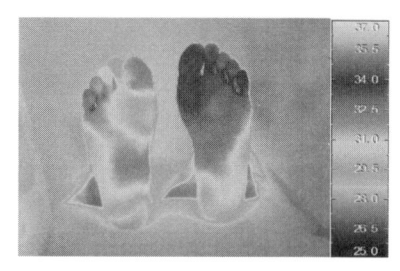

|布なし|布あり|

背景が分析の支障となることがある．仰臥位で足底のサーモグラフィを撮影する場合，布を背景とすると，顔などが背景に映ることを避けることができる．

図 5-4　背景

　プロトコルは，馴化時間を考慮する．サーモグラフィの撮影の前に測定部位に接触が必要な測定項目は入れない．

　測定前には，環境反射補正，不均一性補正を行う．撮影時はフォーカスを合わせる（図5-3）．オートフォーカスの場合は測定部位を中央に配置する．撮影目的により，背景やマーキングを工夫する．対象物の背景に布を使用すると周囲の物の赤外線を遮断でき，対象物のみの画像を作成することができる（図5-4）．可視化像と同時に撮影できない場合，赤外線画像だけでは，測定したい部位が特定できないことがあるため，マーキングと一緒に撮影する方法がある（図5-5）．

5.2.8　分　　析

　サーモグラフィ画像の分析には，定量分析と定性分析がある．定量分析では，専用ソフトを用いて，指定点，指定範囲の最高温度，最低温度，平均温度

図5-5 マーキング

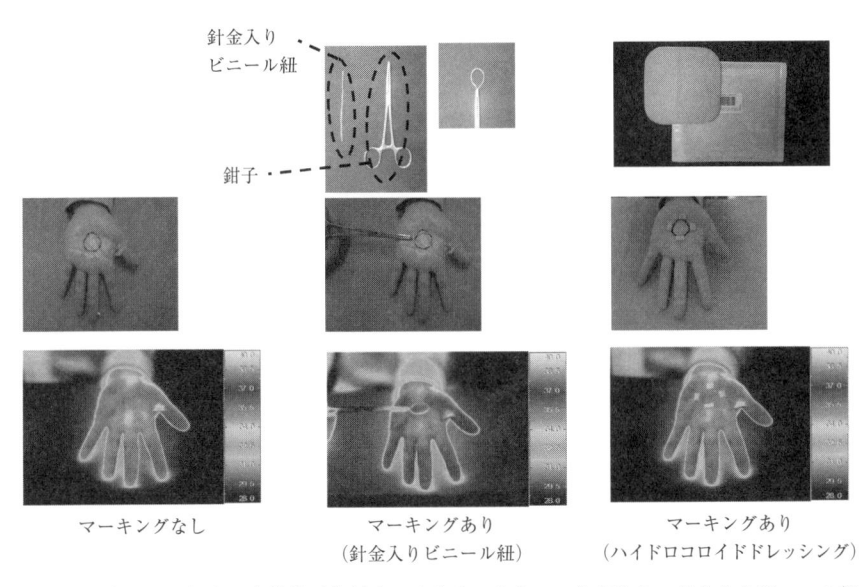

部位を特定したい場合，赤外線画像だけでは特定できないことがある．針金入りビニール紐（図では鉗子の先にはさんで使用）やハイドロコロイドドレッシング（図では小さく切って特定したい部位の縁に沿って貼布）などのマーキングを一緒に撮影することで，部位を特定できる．

などの算出を行う（図5-6）．定量評価では，ヒステリシス現象や撮影条件に留意する必要がある．つまり，同一画像内での皮膚温度の比較は可能であるが，画像間の比較（個体内の経時的変化，個体間比較）には留意が必要がある．

　定性評価では，皮膚温度の分布をパターン化する方法がある．設定した温度の範囲などにより画像の見え方が異なるため，条件を統一する必要がある（図5-7, 5-8）．

5.2.9 研究例

　サーモグラフィを使用した研究の例を示す[3]．

　骨髄炎は糖尿病足潰瘍の最も重度の合併症の一つであり，早期発見が重要である．サーモグラフィを用いた骨髄炎のスクリーニングの有用性を評価するために，著者らは糖尿病足潰瘍と骨髄炎を有した患者のサーモグラフィ所見を調

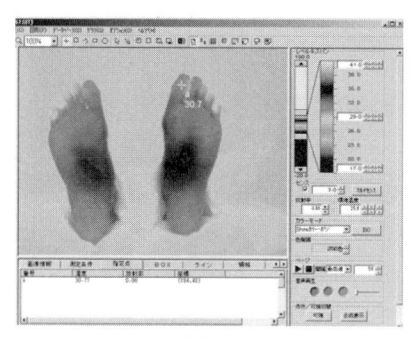

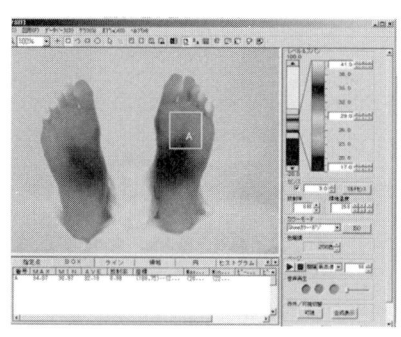

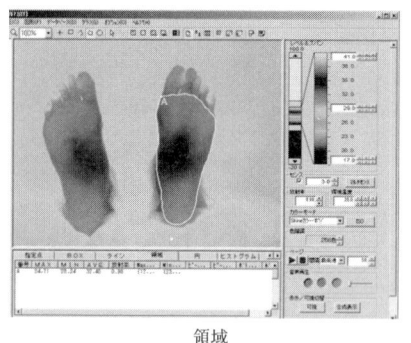

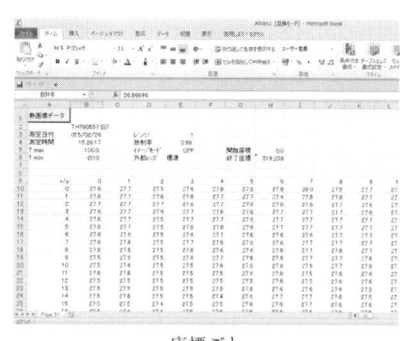

指定点	BOX
領域	座標ごと

専用ソフトを用いて，指定点，指定範囲の最高温度，最低温度，平均温度などの算出を行うことができる．座標ごとの温度をエクセルに表示することもできる．本症例では NS9200 software（Avio，東京，日本）を使用した．

図 5-6　定量分析の例

査した．

　対象者は2010年6月から2012年7月に総合病院の皮膚科を受診し，核磁気共鳴画像法（Magnetic Resonance Imaging：MRI）とサーモグラフィ検査を受けた糖尿病足潰瘍患者18名，20部位であった．骨髄炎はMRIで診断された．サーモグラフィは15分以上の安静臥床後，創部と下腿を撮影した．サーモグラフィ画像分析ソフトを用いてサーモグラフィ画像の温度のセンス（スケールの目盛りの間隔）を1.5℃に統一した．2名の創傷管理を専門とする研究者が皮膚温上昇の範囲を評価した．

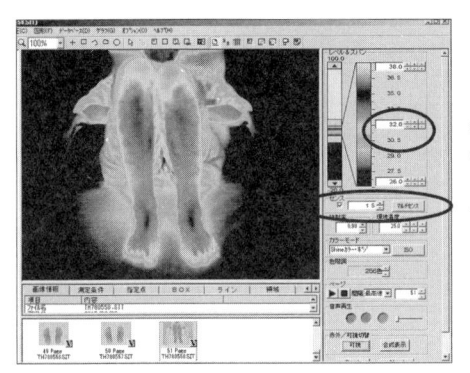

定性評価では，一定の条件で比較検討するために，センスを統一し，中央値を適切に調整することが必要である．

図 5-7　定性評価のための準備（中央値とセンスの設定）

その結果，サーモグラフィ画像は，創周囲のみ上昇，足関節まで上昇，膝まで上昇の3つのパターンに分類された（口絵5）．足関節まで上昇したパターンは，骨髄炎を有する者が有意に多かった（表5-2）．陽性適中率は100%であり，陰性適中率は71.4%であった．足関節まで皮膚温が上昇したサーモグラフィ所見は，骨髄炎のサインかもしれない．したがって，サーモグラフィは糖尿病患者において骨髄炎をスクリーニングするのに有用である可能性がある．

5.2.10　サーモグラフィを研究に使用する際の留意点

サーモグラフィは非侵襲，簡便，リアルタイムに温度分布を視覚化することができる．従来，環境管理がされた検査室で使用されてきたが，室温，風，熱源，馴化時間，プロトコルの工夫など，撮影条件に留意すれば，ベッドサイドでも応用可能である．しかし，画像間での皮膚温度の定量比較は，皮膚温度の特性や撮影条件が影響することがあり，留意する必要がある．

5.3　超音波画像検査法

超音波画像検査（エコー検査）は，他の医療画像診断装置（Computed To-

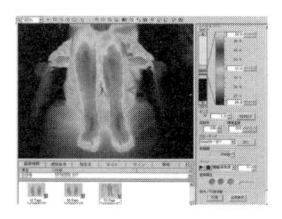

中央値 32℃　センス 1.5℃

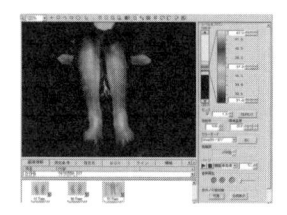

中央値 37℃　センス 1.5℃

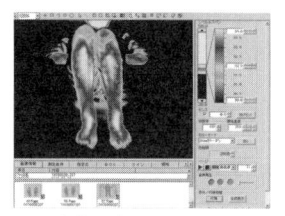

中央値 32℃　センス 0.5℃

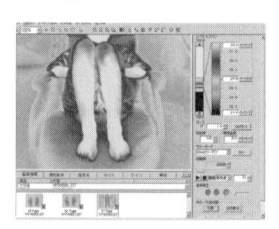

中央値 27℃　センス 1.5℃

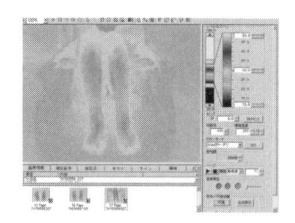

中央値 32℃　センス 5.0℃

同じデータでも，中央値やセンスを変化させると，異なった画像に見える．定性評価ではこれらの条件を一定にする必要がある．

図 5-8　中央値とセンス（スケールの目盛りの間隔）の設定による画像の変化

mography：CT，Magnetic Resonance Imaging：MRI）に比べて苦痛や被ばくなどの危険がなく，身体内部を非侵襲的に可視化することができる．また，エコー検査装置以外には特別な機器を必要とせず，看護師が患者のベッドサイドでリアルタイムに繰り返し実施可能であることから，エコー検査は極めて利便性に優れたツールと言える．そのため，日々の看護ケアにおいて，病態の重症度や経過のアセスメント，看護行為の有効性や安全性を高めるための補助として利用可能である．しかし，その画像の読み方は主観的で，プローブ（探触子）の当て方ひとつで得られる画像が異なることから，看護師がエコー検査を用いるには，超音波の原理，写したい部位の解剖学的知識，病態的メカニズムを理

表 5-2　サーモグラフィ画像と骨髄炎

	骨髄炎 あり（n=10）	骨髄炎 なし（n=10）	p
創周囲のみ皮膚温上昇			1.000
あり	0 (0.0)	1 (10.0)	
なし	10 (100.0)	9 (90.0)	
足関節まで皮膚温上昇			0.011
あり	6 (60.0)	0 (0.0)	
なし	4 (40.0)	10 (100.0)	
膝関節まで皮膚温上昇			0.170
あり	2 (20.0)	6 (60.0)	
なし	8 (80.0)	4 (40.0)	

n (%), Fisher's exact test
創周囲のみ皮膚温上昇：皮膚温の上昇が創周囲のみに見られる
足関節まで皮膚温上昇：皮膚温の上昇が足関節まで拡張している
膝関節まで皮膚温上昇：皮膚温の上昇が膝関節まで拡張している

解したうえで，適切な機器の選択，頭の中で画像の可視化，画像から状態の正常／異常の判断ができる能力が必要となる．本節では，まずエコー検査を取り扱う上で必要な超音波に関する知識を述べたのちに，実際の臨床で使用可能な観察方法と代表的な例，技術開発のために行った研究を紹介する．

5.3.1　超音波の原理[4]

　超音波とは，人が聞こえる音の周波数（20 Hz～20,000 Hz）より高い周波数の音のことであり，診断用超音波装置には，非常に高い周波数 3.5 MHz～20 MHz（1 MHz=1,000,000 Hz）が使用されている．エコー検査では，生体内に超音波を発射すると臓器・組織から反射が返ってくる性質を利用している．
　超音波は，プローブから放出され，生体内を伝搬する．超音波には「減衰」・「反射」・「屈折」といった特性がある．「減衰」とは，音波が生体内を進むにつれて次第に音圧が減少することを指す．「反射」とは，音響インピーダンスの異なる組織の境界面を通過する際に起こり，音響インピーダンスの差が大きいほど反射強度は強くなり，骨が最も高く，空気が最も低い（表 5-3）．「屈折」は，音速の異なる組織の境界面でみられ，これらの要素によりエコー

表 5-3　人体組織内の音速と音響インピーダンス値

	音速 (m·sec^{-1})	音響インピーダンス (kg·m^{-2}·sec^{-1})×10^6
骨	4080	7.80
肝臓	1550	1.66
血液	1570	1.62
水	1480	1.52
空気	340	0.00043

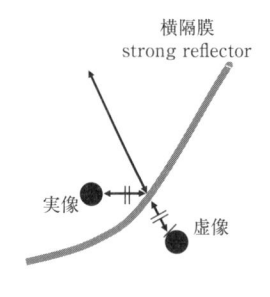

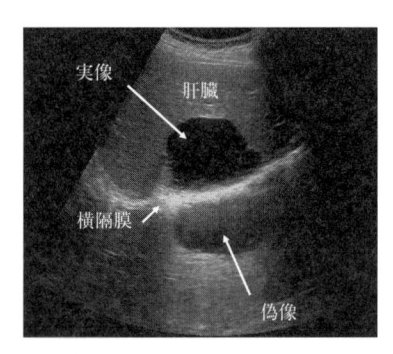

図 5-9　鏡面現象による虚像（アーチファクト）

画像が作り上げられ，また，アーチファクト（偽像）が発生する原因となる．アーチファクトには画像の評価を困難にする多重反射，サイドローブ，鏡面現象や，診断の手助けとなる音響陰影，音響増強などがあり，アーチファクトの特徴を十分に理解することが重要である．鏡面現象では，例えば肝臓内に嚢胞（実像）を認めるが，横隔膜が鏡の役割となり，対側に嚢胞の虚像を認めることにもなる（図 5-9）．

また，周波数は観察できる距離（深さ）と，その画質（解像度）を左右する重要な要素となる．例えば，周波数が"高い"と，浅い部分の画質は向上するが，深い部分は観察できない．逆に周波数が"低い"と，深部の観察に適しているが，高周波に比べて浅い部位の画質が低下する特徴がある（図 5-10）．よって，目的とする部位に合わせて周波数を設定しなければならない．

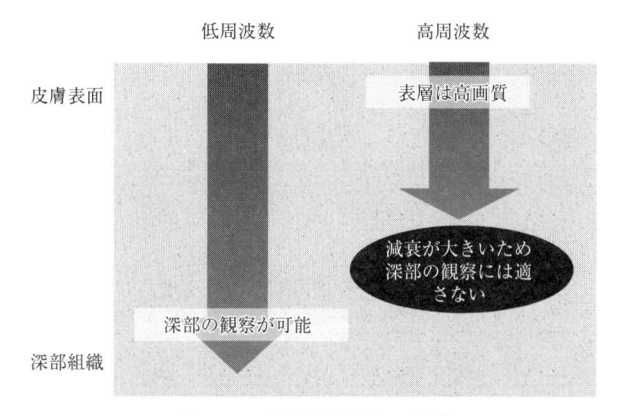

図 5-10　周波数と減衰の関係

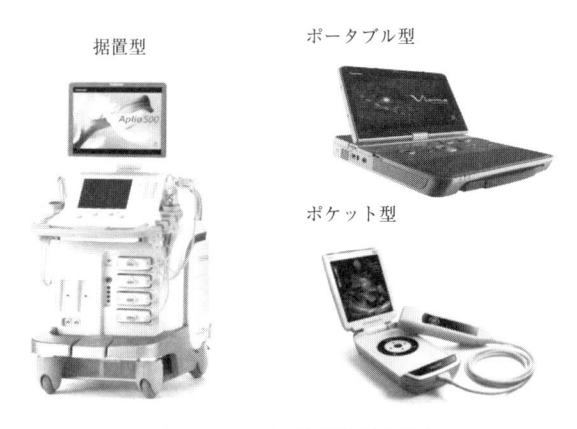

図 5-11　エコー検査装置の分類

5.3.2 エコー装置の概要[5]

　エコー検査装置はCT，MRIと異なり，100 Vの家庭用電源にコンセントを挿し，装置のスイッチを入れさえすれば，簡単に利用することができる．現在，使用しているエコー検査装置には，3つのタイプ（据置型，ポータブル型，ポケット型）があり（図5-11），目的に応じて使い分けられている．据置型は，通常エコー室などに装備され，持ち運んで使用することは少ない．ポータブル型は，病棟，手術室，救急外来，診察室など，持ち運ぶことができる．

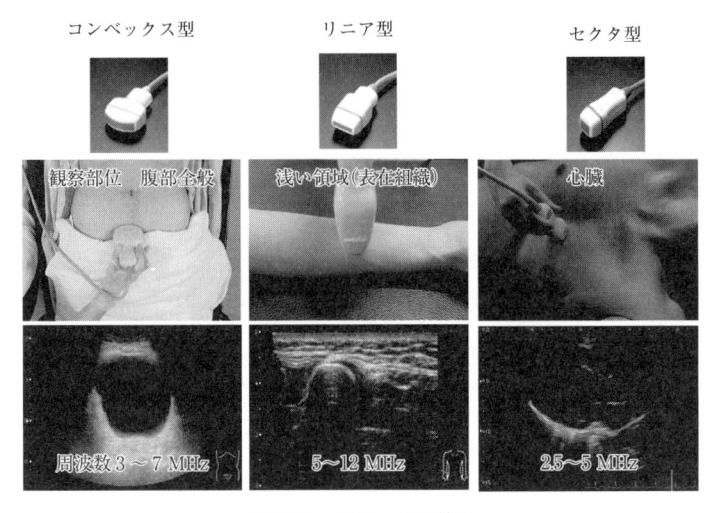

図 5-12　プローブの種類

ポケット型は，在宅や災害医療現場など，より手軽に使用することができる．プローブはエコー検査装置で最も重要な部分であり，その先端に振動子を多数配列し送信と受信を繰り返している．プローブには，大きく3つのタイプ「コンベックス型」「リニア型」「セクタ型」があり，これらは超音波のビーム方向に違いがあり，使用するプローブが異なると画面の映り方が大きく異なり，適切なプローブを使用しないと明瞭な画像を得ることができない．そのため，観察する目的部位に合わせて使い分けている（図5-12）．

5.3.3 エコー画面の見方[5]

エコー画面の映し方は，一般的に体幹と四肢に対して縦と横の走査方法で行われる．体幹の縦断走査は，モニタ画面の"左側"が，患者の"頭側"で，体幹の横断走査は，モニタ画面の"左側"が，患者の"右側"になる走査方法である（図5-13）．四肢の縦断走査は，モニタ画面の"左側"が，患者の"近位側"となる．四肢の横断走査は，モニタ画面の"左側"が，四肢の"外側"となり，左の四肢の横断走査は，モニタ画面の"左側"が，四肢の"内側"になる走査方法である（図5-14）．

膀胱の縦断走査　　　膀胱の横断走査

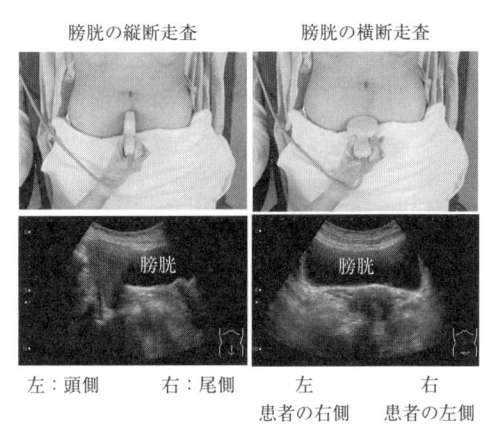

左：頭側　　右：尾側　　左　　　　右
　　　　　　　　　　　患者の右側　患者の左側

図 5-13　エコー画面の見方（体幹）

右大腿動脈の縦断走査　右大腿動脈の横断走査

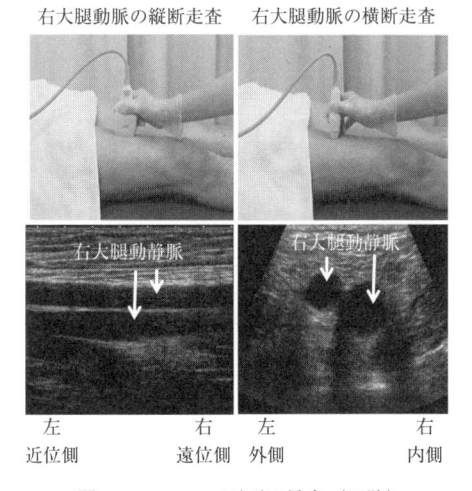

左　　　　　右　　　左　　　　右
近位側　　遠位側　　外側　　内側

図 5-14　エコー画面の見方（四肢）

5.3.4 エコー画像の表現方法 [5, 6]

　エコー画像は，周囲組織との比較により，周囲組織よりも白く表現される高エコー像，周囲組織とほぼ同様の輝度である等エコー像，周囲組織よりもやや黒く表現される低エコー像，真黒く表現される無エコー像で表現する（図5-15）．組織や病変部の性状により異なる．無エコーとは，内部エコーが全く見

158

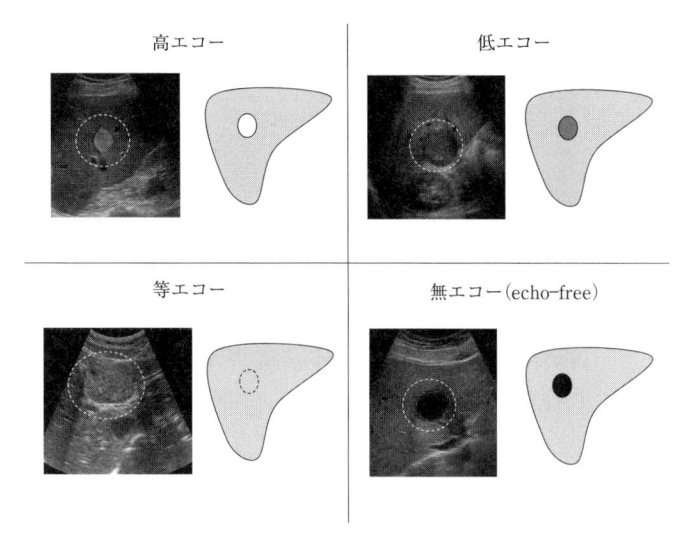

図5-15 エコー画像の表現方法

られない状態で液体貯留を反映している．また，エコー画像には組織や病変部の観察のほか，いくつかの臨床での適用方法がある．1）血流評価は，赤色がプローブに近づく血流で，青色はプローブから遠ざかる血流を示している．例えば，上腕の縦断走査によるエコー像で，低エコー腫瘤と内部に流入する栄養血管がカラードプラで明瞭に描出されている（口絵6A）．2）サイズ測定の代表的な例としては膀胱尿量があり，膀胱の縦断面と横断面のエコー画像で，膀胱尿量を計測できる（A：上下径，B：奥行，C：横径，尿量＝A×B×C×0.5）（口絵6B）．3）位置や動きの観察によるケアの確認などが可能である．例えば，前腕の縦断走査によるエコー像で，橈骨静脈内の静脈弁の動きをリアルタイムに描出することができる（口絵6C）．

5.3.5 エコー検査の実際

エコー検査を用いた看護技術には，1）状態の評価，2）以前の状態からの変化の評価，3）看護ケアの補助の3つの利用方法がある．ここでは，これら3つをふまえながら超音波検査を用いた看護ケアの主な流れについて説明する（図5-16）．

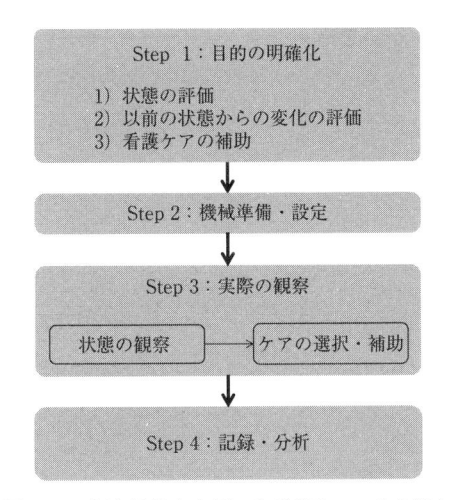

```
┌─────────────────────────┐
│ Step 1：目的の明確化      │
│  1) 状態の評価           │
│  2) 以前の状態からの変化の評価 │
│  3) 看護ケアの補助       │
└─────────────────────────┘
            ↓
┌─────────────────────────┐
│ Step 2：機械準備・設定    │
└─────────────────────────┘
            ↓
┌─────────────────────────┐
│ Step 3：実際の観察        │
│ ┌─────────┐   ┌─────────┐ │
│ │状態の観察│ → │ケアの選択・補助│ │
│ └─────────┘   └─────────┘ │
└─────────────────────────┘
            ↓
┌─────────────────────────┐
│ Step 4：記録・分析        │
└─────────────────────────┘
```

図 5-16　超音波検査を用いた看護ケアの主な流れ

(ⅰ) 目的の明確化

　エコー検査の目的は，1) 状態の評価，2) 以前の状態からの変化の評価，3) 看護ケアの補助により観察点が異なることや，観察したい部位によって用いる機器が異なることから，意図する画像を得られるように"どこ"の，"何"に注目したいのか，事前に目的を明確にすることが重要である．

(ⅱ) 機械の準備・設定

　明確になった目的に対し，適切な機器・プローブ・エコーゼリーの選択，感染防止のためのプローブカバー等の必要物品やプロトコルの検討を行う．また，エコー検査のメリットとしてリアルタイムな動きを観察できる点があるため，機能評価を行いたい場合は動画取得方法を検討すると良いだろう．

　スムーズな観察を行うためにも，画像の見方について，目的部位の解剖と正常像の理解を必ずしておく．

(ⅲ) 観察の実際

　観察部位によっては患者に羞恥心を抱かせるようなこともあるため，観察部位以外の部分はバスタオル等で覆い露出部分が少なくなるよう配慮し，検査中

に突然の人の出入りがない環境をつくる.

観察はプロトコルに基づいて行うが,複数の画像を取得することになるので撮影部位と方向を記録しておくことが重要である.看護ケアの補助として使用する場合は,患者のケアへの協力を得るためにも,検査の目的・内容・方法を十分に説明する.

(iv) 記録・分析

エコー画像は記録しておけば,経過を追った評価ができることから,検査画像は測定部位や方向,所見などの簡単なコメントと共に必ず保存する.

エコー検査はもともとプローブから放出された超音波から作り出された画像データであるため,可視化したい身体的状態を表す定量的・定性的データに変換し(測定変数の決定),分析する必要がある.エコー検査自体には,プローブの当て方などで得られる画像が変動しやすい特徴があるため,エコーを用いて研究を始める前には,エコー測定の妥当性と信頼性を検討することが特に重要である.詳しい妥当性・信頼性の説明については第2章3節を参照いただきたい.

5.3.6 臨床でのエコー画像の評価方法

看護の現場で明日からすぐに活用できるエコーの利用方法について述べる.

(i) 表在の観察(褥瘡)[6-9]

褥瘡の評価は,一般的に視診や触診によって行われるが,深部の評価は困難である.そこで,エコーを使用することにより,深部組織損傷や皮下ポケット,壊死による深さ判定不能,発赤,水疱など,褥瘡の内部評価が可能となる.先ず初めに必要な基礎的知識としては,観察部位の人体解剖と正常エコー画像を理解しなければならない(図5-17).

初回のエコーでは,褥瘡部位を中心として広範囲に観察し,異常所見を検索する.異常所見を認めた場合には,その位置をマーキング(シェーマや写真にて記録する)し,縦断走査と横断走査にて静止画と動画を記録する.なお,異常所見のエコー画像評価は,褥瘡部のエコー観察フローチャートに基づいて評

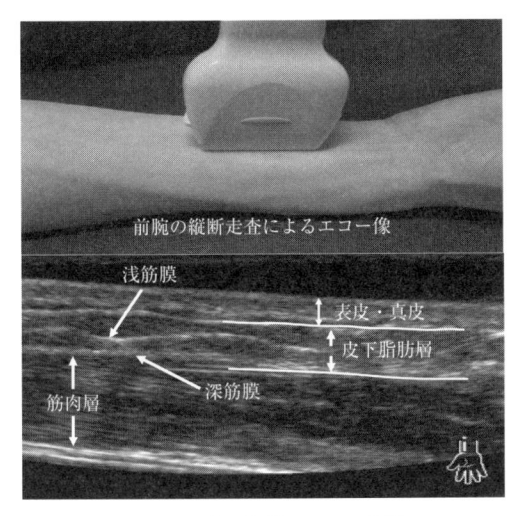

図 5-17　皮下組織のエコー解剖

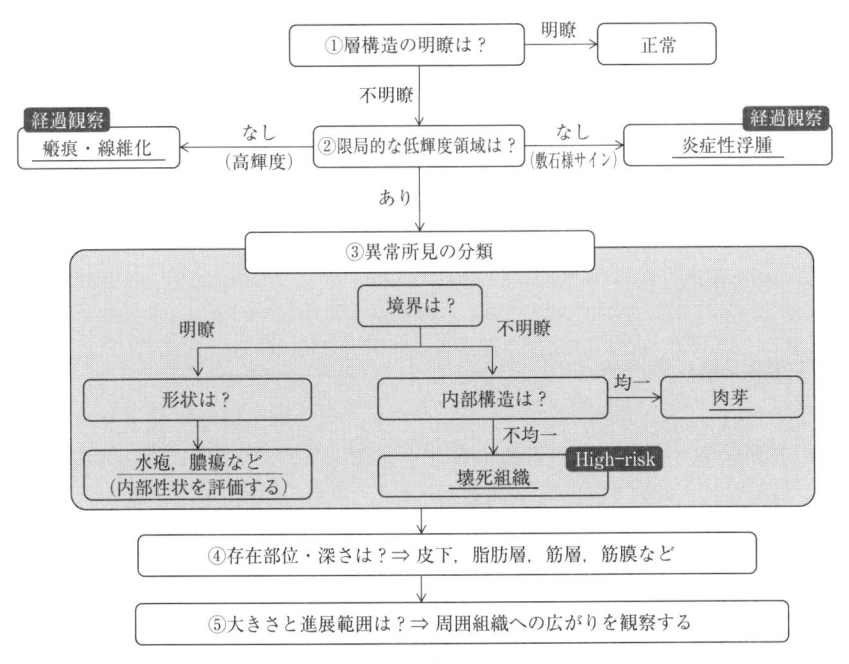

図 5-18　褥瘡部の観察フローチャート

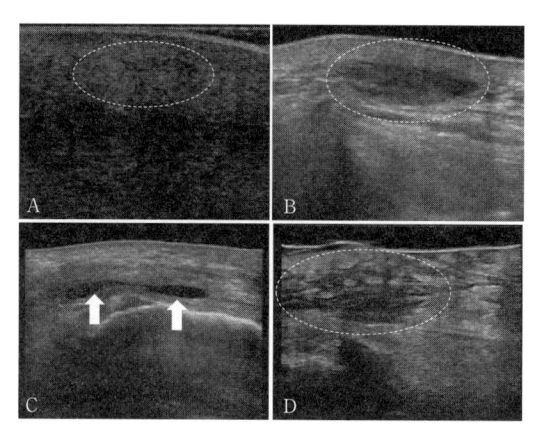

図 5-19　褥瘡のエコー画像症例

価する（図 5-18）．また，記録（エコー画像，褥瘡写真）は整理し，今後のケア方針に役立てる．2 回目以降は，前回指摘した異常所見の経過観察を中心に進める．ただし，前回のエコーで正常と評価した領域も再度観察（スクリーニング）する．定期的に経過観察した褥瘡症例を図 5-19 に提示する．皮下浮腫像は，皮下脂肪層が不明瞭で浅筋膜が消失する（図 5-19A）．肉芽のエコー像は，皮下脂肪層に低エコー域を認める（図 5-19B）．液体貯留（関節内水腫）は，筋層内に明瞭な無エコーを認める（図 5-19C）．膿瘍は，皮下脂肪層から筋層にかけて不均一な低エコーと高エコーが混在した Cloud-like 像として認める（図 5-19D）．

(ⅱ) 静脈留置カテーテル[10]

　静脈内注射などの静脈穿刺は，看護師が行う日常的な医療行為であり，患者への苦痛軽減と安全な穿刺技術が要求される．また，カテーテルの静脈留置は，静脈炎や血管外漏出による皮膚障害を起こす可能性があり，異常の早期発見に努めなければならない．そこで，エコーを用いた穿刺部の描出により誤穿刺の有無を正確に確認することで，穿刺トラブルを減らすことが可能である．前腕の縦断走査によるエコー像では，肘正中皮静脈内に留置された静脈内カテーテルが確認できる（図 5-20）．

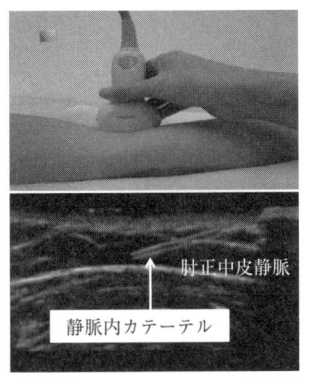

図 5-20　エコー下による末梢静脈留置カテーテルの確認

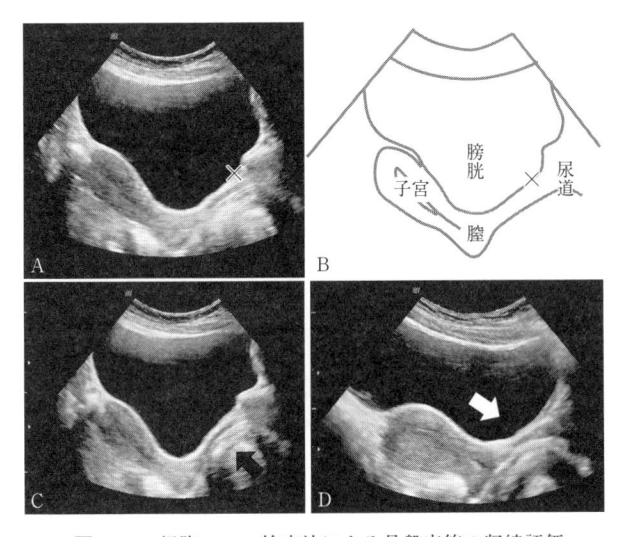

図 5-21　経腹エコー検査法による骨盤底筋の収縮評価

5.3.7　エコーを用いた研究例

　腹圧性尿失禁を予防する方法として骨盤底筋訓練の口頭指導が主に行われるが，骨盤底筋の収縮方法を十分学習できないと訓練を継続できないという問題がある．そこで，エコーを用いて骨盤底筋の収縮を可視化することが，骨盤底

筋の収縮方法を学習することで有用性を与えるかについて調査した．

　経腹エコー検査法による骨盤底筋の収縮評価の開発と妥当性検証を行った[11]．まず骨盤底筋の収縮の描出のため，2Dコンベックスプローブ（2-5 MHz）を恥骨直上の腹部に矢状面が描出できるように置く．骨盤底筋を収縮させると，膀胱底部の尿管間隆起から尿道へ移行する部位（図5-21A, B，"×"の部分）が，骨盤底筋の収縮に伴い腹部側へ挙上する（図5-21C）．これは正しい収縮ができていると判断できるが，一方で骨盤底筋の収縮機能が弱く腹筋等の同時収縮が伴う場合には背部側へ下降する（図5-21D）．この膀胱底部の動く距離が，直接的な骨盤底筋の観察と高い相関があり（ピアソンの積率相関係数 $r=0.772$, $p<0.001$），骨盤底筋の収縮機能を間接的に評価できる指標として使用可能であることを確認した．

　そこで，次に膀胱底部の動きを用いた骨盤底筋のバイオフィードバック効果の検討のために，2010年6月から2011年6月までに正期産で出産した女性73名に対し産後3か月間の訓練を行った[12]．その結果，骨盤底筋の正しい収縮ができた回数は，訓練1回目終了時には平均 $6.3±3.6$ 回であったのに比較して，3回目以降は有意に正しい収縮回数の増加が認められた（$p<0.001$）（図5-22）．また，骨盤底筋収縮の運動学習は，自宅での訓練実施回数と関連が認め

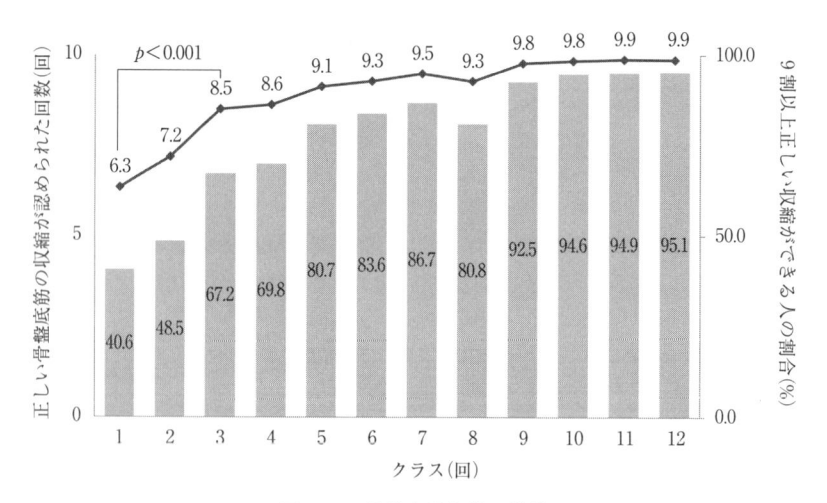

図 5-22　骨盤底筋収縮の学習

5.3.8 超音波画像検査法を研究に使用する際の留意点

エコー検査は，看護師にとって，患者の状態評価や看護ケアの補助・評価として実践・研究の両方での有用性がある．とはいえ，使用に際しては適切な画像を得るための走査技術や，エコー検査の原理，観察したい部位についての解剖や病態に関する理解が必要である．

5.4 スキンブロッティング

5.4.1 スキンブロッティングとは

本節では，筆者らが開発した看護理工学的研究手法としてスキンブロッティングを紹介する．

スキンブロッティングとは，生理食塩水で湿らせたブロッティングメンブレンを皮膚表面に貼付することで，皮膚組織内部で細胞外に存在する可溶性タン

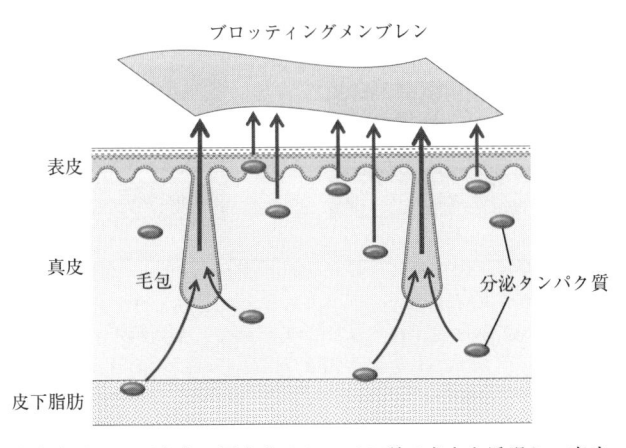

真皮浅層および表皮に局在するタンパク質は表皮を透過し，真皮深層および皮下脂肪層に分布するタンパク質は毛包を経由してブロッティングメンブレンに吸着される．

図 5-23 スキンブロッティングの原理

パク質を経皮的に吸着・採取する技術である[13]．採取されたタンパク質を解析することで，まったく侵襲なく皮膚の生理学的状態を評価できる．ブロッティングメンブレンは静電気的な極性（プラスチャージ）を有したろ紙であり，逆の極性を有する分子を表面に吸着・固定する性質を有している．真皮浅層および表皮に局在するタンパク質は表皮を透過し，真皮深層および皮下組織に局在するタンパク質は毛包を経由してブロッティングメンブレンに吸着される（図5-23）．毛包を経由して吸着されたタンパク質はスポット状の強いシグナル（経毛包シグナル）として検出され，表皮を透過したタンパク質はびまん性の比較的弱いシグナル（経表皮シグナル）として観察される．したがって，スキンブロッティングメンブレンの染色パターンにより，検出したタンパク質の組織内での深さをも知ることができる．

　皮膚の生理機能にはサイトカインやケモカイン，成長因子，細胞外基質などの分泌タンパク質が関与している．細胞内で遺伝情報に基づいて合成された分泌タンパク質は，小胞体やゴルジ体などに一時的に貯留され，分泌刺激を受け

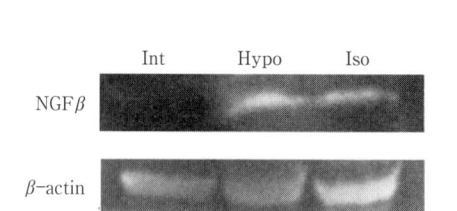

A　ウェスタンブロッティング　　B　スキンブロッティング

ドライスキンモデルラットの皮膚に低張液（Hypotonic：Hypo）および等張液（Isotonic：Iso）を塗布し，無処理の皮膚（Intact：Int）と比較した．(A) ウェスタンブロッティングによる神経成長因子（NGFβ）と内部標準としてのβ-actinの発現解析．6匹中1匹の結果を示している．Int群では全く検出されないNGFβが，Hypo群およびIso群で検出されており，それぞれの検出強度を内部標準の検出強度で除した発現割合は，Hypo群でIso群に比べて有意に高値であった．(B) スキンブロッティングによるNGFβの分泌解析．6匹すべての結果を示している．すべての動物でNGFβが検出されたが，検出強度はHypo群でInt群ならびにIso群より有意に高値であった．このように発現解析と分泌解析は必ずしも一致するものではない[14]．

図5-24　タンパク質の合成量と分泌量の違い

て細胞外へ放出される．放出されたタンパク質が作用することで組織の状態を制御する．また，組織損傷時には細胞内に分布するタンパク質が細胞外に逸脱し，周囲の細胞や組織に影響を及ぼすこともある．したがって，組織における分泌タンパク質の合成量と分泌量は必ずしもパラレルではなく，細胞外に放出されたタンパク質を検出・定量することが組織の状態の正しい理解に繋がる．従来から広く用いられているウェスタンブロッティングやELISA法，組織切片の染色などは，主に合成されたタンパク質の評価に有効であり，放出されたタンパク質の評価は容易ではなかった．スキンブロッティングは，極めて容易に放出されたタンパク質のみを検出・評価することができる技術であり，分子生物学における意義も大きい[14]（図5-24）．

5.4.2 スキンブロッティングの開発

　皮膚は生体の最外層に位置し，外界と生体を隔て，生体を守る役割を担っている．生体内から水分や電解質が漏出したり，外界から異物が侵入したりするのを防ぐ皮膚バリア機能には，表皮の角質細胞間脂質や顆粒層のタイトジャンクション，皮膚表面の皮脂膜などが関与している．一般的に，500 Da以下の脂溶性物質のみが皮膚バリアを透過することができるとされている．

　スキンブロッティングは，約3,000 Daの水溶性物質であるデキストランをモデル分子として開発された．あらかじめ緑色蛍光物質で標識されたデキストラン（F-Dex）を徐放するゲルをマウスの背部の皮下に埋入し，F-Dexが皮下組織から真皮深層に分布する状態，皮下組織から真皮上層まで分布する状態，皮下組織から表皮上層まで分布する状態を作製した．このような皮膚でスキンブロッティングを実施することで，皮下組織から真皮深層のタンパク質は毛包を経由して，真皮浅層から表皮のタンパク質は表皮を透過して検出されることが示された（図5-25A）．また，埋入後6時間のマウス皮膚においてブロッティングメンブレンを1〜10分間貼付し染色性を比較したところ，1分でもシグナルは検出されるものの時間経過とともにシグナルは強くなり，10分ではほとんどの毛包シグナルの輝度が最大値を取っていた（図5-25B）．また，異なるF-Dex濃度のゲルを6時間埋入し，10分間ブロッティングメンブレンを貼付したところ経表皮シグナルの輝度が濃度に依存して増加した（図5-

A　F-Dex徐放ゲル埋入後経過時間

　　1時間　　　3時間　　　6時間

B　ブロッティングメンブレン貼付時間

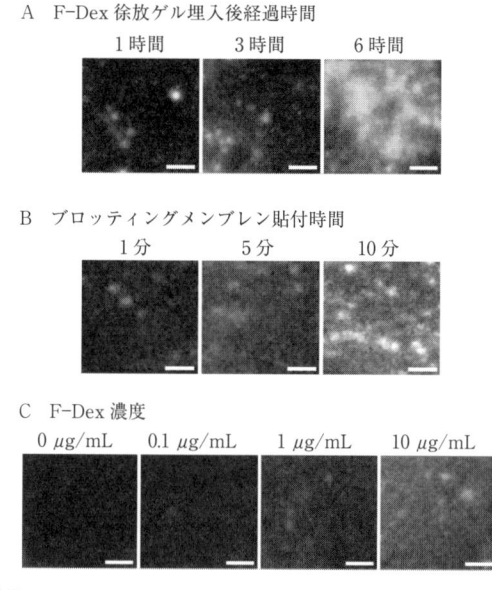

　　1分　　　　5分　　　　10分

C　F-Dex濃度

　0 μg/mL　0.1 μg/mL　1 μg/mL　10 μg/mL

蛍光物質で標識したデキストラン（F-Dex，分子量約3 kDa）を徐放するゲルをマウスの背部皮膚に埋入し，異なる埋入後経過時間（A），ブロッティングメンブレン貼付時間（B），および F-Dex 濃度（C）において F-Dex の検出を試みた．スケールバー＝1 mm

図5-25　スキンブロッティングの開発

25C）．これらの結果より，ブロッティングメンブレンの貼付により皮膚組織内の可溶性分子が検出されることが証明され，スキンブロッティングという新たな技術の確立に至った．

5.4.3　スキンブロッティングのプロトコル

（ⅰ）事前準備（図5-26A）
- ブロッティングメンブレン：実験用資材メーカー各社より様々な種類のメンブレンが販売されているが，親水性の高いニトロセルロースメンブレンを用いる．あらかじめ適当な大きさに切り分けておく．大きさに制限はないが，大きすぎると体表の曲面に沿って貼付することが困難である．逆に小さすぎると染色時の取扱いが困難になる．筆者は通常 10×10 mm の大

きさで使用している．また，染色時に裏表がわからなくなりうるため，どちらかに何らかの目印をつけておくことを推奨する．
- 粘着テープ：ブロッティングメンブレンを皮膚表面に貼付するために使用する．健常人を対象とする場合にはセロハンテープでもよいが，皮膚が刺激に過敏な対象者や機械的に脆弱な対象者で実施する場合には，剥離刺激の少ない医療用テープを用いることを推奨する．また，粘着テープには貼付前に湿らせたブロッティングメンブレンの乾燥を防ぐ役割もあるため，紙製のテープを用いる場合にはテープ表面をセロハンテープなどで覆う必要がある．筆者らは，ブロッティングメンブレンの水分を均一に保つために，10×10 mm のブロッティングメンブレンの上に 8×8 mm の薄いろ紙を置き，その上から粘着テープを張り付けている．
  スキンブロッティングにおいて，粘着テープに用いられている接着剤の影響は大きい．近年は剥離刺激が極めて小さいシリコン系の医療用テープが販売されているが，これらはブロッティングメンブレンによるタンパク質の吸着を妨げることがわかっている．また，その他の粘着テープについても事前にその影響を確認することが必要であろう．
- 生理食塩水（0.9% 塩化ナトリウム水溶液）：単純な組成であるので，自ら作成してもよい．対象者が皮膚疾患患者や皮膚バリア機能の低下した高齢者などの場合はオートクレーブ等で滅菌して使用する必要があろう．

(ⅱ) **タンパク質採取**（図 5-26B）

1) ブロッティングメンブレンの水和

　適量の生理食塩水をブロッティングメンブレン上に滴下する．生理食塩水の必要量はブロッティングメンブレンの大きさや重ねたろ紙の性質によっても異なるが，10×10 mm のニトロセルロースメンブレンの場合 50〜100 μL で十分である．ニトロセルロースメンブレンが生理食塩水を十分に吸い取ったのを確認して次のステップへ進む．ニトロセルロースメンブレンが吸い取れなかった生理食塩水は，ペーパータオルを「紙捻り」状にして吸い取ると良い．

2) ブロッティングメンブレンの貼付

　タンパク質を採取したい部位にブロッティングメンブレンを 10 分間貼付す

A　ブロッティングメンブレンの準備

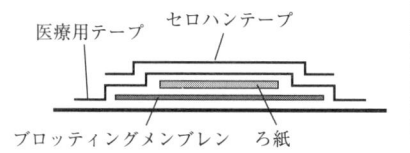

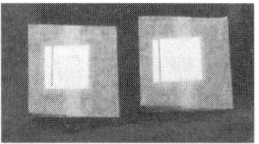

B　タンパク質採取

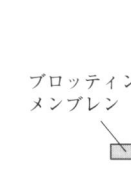

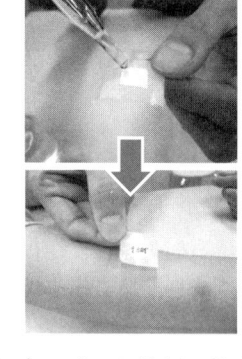

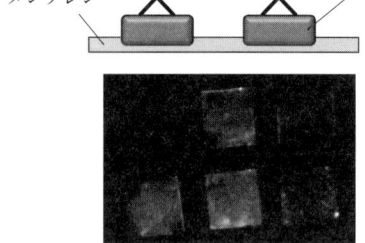

C　免疫染色

（A）ブロッティングメンブレンはろ紙を重層し医療用テープで固定する．（B）ブロッティングメンブレンに生理食塩水を滴下し，皮膚表面に10分間貼付する．（C）標的がタンパク質の場合は，抗体を用いた免疫染色で評価する．白いシグナルが採取された標的タンパク質を表す．

図5-26　スキンブロッティングの概要

る．この間，体の動きなどによってブロッティングメンブレンが剥がれないように注意する．タンパク質は5分間の貼付でもブロッティングメンブレンに吸着されるので，時間の制約がある場合には5分まで短縮してもよい．

　3）サンプルの保存

　採取されたタンパク質の保存性を高めるためにはブロッティングメンブレンを乾燥させることが重要である．筆者は，採取したサンプルをろ紙に貼り付けて，染色に用いるまで冷蔵庫で保存している．

（iii）タンパク質の染色（免疫染色，図5-26C）

　スキンブロッティング法は，皮膚組織内の分泌タンパク質を経皮的に採取す

る技術である．ブロッティングメンブレンに吸着されたタンパク質は各種染色法により可視化されるが，これらの染色法はウェスタンブロッティングやドットブロッティングなどにおいて確立された技術であるので，ここでは概略のみを記載する．詳しくは関係書誌を参照して頂きたい．

ブロッティングメンブレン上のタンパク質の染色工程は，以下のとおりである．

１）メンブレンの水和

ブロッティングメンブレンは乾燥状態で保存されているので，まずリン酸緩衝食塩水（Phosphate Buffered Saline：PBS）などに浸し水和する．

２）ブロッキング

ブロッティングメンブレンは後の工程で使用する抗体などを吸着し非特異的なシグナルの原因となるため，ウシ血清アルブミンなどを含むブロッキング溶液に浸しマスキングする．

３）抗体反応

標的タンパク質に特異的に反応する抗体を反応させる．抗体は酵素（過酸化酵素，リン酸化酵素など）や蛍光色素で標識したものを用いる．

４）発色・撮影

抗体の標識の種類に応じた方法で発色し，染色画像を撮影する．

免疫染色の方法は直接法と間接法に分けられる．直接法とは，抗原を認識する抗体に直接標識を結合させて用いる方法である．一方，間接法とは抗原を認識する抗体（一次抗体）と一次抗体を認識する抗体（二次抗体）を組み合わせて用いる方法で，二次抗体が標識されている．直接法は間接法に比べて反応させる抗体が少ない分，染色に要する時間を短くすることができる．しかし，市販されている標識抗体は，一部の主要な抗原に対する抗体のみであるため，それ以外のタンパク質を標的とする場合には自ら標識抗体を準備しなければならない．間接法で用いる標識二次抗体は免疫グロブリンを抗原とするため汎用性が高く，安価に品質の高い標識抗体が各社より販売されている．また，一次抗体に対して複数の二次抗体が結合するため，直接法よりも感度が高くなる．したがって，研究段階では間接法を用い，実用化においては直接法を用いることが理想的であろう．

また，抗体の標識物と発色法の組み合わせの面では，主に3種類の方法に分けられる．

- 酵素標識—呈色反応：過酸化酵素（Horse Radish Peroxidase：HRP）や脱リン酸化酵素（Alkaline Phosphatase：AP または ALP）などで抗体を標識し，肉眼的に認識できる呈色反応で標的タンパク質を可視化する．HRP の基質として，DAB（3,3′-Diaminobenzidine，褐色）や TMB（3,3′,5,5′-Tetramethylbenzidine，濃紺），AEC（3-Amino-9-Ethylcarbazole，赤色）など，AP の基質として Fast Red（赤色）や NBT/BCIP（Nitro-Blue Tetrazolium Chloride/5-Bromo-4-Chloro-3′-Indolylphosphatase P-Toluidine Salt，紫色）などが用いられる．他の方法に比べると感度が低いが，肉眼的にシグナルを認識でき，その記録にも特殊な装置は不要である．また発色したブロッティングメンブレンそのものを残すこともできる．
- 酵素標識—化学発光：HRP や AP などの酵素を標識とし，化学発光基質を用いて可視化する方法である．化学発光基質は，標識酵素の作用により励起状態となりエネルギーを光として放出しながら基底状態に戻る．呈色反応に比べて感度が高く，また輝度と標的タンパク質量との相関も高い．しかし，シグナルを肉眼的に捉えることはできず，専用の撮影装置が必要である．ブロッティングメンブレンを暗所に保管すれば，発光は数時間持続する．
- 蛍光標識：蛍光色素とは，特定の波長域の光（励起光）を照射するとそのエネルギーを吸収して励起状態となり，基底状態に戻る際に励起光よりも波長の長い光を放出する．さまざまな波長域の蛍光を発する色素が存在するため，適切な組み合わせを用いることで，1枚のブロッティングメンブレンから3〜4種類のタンパク質を同時に同定することが可能である．また，感度・定量性も非常に高い．しかし，比較的短時間の励起により蛍光色素は不可逆的に変性し，蛍光を発しなくなる（蛍光褪色）ため，観察・撮影は迅速に行う必要がある．また，撮影には蛍光専用の撮影装置が必要である．

いずれの方法も一長一短であり，目的（定性か定量か），必要とされる感度，使用できる設備（撮影装置など）などの条件を鑑みて決定する必要があろう．

(iv) シグナルの評価

スキンブロッティングのシグナルは，その有無だけではなく，パターンおよび強度を評価しなければならない．

前述の通り，組織深部に由来するタンパク質はスポット状の経毛包シグナルとして，表皮や真皮浅層に由来するタンパク質はびまん性の経表皮シグナルとして検出される[13]．つまり，そのシグナルパターンによって推測される皮膚組織の状態は異なることを理解しなければならない．例えば，真皮の表層までしか透過しない波長の短い紫外線（UVB）を照射したマウスの皮膚では，炎症性サイトカインである$TNF\alpha$は経表皮シグナルとしてのみ検出された．一方，$TNF\alpha$は肥大した皮下脂肪組織から分泌されるアディポカインとしても知られており，その経毛包シグナルの検出頻度は，対象者のBMIと関連することが示されている[13]．つまり，同じように$TNF\alpha$をマーカータンパク質として用いた場合でも，経毛包シグナルと経表皮シグナルは全く異なる意味を有するのである．

経毛包シグナルの輝度には定量性が認められない．これは毛包の内腔にタンパク質が集積してブロッティングメンブレンに吸着されるためであろうと考えられる．したがって，毛包シグナルには，その有無やスポット数による評価が適切であると考えられる．一方，経表皮シグナルは，その輝度が皮膚組織内のタンパク質量を反映する．前述のUVB照射マウスでは，シグナル強度は照射時間および皮膚組織内の$TNF\alpha$量を反映していた[13]．

経表皮シグナルの定量的評価において考慮しなければならないのは，皮膚バリア機能の個人差である．例えば，皮膚バリア機能の低下した高齢者から検出されるスキンブロッティングシグナルの輝度は，20～30代の健常者のシグナルと比べて明らかに高い．したがってスキンブロッティングは，個人内の部位ごとの差異や時間経過あるいは介入などによる変化を表すのに用いるのが最も適した手法であると言える．比較的条件の整った集団における調査では，皮膚バリア機能に影響を与えうる年齢や性別，皮膚疾患の有無などでマッチングを

行うことで，個人間・群間の比較に用いることも可能であろう[15]．スキンブロッティングを個人間比較に適用するためには，標的タンパク質の定量的結果を標準化することが求められる．ブロッティングメンブレンに採取された総タンパク質を染色し，標的タンパク質との比を取ることで，バリア機能の個人差を調整することができる[16]．

5.4.4 今後の課題

ここまでスキンブロッティングという新たな看護理工学研究ツールの紹介をしてきた．技術としてはほぼ完成の域に達しているが，いくつか残された課題が存在する．

最初の課題は標的タンパク質の分子量の影響である．分子量の小さいタンパク質の方が抽出効率がよいことは容易に推測される．しかし，分子量と抽出効率は直線的な相関関係にあるのか，検出できる分子量に上限はあるのかなど明らかになっていない．

またスキンブロッティングを皮膚評価技術として応用するには，どのタンパク質をどのような現象・病態のマーカーとして用いるのかを明らかにしなければならない．これまで，動物実験や臨床調査により，ドライスキンにおける掻痒症のマーカーとして NGFβ[14]，高齢者に頻発するスキンテア（皮膚裂傷）の予測マーカーとして 4 型コラーゲンや MMP2 などがマーカー候補として挙げられている[15]．対象とする皮膚の生理状態や病態それぞれに対し，発生機序に基づいたマーカータンパク質の選択とその特異性や妥当性などの検証が必要である．

5.5 質的スケッチ技法

5.5.1 質的研究

看護研究者は日々の臨床活動の中で，「ふとした疑問」を持つことがある．それは目の前の患者になぜこのようなことが起きているのか，それはこの人だけの特徴なのか，といった疑問をはじめ，様々なレベルのものがある．中でも"これが何であるのか""なぜこのようなことが起きるのか"，"現象を維持・変

化させるプロセスはどのようになっているのか"というような，臨床での疑問をニーズとして抽出・概念化するためには，「現象を理解する」ことが重要である．そのためには，これまで自然科学の分野で発展してきた，ある現象を「変数」として捉え，数値化し統計解析を行うという量的研究では十分明らかにできないことが生じてくる．特に看護学では，社会の中で他者との関係性を保ちながら生活し，主観的・主体的で情緒を有する多様な人間を対象としている．このような人やそこで起きている現象を全人的に理解し，ケアに活かすためには，実践の中から体験や現象を記述し，その主観的な意味に焦点を当てることで理論化を目指した質的研究を取り入れていく必要がある．

　質的研究とは，社会学や心理学の分野で発展してきたものであり，対象とする人間の複雑な環境，生活の文脈，信念，慣例，価値観を全体的に捉えることで大きな力を発揮するとされている．特に個別事例を大切にし，患者をよりよく理解するため，観察された事象から物事の本質を捉えること（本質的要因を抽出すること）を目的とする研究である．対象とする人間や環境を観察したり，インタビューすることを通して，起きている状況の意味を理解するために，日常的な状況で詳細な記述（濃密な記述）を行い，そこにある本質を解釈する（現象が特異的，文脈的に示す意味を観察し，記録し，分析し，解釈する）ことが特徴である[17]．

5.5.2 質的研究におけるデータ

　質的研究では，インタビューや参加観察，既存の書類などから得られた「言葉」をデータとして用いる．インタビューは最も主要なデータ収集方法であり，インタビューガイドを使用しない非構造的質問，インタビューガイドを作成し，質問する項目を設定して行う半構造的質問，構造化され，設定した質問順に沿って行われる構造的質問等を通して，個々の背景にある要因を聞き出し，対象者が話した内容を逐語録として記録し，データとする．参加観察では，集団の構成員として参加し，行動をともにしながら観察を行う中で，聞いたこと，見たこと，感じたことを記載し，データとする．一方でこれまで写真やビデオなどの画像・映像はデータ収集や分析，理論形成の"刺激"として用いられることが多く，「言葉」のデータとして十分使用されてこなかったが，

今後はこれらの情報をさらに有効に活用すべきと考える．

　筆者らは，乳癌癌性創傷を有する患者の滲出液の管理に難渋することが多く，その中で特に周囲皮膚で紅斑や糜爛を認める症例があることに気がつき，「乳癌癌性創傷の周囲皮膚ではどのような皮膚変化が生じているのか」という疑問に基づき，その「現象を理解する」ための取り組みを行った．具体的には，乳癌癌性創傷の創部を撮影した写真と参加観察で得られた内容から詳細な（濃密な）記述をすることで，その現象を理解するための方法，すなわち「質的スケッチ技法（Qualitative sketch technique）」を用いた質的分析である．

5.5.3 質的スケッチ技法

　質的スケッチ技法では，細部まで観察する姿勢を身につけ，複雑な形態の中から特徴を抽出するという点においては，病理スケッチ法（Pathology sketch）が参考になると考える．病理スケッチ法では全体的な組織の構築の特徴を記載し，診断に関係がありそうな所見や異常所見を言葉で表現する．つまり撮影した創部等の写真をスケッチすることにより，様々な先入観や思い込みによって気づいていない形態や特徴，現象を認識することができる．このスケッチした記述と，看護師が患者のケアを通して良好な関係を築き，ケアをする中で触れて，観察し，生活状況を含めて聞き取った情報を言語化した詳細な（濃密な）記述を併せて活用することで「現象を理解する」ことがいっそう可能になるといえる．つまり看護研究における質的スケッチ技法とは「看護師によって，実際にケア時に観察した生体やそれに関連する生活状況への気づきを含めて，撮影した写真から生体の形態や事象を細部まで観察し，詳細に記述したものを，質的手法を用いて分析し，現象を理解（解釈）する方法」を指す．

　質的スケッチ技法は，1998年から2001年にかけて行われた基盤研究（C）「治癒過程に注目した高齢者の褥瘡の形態と看護ケアとの関係（代表者：真田弘美）」から始まった手法である．この研究結果は，紺家らによってポケット形成のある褥瘡に焦点をあててまとめたものが発表されている[18]．その後，藤本らは，質的スケッチ技法を用いて高齢者の臀部の皮膚を記述し，座位時における特徴的な皮膚の形状とその原因について調査した．この結果は褥瘡の形状を観察することで，褥瘡の原因が予測でき早期のケア介入に繋がったという

点で，看護の実践に大きな結果を生み出した研究であった[19]．このほかにも現在では，質的スケッチ技法を用いて「現象を理解する」ための研究が積み重なってきている．

5.5.4 質的スケッチ技法による研究の具体例

筆者らによる質的スケッチ技法を用いた研究[20]を参考に，その具体的な手順を示す．この研究は乳癌癌性創傷を有する患者の周囲皮膚で生じている現象を，患者の生活やケアの側面を含めて明らかにしようとしたものである．

(ⅰ) データ収集

患者の創傷ケア時に創部と創周囲皮膚がわかるように写真を撮影する．その際正面から全体像がわかるように撮影し，立体感がある場合など必要に応じて様々な角度からの撮影を追加する．デジタルカメラの場合，撮影時に画像を確認し，クリアに撮影されていれば，各角度最低 1 枚の画像で良い．特に患者の心理的負担を考え，不要な枚数撮影しないよう注意する．写真撮影時には，個人が特定される情報（顔など）が入らないように十分配慮する．またケア時の参加観察を通して患者のケアの実際や，取り巻く生活状況等の情報を収集する．

(ⅱ) 所見の言語化

スケッチや分析を進める上で，リサーチクエスチョン（Research Question：RQ）を明確にすることが重要となる．本研究の RQ は「乳癌癌性創傷の周囲皮膚では何が生じているのか．周囲皮膚炎はなぜ生じるのか」である．まず撮影した写真から全体像を確認する．この場合は創部と創周囲皮膚を確認する．特にこの研究の場合では，創周囲皮膚で生じている皮膚の変化を明らかにしたいという目的があるため，写真を確認しながら創部と創周囲皮膚を注意深くスケッチし，微妙な色や質感，形態の変化，観察時に得た情報などをスケッチ用紙の中に書き込んでいく（口絵 7）．そしてスケッチの過程で言語化した内容と，参加観察やインタビューで得た所見・情報を含めて詳細な記述（要約）を完成させる（図 5-27）．スケッチにおいては特徴を見出すことが目的であり，

サマリー

〈創部〉
腋窩直下～側胸部の湾曲した部位に位置する大きな結節が集合した糜爛を伴う，不整形地図状の腫瘤．結節の合わさったところに凹みがある．
腫瘤部は全体的に赤からオレンジ色の肉芽（腫瘤）で覆われており，中央部にやや厚みのある黄色の柔らかい壊死がべったりと付着している．離れた部分の結節・丘疹は紅斑を伴い，皮膚はツルツルテカテカしている．
乳頭部から2時方向の結節は以前糜爛し現在表皮が張っているように見える．

〈周囲皮膚〉
周囲皮膚は0時方向・6時方向の隆起との境目の溝において皮膚の浸軟を認める．結節の隆起に沿って赤紫の紫斑や色素沈着がある．腋窩部分のテープや湿ったガーゼの付着する位置で，結節の外の側腹部に向けて創から全体に放射状に拡がる鮮紅色の紅斑を認める．創部6時方向から乳頭より右側の乳房にかけて下方向に向けての鱗屑を伴う薄い紅斑が流れるように広がる．

〈ケア〉
メトロニダゾールゲルを塗布し，ガーゼ7枚を重ね，市販のテープを使用している．滲出液増加のため，夜間はナプキンもあてるようになった．ブラジャー着用せず，下着のみ使用している．汗で優肌絆は剝がれるため，市販テープへ変更したとのこと．
滲出液は多量で，黄色膿性でにおいはない．出血は時々剥がす際にある．滲出液はガーゼから浸み出して洋服に付着することあり．ガーゼは特に腋窩の腫瘤部分で滲出液の付着が多く，ガーゼ下縁ギリギリまで拡がっている．夜間は漏れることがあり，さらに日中は掃除などで身体を動かした際に，6時方向へガーゼがずり落ちてしまうことがある．
1日2回セルフで交換．ガーゼ貼付の際に脇を上げることができるが，創部が見えにくく，左手で貼付している．
シャワーは1日1回で石鹸を使用しているが，怖いので様子をみながら行っている．掃除などで腕を動かすことは可能．

図5-27　スケッチによる言語化と参加観察による状況の記述例

上手にあるいは綺麗に描くことに集中しすぎないように注意する．また要約は誰が読んでも，その患者の様子が想像できるような濃密な記述が望ましい．

(iii) データの分析

作成した要約をいわゆる質的研究デザインの方法に沿って分析する．どの観点から抽象化するかによって，分析方法を選択する．特に質的スケッチ技法の分析に適したデザインとして，質的記述的研究，グラウンデッド・セオリーが挙げられる．質的記述的研究は，出来事の包括的な要約を用い，それらの出来事を日常的な用語で記述するものであり，現象をありのままに理解することが

目的とされた分析方法である．一方，グラウンデッド・セオリーはプロセスや構造を研究する方法であり，現象に着目し，対象と相互関係を持ちながら観察と洞察を同時に行い，理論を導き出す[17]．

筆者らの研究では，現象を記述することによって，その現象をありのままに理解することに重点をおいており，理論形成を目的としていなかったため，質的記述的研究を用いた分析を行った．まず要約した内容から創周囲皮膚の形態的特徴を示す最少の記述で区切るコード化を行い，すべての対象者のコードから相違点や共通点を比較し，同じ意味を持つコードをまとめて名前を付け（サブカテゴリー化），さらに共通性のあるサブカテゴリーをまとめてカテゴリー化を行い，原因と合わせてこれらのデータを解釈し結論を導き出した．結果，24名の創周囲皮膚の写真を用いた質的スケッチ技法からコード177個，サブカテゴリー17個，カテゴリー3個が導き出され，乳癌癌性創傷周囲皮膚では，

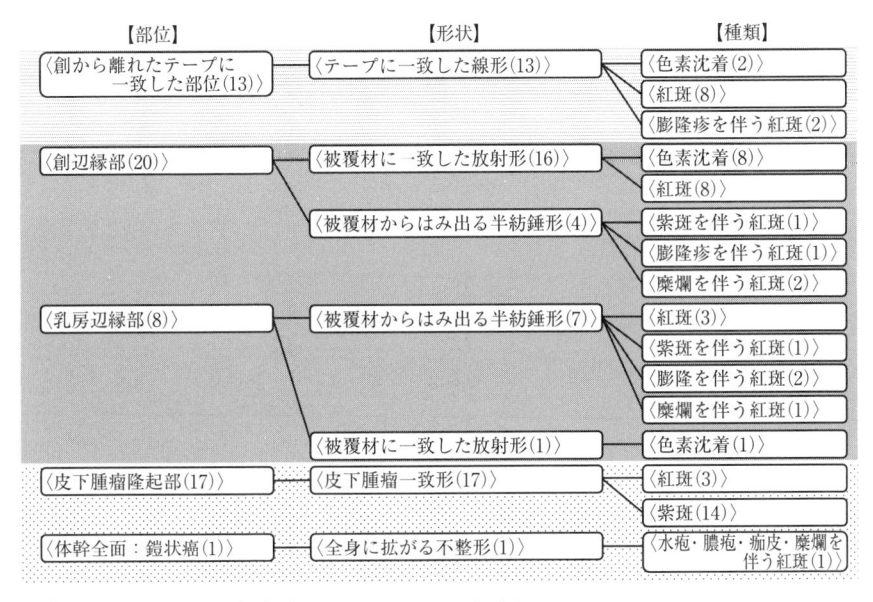

【 】内がカテゴリー，〈 〉内がサブカテゴリーを示す
各背景色は皮膚炎の原因を，（ ）内の数字はコード数を示す
皮膚炎の原因： テープ　　滲出液　　腫瘍

図5-28　乳癌癌性創傷周囲皮膚の形態的特徴のカテゴリー化

特定の【部位】に特徴的な【形状】をした，ある【種類】の皮膚変化が生じていることが明らかとなった（図5-28）.
　この分析の段階では要約を何度も読み込み，比較しながら，分析を進めていくことが重要である．

(iv) 質的スケッチ技法を用いたデータの信頼性の確保
　質的研究においてはデータの信頼性を確保するため，真実性の確保の検証を行うことが重要である．それには Guba ら[21]を参考にした4つの基準が用いられることが多い．すなわち信憑性・一貫性・移転可能性・確認可能性である．信憑性は，分析結果が真実であることの信用性を確保する．これはメンバーチェッキングの方法が用いられることが多い．一貫性は結果の反復性を示すものであり，よく似た状況で同様の研究が行われた場合に同じような結果を生じるかどうかを確認するものである．移転可能性は，研究によって見出された概念が，他の状況でどの程度利用可能かを示すものであり，他の研究者や臨床家がその概念を他の状況に適用可能かを判断する．最後に確認可能性では，研究結果が研究者の偏見やゆがみにより，影響を受けていないことを示すものであり，つまりデータとそれらの出どころである資料が関連づけられており，研究の結論や解釈がそのデータから直接引き出されていることであり，スーパービジョンを受けることが求められる．今回の研究においてもこれら1つ1つが確認され，信頼性の高いデータと結果であることが保証されている．
　筆者らの研究の場合は，信憑性に関しては，写真から正確に言語化・記述ができているか，また周囲皮膚炎の原因の判定が正確であるかどうかについて，創傷ケアの教育研究者よりスーパーバイズと，皮膚科医による判定の確認を行った．移転可能性では結果が今回の対象者以外の乳癌癌性創傷周囲皮膚においても該当するかどうかについて，乳癌癌性創傷ケアの経験のある看護師による確認を依頼した．また確認可能性として，写真および記述とサブカテゴリーとカテゴリーを含む結論や解釈が関連付けられているかどうかを，創傷ケアの教育研究者2名よりスーパーバイズを受けた．

(v) 質的スケッチ技法で明らかになった現象を生物学的手法を用いて本質に迫る—トランスレーショナルリサーチの実践

　今回の研究で導き出された新たな結果は，図5-28に見られるように，〈乳房辺縁部〉や〈創辺縁部〉にある〈被覆材に一致した放射形〉あるいは〈被覆材からはみ出る半紡錘形〉の〈紅斑〉であった．これらは皮膚科医と皮膚・排泄ケア認定看護師により，記述をもとに滲出液による接触皮膚炎と診断された．その後の創部・生活要因やケアとの関連分析により，この形態的特徴を有する皮膚炎は，「厚みのある黄色・黒色壊死組織の付着」や「滲出液漏れ」との関連が明らかとなった．著者らはこれらの結果により，滲出液の成分がこの皮膚炎に影響しているとの着想を得，その後生物学的手法を用いて，現象の本質に迫る新たな研究を実施している（第2章2節参照）．以上より，質的スケッチ技法を導入した質的研究による現象の理解は，「ニーズ」の抽出，概念化により，そこから続く生物学的手法や工学的手法を用いた研究の発展，技術の創生へ繋がる第一歩として，重要な手法の1つであるといえる．

　本研究以外にも質的スケッチ技法を用いて分析を行った研究の一部として，ICUで生じる褥瘡の形態的特徴と，その特徴的な形態に関連する看護ケアを明らかにした研究[22]や静脈性下腿潰瘍における形態的特徴と創傷治癒のプロセスを明らかにした研究[23]などがあるので参照されたい．

(vi) 質的スケッチ技法が看護研究へもたらす有用性

　質的研究は社会文化的文脈の中での人間の「生きられた経験」および付与する解釈と意味に焦点をあてたものであり，慣例・人間環境・生活の文脈・信念・価値観を全体的に捉えてきた．しかし，社会文化的文脈だけではなく，人間に生じている自然科学的な現象を含めて「生きられた経験」を捉えるためには，ケアを実際に行い，その領域の知識や経験が豊富で観察を得意とする看護師が写真などの画像によるスケッチと参加観察を用いて，詳細・濃密な記述を行い，その要約を分析することで，患者に生じている現象をより理解することができるようになる．この新たな質的スケッチ技法は，現象を理解する（本質を捉える）1つのデータ収集方法として有用であり，広く看護研究に取り入れられることで看護研究の益々の発展が期待できると考える．

文　献

［１］　日本生体医工学会編『生体用センサと計測装置』コロナ社，2000.
［２］　日本サーモロジー学会・藤正巌編『生理機能画像診断——サーモグラフィ』秀潤社，1998：5.
［３］　Oe M., Yotsu R., Sanada H., Nagase T., Tamaki T., Screening for osteomyelitis using thermography in patients with diabetic foot, *Ulcers*, 2013. doi:org/10.1155/2013/284294
［４］　日本超音波検査学会『超音波基礎技術テキスト』国際文献社，東京，2012.
［５］　真田弘美，薮中幸一，西村元一編『看護に役立つ！　エコーの読み方　活かし方』照林社，2013：2-13.
［６］　真田弘美，大浦紀彦，溝上祐子，市岡滋編『ナースのためのアドバンス創傷ケア』照林社，2012：194-200.
［７］　Aoi N., Yoshimura K., Kadono T., et al., Ultrasound assessment of deep tissue injury in pressure ulcers：possible prediction of pressure ulcer progression, *Plast Reconstr Surg*, 2009, 124(2)：540-550.
［８］　Yabunaka K., Iizaka S., Nakagami G., et al., Can ultrasonographic evaluation of subcutaneous fat predict pressure ulceration?, *J Wound Care*, 2009, 18(5)：192-196.
［９］　Ueta M., Sugama J., Konya C., et al., Use of ultrasound in assessment of necrotic tissue in pressure ulcers with adjacent undermining, *J Wound Care*, 2011, 20(11)：503-510.
［10］　Yabunaka K., Murayama R., Takahashi T., et al., Ultrasonographic appearance of infusion via the peripheral intravenous catheters, *JNSE*, 2015, 2(1)：40-46.
［11］　Okamoto M., Murayama R., Haruna M., Matsuzaki M., Kozuma S., Nakata M., Murashima S., Evaluation of pelvic floor function by transabdominal ultrasound in postpartum, *J Med Ultrasonics*, 2010, 7(4)：187-193.
［12］　岡本美香子，村山陵子，樋口善英，分娩後の腹圧性尿失禁予防を目的にした骨盤底筋群機能回復支援の開発と効果検証，『健康医科学研究助成論文集』2012, 7：23-33.
［13］　Minematsu T., Horii M., Oe M., Sugama J., Mugita Y., Huang L., Nakagami G., Sanada H., Skin blotting：A noninvasive technique for evaluating physiological skin status, *Advances in Skin and Wound Care*, 2014, 27：272-279.
［14］　Kishi C., Minematsu T., Huang L., Mugita Y., Kitamura A., Nakagami G., Yamane T., Yoshida M., Noguchi H., Funakubo M., Mori T., Sanada H., Hypo-osmotic shock-induced subclinical inflammation of skin in rat model of disrupted skin barrier function, *Biological Research for Nursing*, 2015, 17：135-141.
［15］　Koyano Y., Nakagami G., Iizaka S., Minematsu T., Noguchi H., Tamai N., Yamamoto Y., Kitamura A., Tabata K., Abe M., Murayama R., Sugama J., Sanada H., Exploring the prevalence of skin tears and skin properties related to skin tears in elderly patients at a long-term medical facility in Japan, *International Wound Journal*, E-pub ahead of print.
［16］　Ogai K., Matsumoto M., Minematsu T., Kitamura K., Kobayashi M., Sugama J., Sanada H., Development of an improved method for quantitative analysis of skin blotting：Increasing reliability and applicability for skin assessment, *International Journal of Cosmetic Science*, 2015, 37：425-432.

[17]　グレッグ美鈴，麻原きよみ，横山美江編『よくわかる質的研究の進め方・まとめ方——看護研究のエキスパートをめざして』医歯薬出版，2008.
[18]　紺家千津子，真田弘美，須釜淳子，大桑麻由美，中谷壽男，永川宅和，高齢者における褥瘡治癒過程からみた形態的分類と看護ケアとの関係——ポケット形成のある褥瘡に焦点をあてて，日本褥瘡学会誌，2002, 4(1) : 60-69.
[19]　藤本由美子，真田弘美，須釜淳子，座位姿勢をとる高齢者の褥瘡形成の実態把握調査——褥瘡の形状と車椅子接地形状の関係から，『日本看護科学会誌』2005, 24(4) : 36-45.
[20]　Tamai N., Horii M., Takehara K., Kato S., Yamamoto Y., Naito A., Tayama M., Tamahashi Y., Nakamura S., Kadono T., Oe M., Nagase T., Sanada H., Morphological characteristics of and factors related to moisture-associated dermatitis surrounding malignant wounds in breast cancer patients, *Eur J Oncol Nurs*, 2013, 17(5) : 673-680.
[21]　Guba, E. G., Lincoln, Y. S., 『*Fourth Generation Evaluation*』Sage Publications, 1989.
[22]　Nanjo, Y., Nakagami, G., Kaitani, T., Naito, A., Takehara, K., Lijuan, J., Yahagi N., Sanada H., Relationship between morphological characteristics and etiology of pressure ulcers in intensive care unit patients, *J Wound Ostomy Continence Nurs*, 2011, 38(4) : 404-412.
[23]　内藤亜由美，大江真琴，岡島静子，山本裕子，長瀬敬，貝谷敏子，竹原君江，飯坂真司，玉井奈緒，峰松健夫，孟真，真田弘美，静脈性下腿潰瘍における形態的特徴と創傷治癒のプロセスに関する質的研究，『日本創傷・オストミー・失禁管理学会誌』2012, 3(16) : 257-267.

教科書の引用
藤正巌監修『最新医用サーモグラフィ——熱画像診断テキスト』日本サーモロジー学会，2007.
谷口信行編『標準臨床検査学　生理検査学・画像検査学』医学書院，2012.
磯辺智範編『若葉マーク臨床検査学エッセンスノート1　臨床生理機能検査』メジカルレビュー社，2013.

第6章
看護理工学研究の展開

6.1 総　論

　この章では実際の研究がどのように展開されるのかを述べ，ここまで述べてきた看護理工学研究のプロセスを自身で組み立て，実施するイメージを具体的に形成する一助となるよう構成した．看護理工学研究の出発点は，すべて臨床の疑問点を明確化するところから始まる．しかしながら，Curiosity-drivenの研究が排除されるわけではなく，様々なアイディアや興味から明らかになる研究成果も多くある．それらをどのように看護理工学研究の円環に位置づけ，最終的に社会や臨床に役立つ研究プロジェクトとして育てていくのかのTipsが本章には随所にちりばめられている．

　1つ目の研究例では「振動」というシーズに着目し，臨床で非常に重要な問題となっている足に生じる褥瘡の抜本的対策を提唱する研究プロジェクトを紹介する．これはいわゆる看護理工学の円環的プロセスを理想的にたどった研究であり，本テキストが紹介してきた研究的視点が盛り込まれているので，各要素を理解した上で通読すると看護理工学研究のコンセプトが具体的に理解できる．

　2つ目の研究例では，創傷の滲出液に着目し，新しいアセスメント技術を開発した研究を紹介する．特定の臨床的課題に対する解決策というよりは，看護生物学的視点から，臨床で起こっている問題をより深く理解するための新しい技術を開発するというスタイルの研究である．このような研究も看護理工学的視点から出てきたユニークな研究である．つまり，非侵襲性，リアルタイム性

といった看護技術に必須の要件を備えつつも，分子レベルで創傷の状態をとらえることのできる「創面ブロッティング」の開発は看護理工学的アプローチにより実現したものである．このように，新しい方法論を開発することで，看護理工学的研究はさらに深まり，多様な知見を臨床にもたらすであろう．

最後の研究例では，看護理工学的円環をすべて達してはいないものの，新しい技術を取り入れることによってこれまでの看護研究では必ずしも十分でなかった病態生理学に基づいた観察研究が可能となった例を紹介する．初めて看護理工学的研究を行う際には，このように看護生物学的，または看護工学的手法を用いて対象をより深く理解することを意識するとよいであろう．

以上のような研究例の紹介を通して，看護理工学研究のイメージを明確にし，自身で研究を実践する際の参考にしていただければ幸いである．

6.2 血流促進のための振動器

6.2.1 理工学研究のプロセス

ここでは看護理工学研究がどのようなプロセスで具体的に進行されるのかを，創傷治癒促進効果のある振動器「リラウェーブ」の開発過程を例に説明する．看護理工学研究はこれまでみてきたように次のプロセスで実践される．1. 臨床ニーズの明確化，2. 病態生理の理解，3. ターゲットとなる現象のメカニズムの解明，4. 仮説の生成，5. 合理的な解決策の提案とプロトタイプの作成，6. 実験室ベースでのテストと前臨床試験，7. 臨床試験，8. 技術を使用する人材の育成，というステップである．このプロセスを一つ一つ順番に辿っていくことが看護理工学の理想形であるが，必ずしもそのようにすべてのプロジェクトが進むわけではないのも事実である．本節では，この一連のプロセスが最終的にはプロダクトの公表につながった例として振動による褥瘡の治癒促進をめざした機器開発・検証のプロセスを紹介し，看護理工学研究の実践例を示す（図6-1）．

6.2.2 臨床上の問題：治りにくい褥瘡はなぜ発生するのか

看護理工学は臨床上の問題点を明確にすることを出発点とする．日本は，医

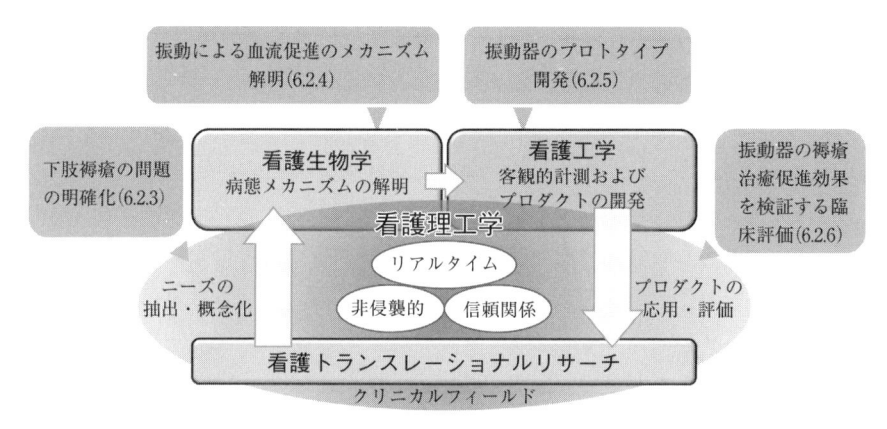

図6-1 振動器の開発における看護理工学研究フロー

療の進歩や公衆衛生の発達により人口の寿命が飛躍的に伸び，世界有数の長寿国として知られている．これは逆説的に，寿命の延伸は治癒させることのできない疾患や症候を抱えながら生きていく人の数を増やしていることにもつながっている．そして臨床上の問題，例えばなぜこの褥瘡は治りにくいのか，といった疑問に，このように高度に発達した医療環境で，加齢に伴う複雑な病態生理を考えると，単一の要因で解答することは困難であり，それ故に臨床上の疑問を解決するためのターゲットを明確にすることは従来よりもその重要性を増している．ここでは特に，褥瘡に焦点を当てこの過程の具体を説明する．

褥瘡とは外力が皮膚に加わることで生じる不可逆的な阻血性障害である．日本の褥瘡対策は先進諸国に比較しても非常に進んでおり，これだけ高齢化が進んでいる社会においてもその有病率は入院患者の1～2%台と極めて低値に抑えられている．この背景として，学界や国が進めてきた褥瘡を取り巻く医療環境の変革が挙げられるが，なかでも褥瘡の発生原因である外力を低減するための体圧分散寝具の普及システムの整備が重要な役割を果たしている．このような取り組みで褥瘡全体の有病率が低減したことで，予防が困難であり，また発生すると重症化しやすい足の褥瘡に着目が集まってきている．踵部に生じる褥瘡は一旦深いものが生じて硬い痂皮が形成された場合，デブリードマン（活性の低い組織を外科的に除去すること）を行っても良好な肉芽が上がることは少

なく，また通常の褥瘡には推奨される創傷被覆材による湿潤環境維持や足浴による血行促進などのケアを行うと感染が急激に悪化するなど，ケアに難渋することが多い．言いかえれば，踵部褥瘡は臨床現場において，いわば看護師にとって一種の無力感と，それと表裏一体の問題意識を喚起するものであった．

それではなぜ踵部褥瘡がそれほどまでに難治であるかという疑問が生じる．足の褥瘡が減らない理由はその発生危険因子が同定されていないことにある．褥瘡であるためその最も重要な原因は外力であるが，体圧分散寝具の使用や，踵を浮かせるケアを行っても予防できていない．これらは理論的には褥瘡予防につながるにもかかわらず，現実問題として発生し続け，最悪の場合は切断に至る足の褥瘡は臨床上の重要な課題であった．そこで，足の褥瘡に特化した危険因子を明らかにし，その予防策を構築することを目的に観察研究を行った．

6.2.3 病態生理の理解

図 6-2 に観察研究の概念図を示す．

これらは先行研究や臨床経験から，足の褥瘡の発生に関連していると考えだされた変数で構成されている．このような研究枠組みを事前に設定することで，研究の焦点を絞り，より明確な問題の特定につながる．今回の研究では，足の褥瘡の発生に重要な因子であると考えられる血流に焦点を当て，特に下肢の褥瘡の発生を追跡する前向きコホート研究を行い，その要因を多変量解析により分析した[1]．

臨床研究で最も重要なのは情報を正確に取得することである．この研究のアウトカムである下肢の褥瘡の発生のために，病棟看護師に毎日患者の皮膚を確認してもらい，何か損傷部が確認されたら，創傷管理を専門とする研究者にその都度連絡をし，褥瘡かどうかの判定を行った．なぜなら，下肢の創傷には，動脈性潰瘍，静脈性潰瘍，糖尿病性足潰瘍など様々な病態を基盤におく創傷が含まれており，褥瘡とは発生様式が異なるためその危険因子も当然異なるからである．これらの創傷を正確に鑑別し，正しく褥瘡の発生，すなわちアウトカムの特定をすることが重要となる．

要因調査には，測定の信頼性と妥当性が担保されている方法を用い，なるべく患者にとって侵襲の少ない手法を選択した．特に重要な下肢血流の評価には

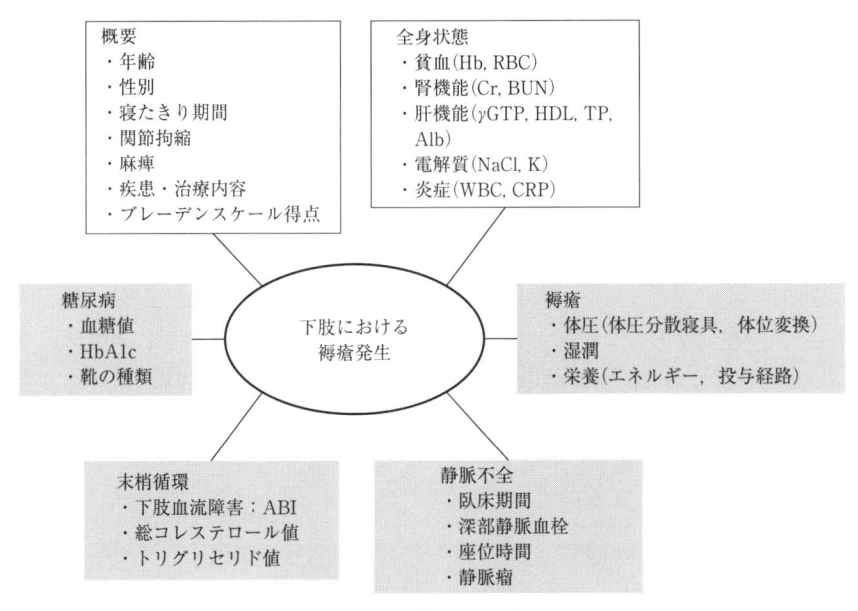

```
┌─────────────────────┐          ┌──────────────────────────┐
│ 概要                │          │ 全身状態                 │
│ ・年齢              │          │ ・貧血(Hb, RBC)          │
│ ・性別              │          │ ・腎機能(Cr, BUN)        │
│ ・寝たきり期間      │          │ ・肝機能(γGTP, HDL, TP,  │
│ ・関節拘縮          │          │   Alb)                   │
│ ・麻痺              │          │ ・電解質(NaCl, K)        │
│ ・疾患・治療内容    │          │ ・炎症(WBC, CRP)         │
│ ・ブレーデンスケール得点│       └──────────────────────────┘
└─────────────────────┘
```

┌──────────────┐   ╭───────────╮   ┌────────────────────────┐
│ 糖尿病   │   │ 下肢における │   │ 褥瘡   │
│ ・血糖値   │────────│ 褥瘡発生   │──────│ ・体圧(体圧分散寝具,体位変換)│
│ ・HbA1c   │   ╰───────────╯   │ ・湿潤   │
│ ・靴の種類   │   │ ・栄養(エネルギー,投与経路)│
└──────────────┘   └────────────────────────┘

```
       ┌──────────────────────┐      ┌──────────────┐
       │ 末梢循環             │      │ 静脈不全     │
       │ ・下肢血流障害：ABI  │      │ ・臥床期間   │
       │ ・総コレステロール値 │      │ ・深部静脈血栓│
       │ ・トリグリセリド値   │      │ ・座位時間   │
       └──────────────────────┘      │ ・静脈瘤     │
                                     └──────────────┘
```

図6-2　下肢褥瘡発生の概念図

足関節上腕血圧比（Ankle Brachial pressure Index：ABI）を用いた．これは足首の最高血圧を上腕の最高血圧で除することで算出され，通常は1.0から1.2程度であるが，動脈の狭窄が始まり下肢の血流が低下すると0.9を下回り，数値が低いほど血流に乏しいことを示す指標である．臨床でも研究でも使われる信頼性の高い評価方法といえ，今回の研究でも3回測定した際の変動係数は5.1%と低値であった．

　臨床研究ではこのように研究デザインや測定手法を事前に計画し，臨床現場での実行可能性を考慮して調査プロトコルを綿密に策定する．本データ収集が始まった後に調査プロトコルを変更してしまうとデータ収集の質がばらついてしまい，意味のないデータとなってしまう．したがって，大規模に調査を始める前には必ず予備調査を行い，自分の知りたいことを知るために正確なデータ収集が可能なプロトコルであるかどうかを詳細に検討する必要がある．何度か小規模な調査を終えたのちに，大規模な本調査を始めることが重要である．

　このようにして計画された手法に則って259名の患者を追跡したところ，33

表6-1 下肢における褥瘡発生の危険因子

変数	β	ハザード比 (95%信頼区間)	P値
ABI 単位=0.1	-0.282	0.754 (0.678-0.845)	0.000
性別（対女性）	1.082	2.951 (1.450-6.009)	0.003
寝たきり期間（月）単位=1	0.010	1.010 (1.004-1.015)	0.001

名に37の褥瘡が発生し，発生率は16.8/人年と算出された．なお，褥瘡発生率は，1年間の追跡期間中褥瘡を新規に発生した患者の数を，総患者数・年で除し，100を乗じて算出した．褥瘡発生群と非発生群で概念図に挙げた独立変数を比較し，関連の示唆された変数について多重共線性を確認した後に多変量解析に含めた．コックス比例ハザードモデルを用いた多変量解析により，ABI，性別（男性），寝たきり期間が褥瘡発生に有意に関連する因子として抽出された（表6-1）．すなわち，血流が乏しいほど褥瘡発生する確率が上昇することを示唆しており，観察研究のため因果関係の確定にはつながらないものの，前向きに検討しているため，血流の改善が発生を抑制する可能性を強く示唆する結果を得ることができた．

6.2.4 ターゲットとなる現象のメカニズムの解明とその解決策：振動と血流

この臨床研究により，血流改善が足の褥瘡予防につながる可能性があることが示された．また，血流は褥瘡の治癒にも影響するため，血流改善は当然治癒促進にも関連する可能性が高く，これらはいずれも有病率の低下につながるものである．褥瘡の発生メカニズムとしての血流低下は最も研究が進んでいる．すなわち，皮膚に一定の圧力や剪断力を一定時間以上加えることによって血流が途絶し，細胞の壊死が起こるというパスウェイである．本研究ではこれに加えて，もともとの病態としての血流低下が下肢の褥瘡発生につながることを示しており，外力を受ける皮膚の血流の予備力が低いことがこの臨床問題のメカニズムであるといえる．看護理工学研究のモデルとしては比較的わかりやすい説明がつくため，その解決のターゲットとして血流改善というキーワードが浮かび上がってくる．ただし，一般的に体圧分散寝具は血流の途絶を改善するた

めに用いられるものであるが，先述のように足の褥瘡には不十分であり，血流を改善するだけでなくさらに促進する技術が必要となる．足の血流を非侵襲的に促進する技術は報告されておらず，その開発のためには様々な領域の研究者とのディスカッションが重要となり，ここで看護理工学の円環の強みが発揮される．

血流改善のためには様々な手法がすでに医療現場ではとられている．例えば血管拡張薬などの薬物療法や，血管バイパス術などの外科的療法である．しかし，看護理工学ではこれら拘束性や侵襲性の高い手法はとらないことをその信条においている．すなわち，血流改善という効果のみに焦点を当てるのではなく，リスクを勘案し，シンプルで，安全で，かつ患者にとって快適な手法を探索することにこそ，この研究フレームワークの存在意義があるのである．そのような観点でたどり着いた一つのクルーが振動である．

このアイディアは極めて個人的な体験に基づいて想起されたものである．血流を促進させるための心地よく，今までにないケアとは何か，この疑問は，いつも頭の片隅にあったのだろう．ある日地下鉄の座席に座り，知らないうちに眠ってしまい2駅も乗り過ごした．そういえば，お尻から伝わる電車の振動は心地よく，眠気をさそう．この心地よさは，マッサージチェアと通ずるものがあり，きっと血流も促進されているのではないか．この電車で感じるような振動をベッドに使えば，気持ち良く，そして血流促進といった一石二鳥を寝ている間にかなえられるのではないかと考えたのである．

このような日常から得られる事象にヒントを得て，振動による血流促進という可能性に活路を見いだした．事実，マッサージが血流を促進するように，振動が筋血流量や皮膚温を上昇させることはよく知られている．しかしながら，振動と血流といえば，レイノー現象を想起させるように負のイメージも強い．そこで，振動は皮膚血流を促進させる，という仮説に焦点を絞り，文献検討の上で，動物モデルや健常人を対象とした皮膚血流増加の検証およびそのメカニズムの検討を行った．

6.2.5 前臨床研究：動物実験および健常人実験

皮膚血流増加の検証およびそのメカニズムの検討のために用いたのは，ヘア

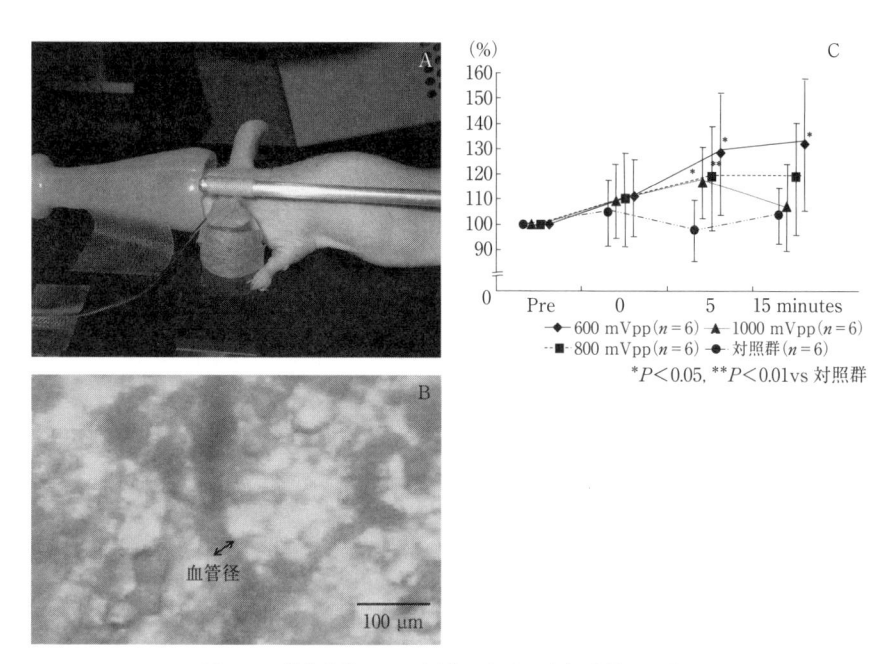

図6-3 動物実験による振動の皮膚血流促進効果の検証

レスマウス微小循環可視化システムである[2]．これはマウスの薄い耳介を透過光による生体顕微鏡で観察すると容易に微小循環が可視化できるシステムである（図6-3A）．

実体顕微鏡下でハロゲンランプによる透過光により微小循環を可視化する．実体顕微鏡に接続したCCD（Charged-Coupled Device）カメラで可視化動画像を取得した．血流速度の計測には専用のソフトウェア（CapiScope II；KK Technology, UK）を用いた．これは観察対象とした微小血管内のgray-level profileのパターンを検出し，相関するパターンが動画像のフレーム間（1/60秒間隔）で移動する距離を求めて血流速度を算出するものである．この血流速度と画像解析ソフトウェアにより計測した血管径から血流量を計算することができる（図6-3D）．

振動源には電磁誘導型振動発生器を内蔵したマツダマイクロニクス社製の加振器を使用した．加振器に棒状の振動部（径5 mm）を接続し，水平方向に振

動を負荷する．振動を制御するファンクションジェネレーターにより振幅，振動強度を任意に設定できる．加振器はマニピュレーター上に固定されており，3軸方向に移動可能である．

予備実験より求めた振動の至適条件（周波数は 47 Hz, 振動強度は 600 mVpp, 800 mVpp, 1000 mVpp の 3 種類）で実験した．吸入麻酔下に，ヘアレスマウスの耳介辺縁を 9-0 黒ナイロンにて光源台に固定し，マニピュレーターを調節して，振動器の先端を耳介基部に軽く接触させ振動を加えた．実験群ではヘアレスマウス耳介基部に水平方向に 10 分間振動を加え，振動開始前，振動解除直後 (0 分), 解除後 5 分，15 分の画像を記録した．対照群では振動を加えること以外全く同じ条件下で，観察開始時，10 分後，15 分後，25 分後の画像を記録した．また，温度上昇による血流増加が生じていないことを確認するため，サーミスタを振動部付近に配置し，耳介皮膚温を測定した．

その結果，図 6-3C に示すように，600 mVpp の振動強度では血流が上昇したまま保たれることが明らかとなった．さらに，この現象がどのようなメカニズムで生じているのかを明らかにするため，「振動による血流促進は一酸化窒素（NO）産生が関与している」という仮説をおき実験を行った[3]．同じ実験モデル・システムを用い，ヘアレスマウスに L-NAME（20 mg/kg）という NO 合成酵素阻害剤を腹腔内投与して振動を与えたところ，振動を加えても血流が促進しないことが明らかとなった．つまり，振動による皮膚微小循環変化には NO が関与することが証明されたことになる．

この動物実験を受け，振動は NO を介して皮膚血流を増加させることが示されたため，振動という着眼点を臨床で利用可能な形態に転換させることが必要となった．いくらニーズが明確になり，それに対するシーズも固まり，さらにその効果が実験室レベルで検証され，実証されても，それを臨床に還す手段がなければ医療の発展はない．開発の上で最も留意したことは，体圧による血管閉塞をなるべく抑制しながら血流促進をいかに行うかであった．つまり，体圧分散マットレスとの関係をどのように考えて患者へのインターフェイスを決定するかが最大の焦点となった．考案にはベッド全体を振動させるアイディアなどさまざまな紆余曲折があったが，プロトタイプの設計を経て（図 6-4A），最終的には現在の量産品（リラウェーブ，グローバルマイクロニクス株式会

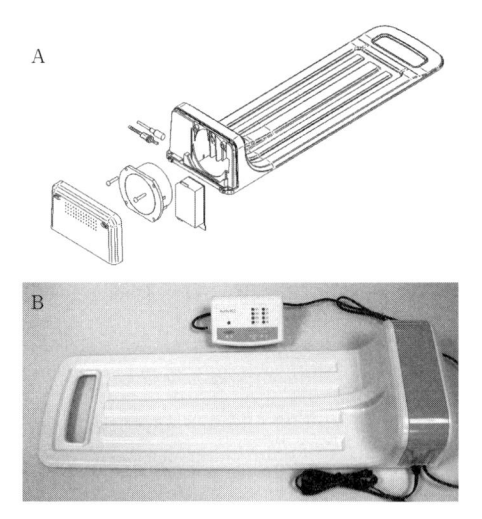

図6-4 振動器のプロトタイプと製品版

社）のように，持ち運び可能であり，体圧分散寝具の直下に差し込み可能な形となった（図6-4B）．このことにより，1台で複数の患者に適応でき，かつ本来の体圧分散機能を損ねることなく血流増加を期待できると予測された．

　健常人に対する血流増加実験はプロトタイプを用いて実施した[4]．実験の基本的なコンセプトは動物実験と同様であるが，健常人での実験の方がより血流に影響しうる要因が多岐にわたり，またそのコントロールは実験動物のようにはいかない．さらには，侵襲的な方法での血流の測定は行えない．このような制約があっても，動物で得られた結果が人でも同様に得られるかどうかを検討することは必須であり，健常人での効果検証は看護理工学研究において不可欠なプロセスである．

　健常人実験はクロスオーバー実験であり，29人の成人健常ボランティアにエアマットの上で仰臥位を取ってもらい，下腿部分のエアマットの下に振動器を挿入して15分の振動を加え，その後の血流増加の程度を検討した．対照として別の日に振動を加える以外は同じ条件として血流を評価した．この実験では，超音波検査装置のパワードプラモードを用いて踵および大伏在静脈の血流を可視化し，その断面積を計測することで血流の指標とした．血流の変化は振

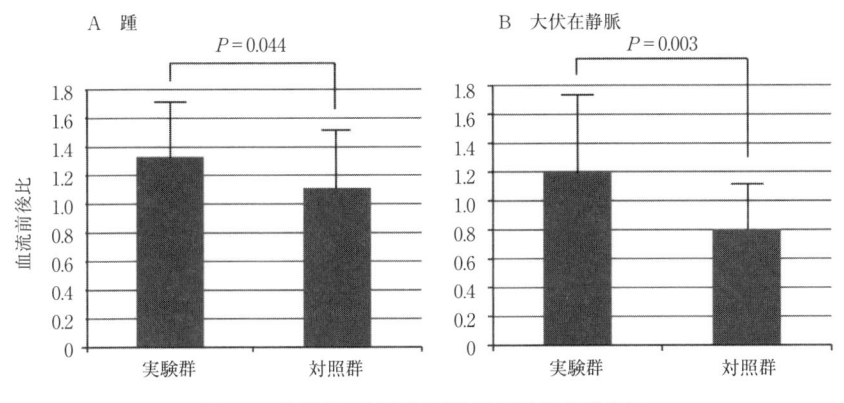

図6-5 健常人における加振による血流促進効果

動前の値を振動後の値で除して比を算出し，群間で比較した．その結果，図6-5に示す通り，振動群では対照群に比較して血流が有意に増加していることが確認された（図6-5A：踵，図6-5B：大伏在静脈）．

6.2.6 臨床試験：褥瘡を有する高齢者を対象とした振動の効果の検証

　ここまで動物実験や健常人実験を通して，振動が皮膚血流を促進することを示してきた．しかし実験室で行う実験で得られる効果と，臨床現場で得られる効果には非常に大きな隔たりがある．すなわち，実験では血流に振動が及ぼす影響だけを正確に評価するため，血流に影響しうる要素，例えば環境温度や騒音，時間帯などをすべて厳密にコントロールすることが可能である．したがって，人工的な環境で得られた結果がすぐに臨床に拡張できるわけではなく，そのために臨床試験は不可欠な要素である．

　プロトタイプの振動器は健常人においても安全に血流を促進することが示されたので，大きな修正を加える必要なく臨床試験に進むことができた．臨床研究で重要なことは，患者への安全を最優先に新技術を導入し，質の高いデータを収集できるための研究者のトレーニングである．具体的には，調査施設における週1回半年にわたる臨床研修および他の研究者の臨床研究補助によって安全を確保するスキルを修得させている．さらに重要なことは，新しい機器をケアとして受け入れる風土と，臨床評価研究の重要性を理解し協力する体制が整

っている調査協力施設の存在である．今回のケースでは，著者らと共同で研究開発を行ってきている施設の協力を得ることができたのでこのような研究が実施可能となった．その背景には 10 年以上にわたる臨床への貢献と研究へのフィードバックループの構築があり，一朝一夕にはこのような施設との関係を持つことは困難である点が，看護学の研究の難しさでもある．

最初の臨床試験では振動器の使用により高齢者の褥瘡の治癒が促進されるかどうかを検証した [5]．開発ターゲットは下肢の褥瘡の予防，治癒促進であるが，血流促進はどの部位においても有用に働くであろうとの考えから，今回の研究では全ての部位の褥瘡を対象とした．なお，臨床試験に進む前に振動器による血流促進が高齢者でも起こるかどうかを確認するための小規模な研究も行い，健常人実験と同様の結果を得ている．

臨床試験ではまず，皮膚表層の損傷である I 度褥瘡の治癒を促進させる効果があるかどうかを検証した．研究デザインは非ランダム化比較試験であり，研究時期を区分することで，2 群比較を行った．実験群は 2006 年 6 月～9 月，対照群は 2006 年 9 月～2007 年 1 月を研究期間とした．対象者は療養病床を有する病院 2 施設に入院しており，I 度褥瘡を保有する患者とした．除外基準は①調査に同意が得られない患者，②身体的理由等により医療者から調査不可と判断された患者，③拘縮が強い患者，④肩より上方の褥瘡を有する患者とした．

なお，本研究は金沢大学医学倫理審査委員会の承認を受けて行った．加振中は，調査者が常にベッドサイドにて対象者の状態に注意し，身体状態の悪化が認められた場合はただちに調査を中止し，適切な医療処置が受けられるよう医療者に報告することとした．また，医療者が調査中止と判断した場合もただちに研究を中止し，医療者の指示に従うこととした．

実験群では 16 名（平均年齢 80.0 歳，75% が寝たきり）20 褥瘡，対照群では 15 名（平均年齢 80.4 歳，66.7% が寝たきり）21 褥瘡が研究対象であった．振動は 1 日 3 回 15 分加えられ，それ以外は両群とも同様のケアを受けた．図 6-6 に示す通り，振動を加えることで I 度褥瘡の治癒が促進していることがわかった．1 週間の時点での治癒は対照群が 21 名中 2 名（9.5%）であったのに対し，実験群では 20 名中 8 名（40.0%）であり，実験群でより多くの褥瘡が治癒していた．脱落を考慮した生存時間解析の結果，振動器の使用により褥瘡治癒

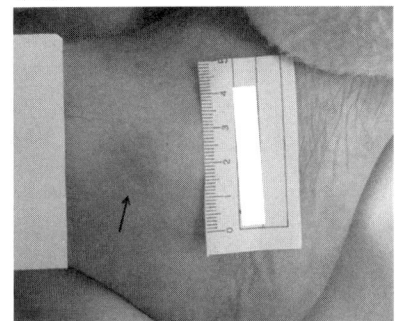

介入前　　　　　　　　　　　介入後(6回振動適応後)

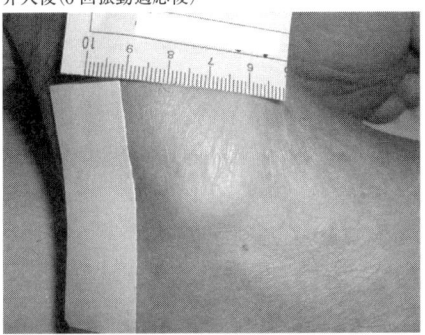

図 6-6　足部褥瘡に対する振動療法の効果

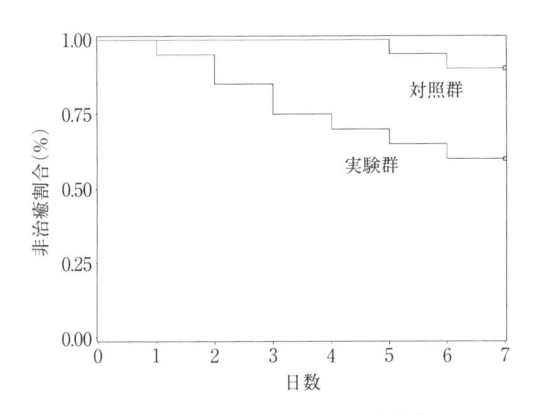

図 6-7　褥瘡非治癒割合の生存曲線

が促進されていることが示された（$P=0.018$）（図 6-7）．
　この臨床試験により，振動療法は安全に，かつ効果的に褥瘡治癒を促進できる可能性が示された．更なる臨床試験として，壊死組織の付着している褥瘡を対象とした．褥瘡は重症化すると，血流の途絶えた部分が壊死し，細菌感染の原因となったり，上皮化の妨げとなったりして，創傷治癒を阻害する．そのため臨床では壊死組織のデブリードマンが行われるが，褥瘡を有する患者は全身状態が悪いことも多く，また医療資源の行き届かない現場などでは容易に行うことができない．そこで振動療法の血流促進効果が壊死組織の除去を促進する

のではと考え，非ランダム化比較試験を行った[6].

対象者は一般病院または療養型病院に入院中の褥瘡保有者で，創部の50%以上が黄色の壊死組織または黒色の壊死組織に覆われている患者とした．医療者により研究参加不可能と判断された患者，頭部の褥瘡を保有する患者，1週間未満で転院または退院予定の患者，感染した褥瘡の保有者は除外した．なお，本研究も同様に金沢大学医学倫理審査委員会の承認を受けて行った．

前述の臨床試験と同様に，1日3回15分間の振動を与えた群を実験群，振動を与えなかった群を対照群とした．週1回創面積および壊死組織の面積を測定し群間で比較した．創面積の相対値は，初日の面積を100としたときの，5週間の創面積の相対値を算出し比較した．治療の経過で，外科的デブリードマンを行った症例が両群に存在したため，デブリードマン以降のデータを欠損データとした．このため，壊死組織の割合と創面積の相対値の経時的解析には，欠損値を有する対象者を除外しないよう線形混合モデルを用いた．このモデルには介入，時間および時間と介入の交互作用項を固定効果，対象者を変量効果として投入し，各時点での介入の効果をDunnetの多重比較で検討した．

対象者の年齢は実験群が81歳（中央値），対照群は85歳（中央値）であり，性別は実験群で男性7名，女性6名，対照群で男性4名，女性7名であった．初日に80%程度壊死組織に覆われていたが褥瘡が，実験群では週を追うごとに減少している．その減少の程度は対照群よりも有意に低く，振動療法の効果が確認された．口絵8に典型的な症例を示す．〈症例1〉は実験群の79歳の患者で，仙骨部褥瘡の98%が黄色壊死組織に覆われているが，加振開始後3週目になると壊死組織の割合は90%に減少し，それに伴い創サイズも縮小して創底に赤い肉芽組織が確認できる．加振5週目には壊死組織は消失し褥瘡は収縮している．〈症例2〉は対照群の90歳の患者で，仙骨部褥瘡の82%が黄色壊死組織に覆われている．経過に従って壊死組織の性状は軟化したが，創底に占める割合は減少せず，5週目においても壊死組織が創面の100%を覆っているままである．

以上の臨床試験から，振動療法はⅠ度褥瘡の治癒促進や，壊死組織の除去促進効果があることが確認された．現在これらの結果は日本褥瘡学会のガイドラインに収載され，研究成果が社会に還元されつつある．

6.2.7 まとめ

　ここでは看護理工学研究による振動器の開発過程の紹介を通して，臨床の疑問の明確化からプロダクト開発とその評価までの一連の流れをモデル研究として紹介した．ここまで来るのに実に10年近い歳月がかかっており，研究が社会貢献するのに要する年月の長さを感じずにはいられないが，この研究プロセスを通して看護理工学の研究枠組みの基盤ができたといっても過言ではない．これを例として示すことで，今後の看護理工学研究はより速いスピード感で実施されることが期待される．

6.3 創傷滲出液解析による包括的創傷アセスメント

6.3.1 創傷治癒と滲出液管理

　皮膚組織が大きな傷害を受けると，出血した血液が凝固し，その際に放出されるサイトカインの作用により炎症性細胞（好中球，マクロファージなど）が浸潤・集積する．炎症性細胞は，変性した自己組織や創部に付着した異物を消化・除去するためにタンパク質分解酵素や活性酸素種を放出する．続く修復期では線維芽細胞の増殖や分化が活発になり，コラーゲンやヒアルロン酸などの細胞外基質が盛んに合成・分泌され，欠損した組織を肉芽組織で埋めていく．同時に表皮角化細胞が肉芽組織と表皮を繋ぐ細胞外基質（基底膜）を分泌し，その上で増殖・遊走し，創部の閉鎖に至る．

　炎症性サイトカインは血管に作用し，その透過性を高めることで，更なる炎症性細胞の遊走を促進するが，その際に血漿成分も同時に滲出する．これが滲出液である．滲出液は創部組織を通過して創底から滲み出てくるが，この過程において創部組織で分泌されたサイトカインや細胞外基質，創部で障害を受けた細胞から逸脱した酵素などを取り込んでいく．

　滲出液は創傷治癒の進行に害益を併せ持つものである．旧来は創部を乾燥させて痂疲を形成させる乾燥療法が主流であった．しかし，創部に存在する細胞は当然ながら湿潤環境で活動が活発になり，また滲出液に含まれるサイトカインや増殖因子が治癒を促進する効果があることなどが明らかとなり，現在は滲出液を創表面に保持し，湿潤環境を維持する湿潤療法（Moist Wound Healing）が主流となっている．一方，滲出液に含まれるタンパク質分解酵素や活性酸素種などは強い細胞障害性を有しているため，過剰な滲出液は創の治癒を遅らせるばかりではなく，周囲皮膚に新たな障害をも与えうる．

したがって，正常な創傷治癒の進行を導くためには適切な滲出液管理が求められる．そこで，褥瘡のアセスメントツールとして日本で広く普及しているDESIGN-Rの得点より滲出液量を推定するESTimationツールを疫学的手法により開発した[7]．ESTimationツールは，湿潤療法のために入手できる多種多様な創傷被覆材の中から適した被覆材の選択をサポートし，滲出液管理の最適化に寄与するものである．

6.3.2 滲出液構成要素の生化学的・分子生物学的解析による局所的病態の評価

滲出液は，上記のように血管より滲出し，創部組織を通過する中で分泌タンパク質や逸脱酵素などを含んで創表面に至る．したがって，滲出液の構成成分を生化学的・分子生物学的に解析することで創部組織に起きている局所的な生体反応を捉えることができ，適切な創傷管理に繋がることが期待される．

クレアチンキナーゼは筋肉におけるエネルギー代謝に関与する酵素である．激しい運動や心筋梗塞などで骨格筋や心筋が障害を受けると，筋細胞よりクレアチンキナーゼが逸脱し血中濃度が上昇するため，血液検査の項目として広く用いられている．褥瘡は皮膚および皮下組織の圧迫により形成されるが，皮膚直下の骨格筋の損傷が激しい場合にはDeep Tissue Injury（DTI）と呼ばれ一般的な褥瘡と区別される．DTIは形成初期には浅い褥瘡に見えるが突然深い褥瘡に進展するため，褥瘡管理ではDTIを浅い褥瘡と区別することが求められる[8]．筆者らは，クレアチンキナーゼを指標として筋組織の損傷の程度を評価することでDTIが同定できるのではないかと考えた[9]．ラットの側腹部に腹腔に至る切開創より金属プレートを挿入し，皮膚および皮下組織を圧迫する褥瘡モデルラットを実験動物として用いた（図6-8A）．血中クレアチンキナーゼを測定したところ，切開創の作成によると思われる一時的なクレアナンキナーゼ活性の上昇が認められたものの，圧迫による筋組織の損傷を同定することはできなかった．一方，滲出液を試料として解析したところ，創作製3日目

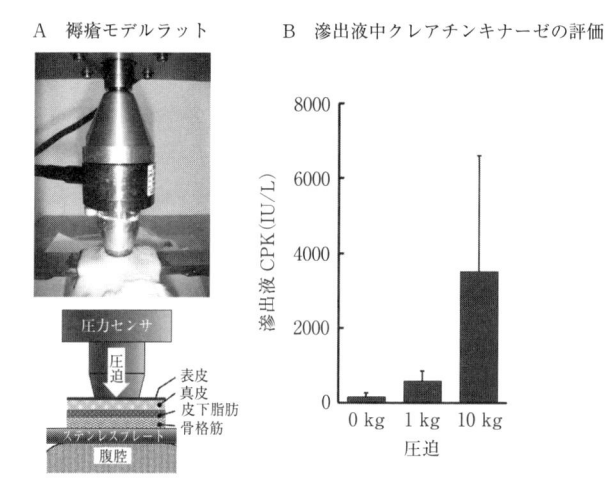

A 褥瘡モデルラット　　B 滲出液中クレアチンキナーゼの評価

(A) 褥瘡モデルラットの概要．(B) 滲出液中クレアチンキナーゼの測定結果[9]．荷重量依存的にクレアチンキナーゼの検出量が増加しているのがわかる．

図6-8　滲出液中クレアチンキナーゼの評価

まで非常に高い活性が維持され，かつその程度は負荷した圧力の違いを反映しており，圧迫による筋損傷を滲出液で評価できることが示唆された（図6-8B）[9]．このように血液では，局所で放出されたタンパク質が大量の血液で薄められるため，その感度は著しく低下するが，滲出液では局所の組織状態を鋭敏に反映する指標の評価が可能となる．全身状態を反映するアルブミンなどの栄養学的指標などもまた，滲出液を用いることで局所状態の評価に応用することができる[10]．

　滲出液にはタンパク質だけではなく，炎症性細胞や創部に定着した細菌などの生きた細胞も含まれている．創傷感染の診断では，創部の生検試料を用いた細菌培養による細菌数の推定がゴールドスタンダードとされている．しかし，創傷感染の重症度は単純に細菌数に比例するものではなく，細菌の病原因子の発現を制御する機構（クオラムセンシング機構）の発動が重要であることが明らかにされている．さらに，発赤や腫脹，壊死組織の増大など明らかな感染所見を有しないものの，創傷治癒の進行が停滞するクリティカルコロナイゼーションと呼ばれる病態の存在が知られるようになり，細菌数以外の新たな診断指

標の開発が求められるようになった．筆者らは，滲出液中に含まれる細菌および宿主細胞の mRNA 発現を解析することで，細菌と宿主のインタラクションを鋭敏に捉えることができるのではないかと考えた．ラットの全層欠損創に緑膿菌を接種することで壊死組織の増大などの感染徴候を示し治癒が遅延する創傷感染モデル，細菌接種後も正常に治癒が進行する細菌定着モデル，および対照群として非接種ラットを用い，創滲出液を試料とした mRNA 発現解析を実施した．細菌の外毒素およびバイフィルム形成関連遺伝子群，宿主の創傷治癒や免疫反応の関連遺伝子群，ならびに両者のハウスキーピング遺伝子を解析した結果，非接種ラットでは宿主ハウスキーピング遺伝子のみが検出され，細菌定着ラットでは宿主および細菌のハウスキーピング遺伝子に加え宿主の免疫関連遺伝子群が，創傷感染ラットでは両ハウスキーピング遺伝子に加えて細菌の病原因子関連遺伝子群が特異的に検出された（図 6-9）[11]．滲出液のタンパク質解析では細胞から放出されたタンパク質のみが解析対象になるのに対し，mRNA 解析では全ての遺伝子が対象になり得る点で優位性が認められるが，応用においては RNA 分解酵素が豊富に含まれる滲出液中で mRNA の保存性を高める工夫が欠かせない．

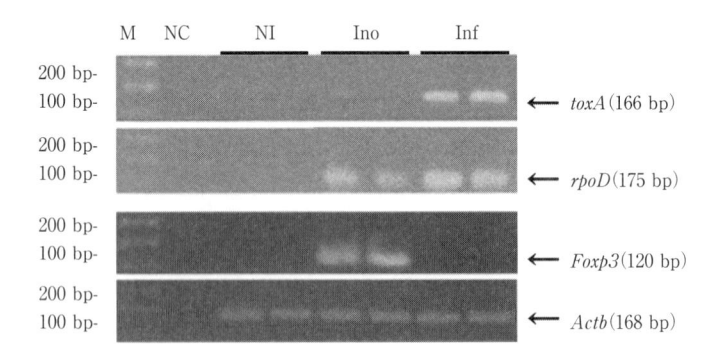

モデルラットの滲出液中に含まれる細胞成分より mRNA を抽出し，細菌の病原性マーカー（toxA），細菌の存在を示すマーカー（rpoD），動物の免疫応答のマーカー（Foxp3），および動物細胞の存在を示すマーカー（Actb）を検出した．M：分子量マーカー，NC：陰性コントロール，NI：非接種群，Ino：細菌接種群，Inf：創傷感染群 [11]

図 6-9　滲出液 RT-PCR

6.3.3 創面ブロッティング（Wound Blotting）：新たな滲出液採取技術

滲出液解析を行う際に最も難しい課題は「滲出液を如何に採取するか？」ということであった．滲出液の滲出速度は極めて遅いため，従来はフィルムドレッシングなどで創面を密閉し貯留した滲出液を採取していたが，フィルムドレッシングの剥がれにより漏れたり，あるいは乾燥したりすることで，滲出液成分の濃度や総量の測定が困難であった．また，滲出液を貯留させる間は，適切な創傷管理・滲出液管理を妨げることにもなる．さらに創面に定着した細菌数が多い場合には創感染への進展を助長する可能性も危惧される．

筆者らは近年，簡便かつ非侵襲的な滲出液採取技術として創面ブロッティング（Wound Blotting）を開発した[12]．ブロッティングとは，タンパク質や核酸などを，極性を有するろ紙（ブロッティングメンブレン）に吸着させる技術であり，実験室ではウェスタンブロッティング，サザンブロッティングなどとして広く応用されている．吸着された分子は，標的に特異的な抗体やプローブを用いて定性的，定量的に解析することができる．創面ブロッティングとは，創表面にブロッティングメンブレンを貼付し，創滲出液に含まれるタンパ

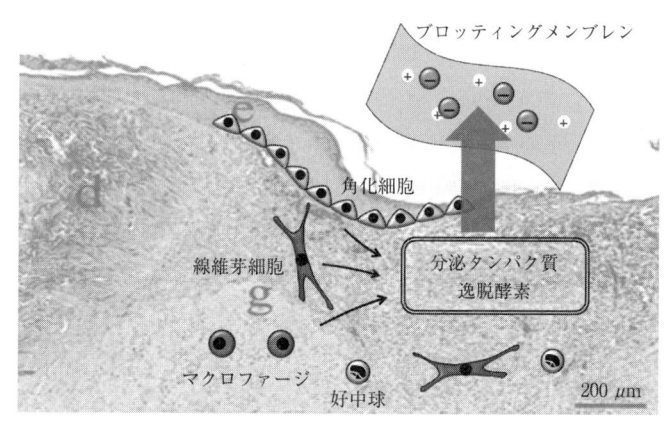

創部では線維芽細胞や角化細胞，マクロファージなどの免疫細胞が存在し，サイトカインや成長因子などの分泌タンパク質を分泌している．また，損傷細胞からは逸脱酵素が放出される．創面ブロッティング法は，それらを含む滲出液を創面に貼り付けたブロッティングメンブレンで補足する．

図6-10　創面ブロッティング法の概要

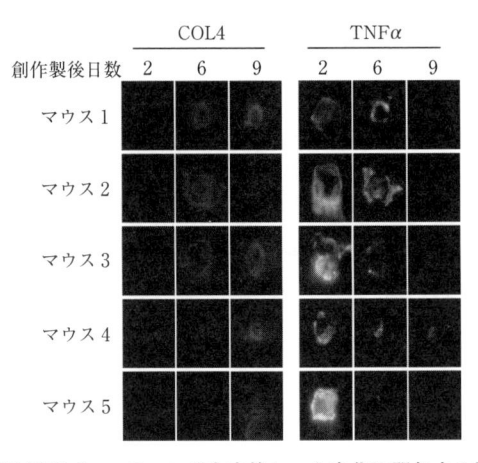

	COL4			TNFα		
創作製後日数	2	6	9	2	6	9
マウス1						
マウス2						
マウス3						
マウス4						
マウス5						

創作製後から毎日創面ブロッティングを実施し，上皮化に関与する治癒マーカーとして4型コラーゲン（COL4），炎症マーカーである腫瘍壊死因子（TNFα）を検出することで，治癒の進行をモニタリングすることができる[12]．

図6-11　創面ブロッティングによる創傷治癒過程のモニタリング

ク質などを採取する技術である（図6-10）．治癒直前の創のように滲出液量が極めて少ない創からも滲出液タンパク質の採取が可能である．マウスの背部中央に全層欠損創を作製し，創面ブロッティング法で治癒経過をモニタリングしたところ，炎症性サイトカイン（TNFα）の検出は初期に強く徐々に弱くなり，入れ替わるように上皮化に関与する表皮基底膜構成成分である4型コラーゲンの検出が強くなった[12]（図6-11）．これらの結果は，創面ブロッティングにより採取された滲出液タンパク質の評価が，創の状態を適切に反映していることを示している．

（i）創面ブロッティングのプロトコル
1）創表面および周囲皮膚を生理食塩水もしくは水で洗浄する．
2）乾いたガーゼ等を用い，創表面および周囲皮膚の水分を除去する．
3）創よりも大きいブロッティングメンブレンを創表面に3秒～1分間貼付する．
　ブロッティングメンブレンはさまざまな種類があるが，親水性の高いニト

ロセルロースメンブレンが適している．

創底に凹凸がある場合にはブロッティングメンブレンを短冊状にカットし，複数枚のメンブレンで滲出液を採取すると良い．

4）ブロッティングメンブレンを創表面より剥離する．

滲出液が少ない場合，ブロッティングメンブレンが創面に固着し剥離時に創表面を傷つける恐れがある．そのような場合には，水または生理食塩水をブロッティングメンブレンにスプレーし湿らせると容易に回収することができる．

5）ブロッティングメンブレンをろ紙などに挟んで余分な滲出液を吸収させ，4℃で保存する．

なお，採取したタンパク質の染色法は第5章4節「スキンブロッティング」を参考にして頂きたい．

(ⅱ) 創面ブロッティングによる創の評価の利点

創面ブロッティングの利点は，簡便かつ非侵襲的であり極微量の滲出液を採取できることの他，1）酵素活性を評価できること，2）タンパク質の創表面における分布を可視化できることが挙げられる．

1）酵素活性の評価

創傷治癒の進行や停滞にはタンパク質分解酵素のほか種々の酵素が関与している．多くの酵素は発現・分泌後，生化学的な修飾による活性化を経て機能する．したがって，創の状態を正しく理解するためには，酵素の存在を抗体で検出するだけではなく，その活性を評価することが重要である．しかし，酵素活性は時間の経過とともに低下し，特に基質との反応や乾燥によって著しく変化するため，臨床において酵素活性を正しく評価するための試料採取は極めて困難であった．創面ブロッティングでは，創の表面を洗浄した後，新たに滲出してきたタンパク質のみを採取するため酵素活性の評価に適した試料採取技術であると言える．

2）タンパク質の分布解析

創面ブロッティングでは，創表面に滲み出てきたタンパク質を魚拓のように写し取ることができるため，創表面におけるタンパク質の2次元的分布の解析

に応用することができる．褥瘡のような慢性創傷では創の状態は一様ではなく，その分布を知ることはより正確な状態の把握に繋がる．外科的デブリードマン（活性の低い組織を外科的に除去すること）を行う褥瘡を対象にタンパク質分布解析の妥当性を検討したところ，創面ブロッティングで表されたタンパク質の分布とデブリードマン組織内のタンパク質の分布は非常に高い一致率を示した[13]．さらに，動物実験では，TNFα などのタンパク質の濃度の多少だけではなく，創面における分布（創縁型および創底型）が治癒の進行と関与していることが示唆されている[12]．タンパク質の分布という指標はこれまでに考えられていなかった全く新しいコンセプトであり，創傷アセスメント技術のブレークスルーとなる可能性を秘めている．

(iii) 創面ブロッティングにおける染色画像の解析

　創面ブロッティングでは染色したブロッティングメンブレンの画像を評価する．創縁は創の写真もしくは同一メンブレンの総タンパク染色より同定し，シグナルの有無あるいは分布を評価する場合には2値化を行うことで明確に判断することができる．またシグナルの強さを定量的に評価する場合には，一般的な画像解析ソフトで容易に計測することができる．一方，過酸化酵素などのタンパク質の染色において，異なる染色パターンが経験される．筆者らは，これをドット，クラウド，プレーンの3つのパターンに分類して褥瘡の予後や創の状態との関連を調査している[14]．ドットとは粒子状のシグナルが明確に認識できるパターン，クラウドとはシグナルの輝度がランダムに変化するパターン，プレーンとは一定の輝度が連続するパターンである．しかし，これらのパターン分類は主観的な判断に基づくものであり，評定者間一致率が低いという問題が存在する．そこで，画像認識技術を応用したパターン分類法の開発を試みた．各パターンの境界を自動的に検出することは困難であることから，グレースケール画像に変換後 64×64 ピクセルのウィンドウを 32 ピクセルずつスライドさせ画像を分割し，その分割した画像が3つのパターンのどれかを機械に自動的に認識させた．人は，輝度がランダムに変化するなどの各パターンにおける特徴を感覚的に捉えられるが，コンピュータにとっては自明ではなく，コンピュータが理解可能な数値列に落とし込む必要がある．そこで，従来からそ

のような特徴を捉えるために用いられている手法である．Gray Level Co-occurrence Matrix（GLCM），Wavelet，Local Binary Pattern（LBP）の各々を用いて，分割した各画像から数値列を取り出し，コンピュータに正解として人が教示したパターンをともに提示することで学習をさせ，評価した．学習には，機械学習でよい性能が示されることがわかっているSupport Vector Machine（SVM）を用いた．学習に利用するデータと別のテスト用のデータで正答率を評価したところ，感度が70%程度とWaveletとLBPがよい性能を示すことが明らかになった（口絵9）[15]．今後の改良の余地は残されているものの，こうした画像認識技術をパターン分類の支援システムとして用いることで，創面ブロッティングを比較的容易に臨床応用できる技術として確立することが可能になると考えられる．

6.4 可視化技術による皮膚のアセスメント

6.4.1 超高齢社会における新しい課題

　我が国で今なお進行している急速な高齢化がもたらす様々な問題の中でも，高齢者自身のウェルビーイングを直接的に脅かす最も深刻な医療問題の一つにスキンテア（皮膚裂傷）がある（口絵10）．スキンテアは主に四肢に生じる創傷であり，「せん断力，摩擦力または鈍的な力により皮膚層が分断する外傷」と定義される．

　スキンテアは強度な疼痛をもたらすにもかかわらず，保有する多くの高齢者は認知機能低下のために自ら訴えることができず，極度の苦痛を抱えている．さらに重要なことに，スキンテアをめぐる社会的問題として，多くは紫斑を伴って発生するが故に，介護者などによる虐待が疑われるという痛ましいケースや，さらには患者を守るべき存在である看護師の提供するケアの過程で，不可避的に生じてしまうケースの存在が挙げられる．つまりスキンテアは，保有者自身のみならず，介護者，看護師へも甚大な影響を与える病態であるといえる．この創傷は昔から存在しているものの，比較的浅い創傷であり，皮膚科学的には糜爛と表現される創傷のごく一部であるため十分にケアとの関連が認識されておらず，抜本的な対策を講じるべき対象となっていなかったという歴史

がある．近年ようやく，皮膚科学的な創傷の分類ではなく，ケアに起因しているという観点から，外傷の起こる様式によって創傷を分類することで，より明確にターゲットを特定することが世界的に始まっているところである．

スキンテアの管理における我が国の最も大きな問題は，その予防策の基本となる疫学調査が行われていないこと，並びに高齢者におけるスキンテア発生の要因が全く検討されていないことにある．その理由として，褥瘡など他の創傷との見分けが困難であることが挙げられる．さらに，先行研究ではインシデントレポートやカルテ調査など，スキンテアが生じている局所の皮膚状態を観察することなく研究が行われていることも，有効な予防策を見いだせていないことにつながっている．

本節では，看護理工学研究の円環が全て達成されていないものの，スキンテアに関する臨床の疑問を様々な看護理工学的研究手法を駆使しながら明確にし，次のステップにつなげる段階を概説することで，新たな研究方法論が生み出す臨床研究のフロンティアを紹介する[16]．

6.4.2 臨床上の問題：スキンテア

スキンテアは高齢者に発生しやすいことから，高齢者の皮膚の特性がその発生に大きく関与していることが推察される．しかし，従来のスキンテアのリスク因子の探索は，年齢や性別，日常生活動作（Activities of Daily Living：ADL）など主には患者の特性に基づいたものであり，スキンテアを有する高齢者の場合，多くがそれらの修正不可能な特性を有しているため，予防ケアに役立てることは困難であった．そこで，スキンテア発生要因の本態である皮膚特性に着目することで，より明確なスキンテアの発生リスク探索が可能となると考えることができる．

しかし，まずはスキンテアが日本の高齢者病院でどの程度発生しているのかを検証することが必要であり，500床の療養病床病院1施設に入院する65歳以上の同意の得られた高齢者を対象に有病率調査を行った．体位変換を行うことによって症状や疼痛が悪化する場合は主治医や担当看護師と相談し，除外した．スキンテア保有のリスクを抽出するため，年齢や性別，入院期間などの一般的な情報に加え，日常生活動作がどの程度障害されているか，スキンテアの

発生基盤となる皮膚の脆弱性をもたらす薬剤を服用しているかどうか，などを調査した．

　臨床研究を行う際で最も重要なのがアウトカムの調査である．ここではすなわち，対象とする創傷がスキンテアであるかどうかを正確に評価しなければ，誤った結論を得てしまう．この横断研究では，研究者が皮膚を直接観察することで正確性を担保した．具体的には，創傷看護学を専門とする研究者が，全ての患者の皮膚を観察した．その際，失禁に関連する皮膚炎との鑑別が極めて困難となるため，会陰部付近の皮膚は観察部位から除外した．スキンテア発生の原因を看護師や介護士に確認し，なおかつ創部を写真に取り，1名の皮膚・排泄ケア認定看護師と，2名の研究者がスキンテアであるかどうかを評価した．有病率は，スキンテアを有する患者数を観察患者数で除して百分率で表した．

　図6-12に対象者の流れを示す．対象となった患者数は最終的に410名であり，対象施設の約8割に当たる患者を含めることができた．スキンテア保有者はこのうちの3.9％に当たる16名であった．また，スキンテアを保有する者がどういう特性を持っているかどうかを検証するため，スキンテアを保有者・非保有者の比較を行った．表6-2から明らかなように，年齢以外に目立った違いはなく，一般的に皮膚を脆弱にする要因はスキンテアのリスクにはならないことが示唆された．

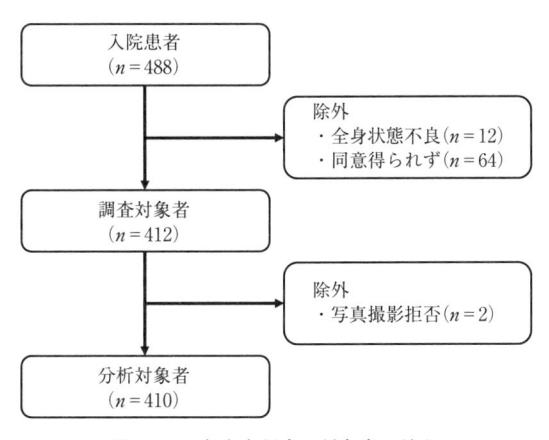

図6-12　有病率調査の対象者の流れ

表6-2 スキンテア保有者の特性

	スキンテア保有者 ($n=16$)	スキンテア非保有者 ($n=394$)	P値
年齢	92.5 (84.0-94.5)	87 (81.0-92.0)	0.085
性別：男性	4 (25.0)	106 (26.9)	1.000
入院期間	3 (0-5)	2 (0-4)	0.260
ブレーデンスケール	11.5 (10.5-12)	12 (11-13)	0.331
Body Mass Index	17.5 (16.3-19.4)	17.4 (15.0-19.6)	0.828
不動	15 (93.8)	333 (84.5)	0.485
麻痺	4 (25.0)	104 (26.4)	1.000
関節拘縮：上肢	11 (68.8)	266 (67.5)	1.000
関節拘縮：下肢	12 (75.0)	296 (75.1)	1.000
ステロイド剤使用	1 (6.3)	10 (2.5)	0.358
抗凝固剤使用	7 (43.8)	90 (22.8)	0.070

このようにスキンテアは加齢が大きなリスクとなるため，重点的な予防策を講じることが必要となる．また，再発を繰り返すため，患者にとっても家族や介護者，看護師にとっても大きな負担となり，ハイリスクな者を同定して予防ケアを重点的に提供することが重要である．しかしそのためには年齢や身体活動度などのマクロなリスク因子では不十分である．従来の看護学ではこのようなスタイルの横断調査が限界であり，これ以上病態に踏み込んだ検討は困難であった．しかし，スキンテアを真に予防するためには，年齢などのマクロな因子ではなく，皮膚局所でどのような変化を生じている者をスキンテアの病態生理に踏み込んだリスクの評価が必要と考え，皮膚の可視化技術の導入に着目した．

6.4.3 皮膚を可視化するために用いる看護理工学的研究手法

「可視化」には様々な意味合いがある．文字通り見えないものを視覚的に認識できるようにすることが目的であるが，そのレベルは様々で，ここで紹介する皮膚の可視化方法は超音波検査とスキンブロッティング法である．すなわち，外部からは見ることのできない皮膚の内部構造を観察することと，肉眼的

には見えないレベルの変化，ここではタンパク質の量的変化を目に見える形に表現すること，である．何れも肉眼的なアセスメントでは評価できないレベルの現象をとらえることができ，より病態に根差したアセスメントが可能となる．そのようにして明らかになった健常皮膚とスキンテアリスクの高い皮膚の違いはすなわち予防のターゲットにもなりうるため，看護理工学研究の円環を回すための重要な初期ステップといえる．

スキンテアの発生リスクとして加齢に伴う表皮，真皮，脂肪組織の構造・機能などの皮膚特性の変性が重要と考えられている．真皮の菲薄化は，コラーゲンや弾性繊維が減少し，表皮と真皮乳頭層の結合部が平坦化することで生じるため，摩擦・せん断力に対する耐久性が失われ，スキンテア保有のリスクが高まると考えられている．また，真皮の菲薄化は毛細血管や細静脈の不規則性をもたらし，外傷による刺激で容易に出血する素地となっている．エクリン腺・アポクリン腺・皮脂腺の分泌能低下はドライスキンを引き起こし，掻痒感による掻破行動せん断力や摩擦力の発生原因ともなる．さらに，脂肪組織の菲薄化は衝撃吸収性を低下させ高齢者の皮膚にわずかな衝撃が加わると容易にスキンテアを発生する可能性がある，とされている．

以上の加齢性変化に着目し，ケースコントロール研究にてリスク因子を抽出することとした．ケース群はスキンテアを有するすべての高齢者，コントロール群はケース群と年齢，性別，BMI（Body Mass Index）をマッチングさせた同人数の高齢者である．コントロール群はランダムサンプリングを行った．真皮の構造と厚みには DermaScan C（Cortex Technology, Hadsund, Denmark）という超音波画像装置を，真皮タンパク質の解析にはスキンブロッティング法を用いた．

高齢者の皮膚では高周波プローブを備えた超音波画像装置によって観察すると，表皮直下に特有の低エコー域が観察される（Subepidermal Low-Echogenic Band：SLEB）．これは紫外線によって生じる日光弾性症としての変化と，真皮の毛細血管の浮腫によって生じる画像変化と説明されている．この観察のために，20 MHz のプローブを備えた DermaScan C を採用した．B モード画像を，ゲインを一定にして撮影し，SLEB の評価を行った．SLEB を定量化するため，MATLAB を用いて自作の簡易プログラムを作成し，256 階調の

ピクセルの 0 から 30 のみを自動抽出し，そのピクセル数を計測した（Low-Echogenic Pixels：LEP）．これにより皮膚内部の構造変化を可視化した（口絵 11A）．

　スキンブロッティング法は第 5 章 4 節で紹介されている通り，皮膚の可溶性タンパク質を非侵襲的に採取する手法である．従来組織生検をしなければ検出が困難であった皮膚内部のタンパク質をニトロセルロースメンブレンにより採取し，免疫学的手法を用いて検出することができる（口絵 11B）．この研究ではスキンテアに関連すると考えられる，真皮-表皮結合および炎症に関するタンパク質を対象とした．IV 型コラーゲンおよびフィブロネクチンは表皮基底層の細胞外マトリックスであり，MMP2 はその細胞外マトリックスを分解するタンパク質分解酵素である．これらのバランスが分解側に傾くことで皮膚の脆弱性がもたらされると想定し，対象として選択した．また，TNFα は代表的炎症性サイトカインであり，スキンテアが生じるところには炎症が生じていることを想定して選択した．高齢者の皮膚は極めて脆弱なため，スキンブロッティングで用いるニトロセルロースメンブレンを 10 分間固定するためのテープには粘着性の弱い製品を用い，侵襲性には細心の注意を払った．タンパク質採取後，内因性のペルオキシダーゼおよびアルカリフォスファターゼの失活処理を行い，各種抗原抗体反応によりタンパク質を可視化した．タンパク質の可視化画像に対して，MATLAB を用いて輝度の中央値を自動抽出した．

　患者のフローを図 6-13 に示す．ケースコントロール研究で重要なのは対象の代表性であり，特にコントロールとなるスキンテア非保有の選定がランダムに行われることが求められる．この研究では 18 名ずつ患者を選定し，主なスキンテア保有リスクである年齢でマッチングを行うことで，皮膚の特性に着目した比較を可能とした．

　表 6-3 に群間比較の結果を示す．このように，マクロなリスクでは見いだされなかった皮膚の局所的な差異が可視化技術を用いることで明らかとなった．超音波によって真皮と表皮の結合が破たんしており，LEP で示されるように浮腫を呈していることがわかり，スキンテアの本態として重要なリスクとなりうる所見として抽出された．興味深いことに，スキンテア保有者では IV 型コラーゲンの分泌量が少なく，同時に MMP2 の分泌量も少ないことがわかっ

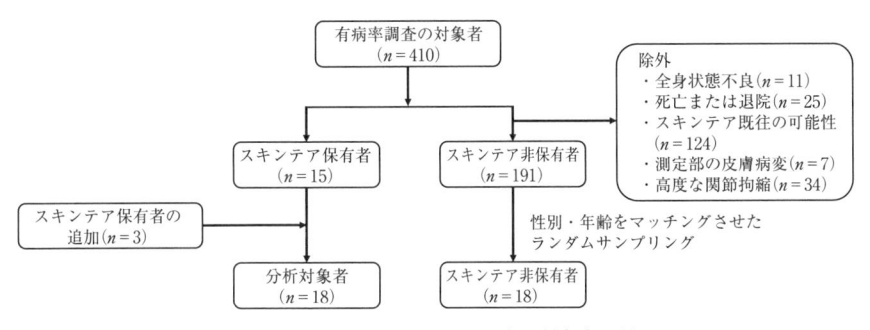

```
                    ┌──────────────────┐
                    │ 有病率調査の対象者 │
                    │    (n=410)       │
                    └────────┬─────────┘
                             │                    ┌─────────────────────────┐
                             │                    │ 除外                    │
                             │────────────────────│ ・全身状態不良(n=11)    │
                             │                    │ ・死亡または退院(n=25)  │
              ┌──────────────┴──────────────┐     │ ・スキンテア既往の可能性│
              │                             │     │  (n=124)               │
    ┌─────────┴────────┐         ┌──────────┴────┐│ ・測定部の皮膚病変(n=7) │
    │ スキンテア保有者 │         │スキンテア非保有者││ ・高度の関節拘縮(n=34) │
    │    (n=15)        │         │   (n=191)     │└─────────────────────────┘
    └─────────┬────────┘         └──────────┬────┘
              │                             │  性別・年齢をマッチングさせた
┌─────────────┴─┐                           │  ランダムサンプリング
│スキンテア保有者│                           │
│ の追加(n=3)   │                           │
└─────────────┬─┘                           │
              │                             │
    ┌─────────┴────────┐         ┌──────────┴────┐
    │   分析対象者     │         │スキンテア非保有者│
    │    (n=18)        │         │    (n=18)     │
    └──────────────────┘         └───────────────┘
```

図6-13　ケースコントロール研究の対象者の流れ

表6-3　スキンテア保有に関連する皮膚特性

	スキンテア保有者 (n=18)	スキンテア非保有者 (n=18)	P値
LEP (Low-Echogenic Pixels)	2329 (1575-3234)	1258.5 (702.0-2036.5)	0.045
IV型コラーゲン	13 (11-14)	16.5 (12-48)	0.042
フィブロネクチン	13 (12-14)	12.5 (11-15)	0.506
MMP2	12 (11-13)	13.5 (12-23)	0.028
TNFα	31.5 (23-42)	16 (13-25)	<0.001

た.さらにTNFαの分泌量が多くなっており,これらを統合して考察すると,TNFαが皮膚の基底膜の主要な細胞外マトリックスであるコラーゲンの分泌を抑えることによって,皮膚のリモデリングが阻害され,常に新陳代謝の起こるべき皮膚の機能が障害されていることが推察された.

6.4.4 おわりに

新しい看護理工学的技術を用いることによって皮膚をこれまでなかった視点で解析することが可能となる.従来看護学研究では質問紙やマクロな観察を最も重要視し,生理学的な計測は必ずしも十分活用されてこなかった.それが故に,現象を心理社会的に捉えることにとどまり,現象を抜本的に解決する根本的対策を提案しにくい状況であった.一方で医学分野では侵襲的な手法をとってでも疾患のメカニズムの解明が行われている.これは医学の対象となる疾患

単位が明らかになる過程で必須のプロセスであるが，看護理工学が対象とする症候の場合，侵襲性と得られる情報とのバランスから必ずしもそのようなプロセスがとられる必要はない．したがって病態メカニズムを非侵襲的に理解することは極めて重要なコンセプトであり，本節ではスキンテアに対する横断研究を通してその重要性を説明した．現在この研究で明らかになったリスクがスキンテアの発生を予測することが可能なのかをより大規模に調査し，リスクアセスメントツールとしての利用可能性を検証しているところである．

文　献

［1］ Okuwa M., Sanada H., Sugama J., Inagaki M., Konya C., Kitagawa A., Tabata K., A prospective cohort study of lower-extremity pressure ulcer risk among bedfast older adults, *Adv Skin Wound Care*, 2006, 19(7) : 391-7.
［2］ Nakagami G., Sanada H., Matsui N., Kitagawa A., Yokogawa H., Sekiya N., Ichioka S., Sugama J., Shibata M., Effect of vibration on skin blood flow in an in vivo microcirculatory model, *Biosci Trends*, 2007, 1(3) : 161-6.
［3］ Ichioka S., Yokogawa H., Nakagami G., Sekiya N., Sanada H., In vivo analysis of skin microcirculation and the role of nitric oxide during vibration, *Ostomy Wound Manage*, 2011, 57(9) : 40-7.
［4］ 浦崎雅也, 真田弘美, 田高悦子, 北川敦子, 仲上豪二朗, 広田愛, 須釜淳子. 踵部の褥瘡予防——振動による血行促進効果の検討, 『日本褥瘡学会誌』2007, 9(2) : 192-8.
［5］ Arashi M., Sugama J., Sanada H., Konya C., Okuwa M., Nakagami G., Inoue A., Tabata K., Vibration therapy accelerates healing of stage I pressure ulcers in older adult patients, *Adv Skin Wound Care*, 2010, 23(7) : 321-7.
［6］ 上田葵子, 須釜淳子, 大桑麻由美, 難波名保美, 飯坂真司, 真田弘美, 田端恵子. 壊死組織を有する褥瘡に対する振動の効果, 『日本褥瘡学会誌』2010, 12(2) : 111-7.
［7］ Iizaka S., Sanada H., Nakagami G., Koyanagi H., Sugama J., Quantitative estimation of exudate volume for full-thickness pressure ulcers : the ESTimation method, *J Wound Care*, 2011, 20(10) : 453-63.
［8］ Sari Y., Minematsu T., Huang L., Establishment of a Novel Rat Model for Deep Tissue Injury Deterioration, *Int Wound J*, 2015, 12(2) : 202-9.
［9］ Sari Y., Nakagami G., Kinoshita A., Changes in serum and exudate creatine phosphokinase concentrations as an indicator of deep tissue injury : a pilot study, *Int Wound J*, 2008, 5(5) : 674-80.
［10］ Iizaka S., Sanada H., Minematsu T., Do nutritional markers in wound fluid reflect pressure ulcer status?, *Wound Repair Regen*, 2010, 18(1) : 31-7.
［11］ Asada M., Nakagami G., Minematsu T., Novel biomarkers for the detection of wound infection by wound fluid RT-PCR in rats, *Exp Dermatol*, 2012, 21(2) : 118-22.

[12] Minematsu T., Nakagami G., Yamamoto Y., Wound blotting : A convenient biochemical assessment tool for protein components in exudate of chronic wounds, *Wound Repair Regen*, 2013, 21(2) : 329-34.
[13] Kitamura A., Nakagami G., Yoshida M., Visualization of tumor necrosis factor α distributions within pressure ulcer tissue using the wound blotting method : A case report, *WOUNDS*, 2014, 26(11) : 323-9.
[14] Kitamura A., Yoshida M., Minematsu T., Prediction of healing progress of pressure ulcers by distribution analysis of protein markers on necrotic tissue : A retrospective cohort study, *Wound Repair Regen*, 2015. doi : 10.1111/wrr.12316.
[15] Noguchi H., Kitamura A., Yoshida M., Minematsu T., Mori T., Sanada H., Clustering and classification of local image of wound blotting for assessment of pressure ulcer, 9th International Forum on Multimedia and Image Processing, World Automation Congress 2014, 2014 ; 1-6. Hawaii.
[16] Koyano Y., Nakagami G., Iizaka S., Minematsu T., Noguchi H., Tamai N., Mugita Y., Kitamura A., Tabata K., Abe M., Murayama R., Sugama J., Sanada H., Exploring the prevalence of skin tears and skin properties related to skin tears in elderly patients at a long-term medical facility in Japan, *Int Wound J*, 2014. doi : 10.1111/iwj. 12251.

第7章
展望と課題

7.1 臨床と研究のコラボレーション

7.1.1 実践と研究

　研究とは，問いに答える，もしくは問題を解決するために科学的なプロセスを用い，系統的に探究していくものとされる．したがって，看護研究とは，「臨床にある疑問」を解きほぐすために科学的な手法を適切に用い，知識を産み出し理論を導き，教育し，最終的には臨床の実践に還元していくことを目標として行われるものである．広義の意味での「看護技術」が，その根拠に基づく看護実践（Evidence-Based Practice：EBP）のためのツールである．技術を創造し，共有し，フィードバックする，その円環が看護研究には求められており，それを促すしくみが看護トランスレーショナルリサーチ（Nursing Translational Research）である．

　「臨床にある疑問」とは，日々患者の視点に立ち看護を実践している専門家であるからこそ感じる疑問である．対象者の健康的で質の高い生活を脅かす，あるいは脅かす可能性のある物事が解決できずに，ジレンマを感じ，疑問を抱える．一方，「看護技術」とは，看護者が科学的な視点に基づき，事物を利用・変化させる，さらに創るなどして，患者を含めた人々の生活に活かし，健康状態を維持・向上させるものである．つまり，解決すべき疑問も，そして創造すべき技術も，看護を実践する現場に存在し，生まれ，創られ，還元されていくべきものと考えられる．

7.1.2 看護トランスレーショナルリサーチに必要な要素と展開

疑問を拾いあげ，可能な限り速やかに解決策を見出し，最も有効なケアを実践したい．しかも，その解決策がより多くの対象者に適用できることを確認し，評価したい．そのためには，次の要素が重要である．第一に「着想」がすべての始まりであり，第二に技術創生を「促進」することがあげられ，第三は創造した技術を評価・改善し，その最良の技術を必要な対象者に実践するという，技術の「定着」である．

「着想」とは，何を創り出すべきなのかを熟考することである．ここで重要なのが，真に必要なことは何であるのかを把握することであり，ここではそれを「ニーズの把握」とする．ニーズを把握するためには，多くの側面から，より適切な方法で，様々な意見（信念）に接近することが求められる．「接近」とは，自ら進んで近づいていくことであり，単に起こっている現象を視診や触診で観察することだけではない．その現象とは，可視化されていない部分にまで目を向ける．可能な限り可視化できるようにして，知ろうとする真実の追求が含まれる．そのようにして把握されたニーズを満たすための要件が何であるか，科学的な視点から臨床の問題を研究疑問として捉え整理する．

「促進」とは看護技術を創生しEBPを推進するための基盤を形成し，看護理工学（Bioengineering Nursing）の円環を円滑に促すことである．ここに看護トランスレーショナルリサーチの仕組みが求められる．看護の役割は療養上の世話，診療の補助を中心として医学的な治療の施行を促すだけではない．対象者の自然治癒力を最大限に発揮できるようにし，意思決定を尊重し，セルフマネジメント能力を強化することが求められる．それにより，治療効果を一層発揮させることができるだけでなく，疾病発症の予防にまで能力を拡大できる．したがって，看護学が臨床で扱う課題は非常に広範である．そこで特に求められた学問領域が看護理工学である（第1章）．それには，看護実践を導き，対象者の健康や生活の質を改善するような知識を生み出せるようデザインする必要がある．ニーズを把握し，シーズを見出し，現象を病態生理学的アプローチをも用いて深く追求し，真に求められる看護技術のプロトタイプを作成する．そして次に述べる「定着」を図ることまで含んだサイクルを促すのが看護トランスレーショナルリサーチである．

「定着」とは，創出した看護技術を必要とする対象者に，最も適切な方法で速やかに提供し，臨床に還元することである．それは看護理工学の円環に欠かせない部分である．どれだけ時間や人手を投じて開発した技術であっても，それを個々の対象者に適用できなければ意味をなさない．そこには専門的な知識と技術が要求され，客観的に評価し，改善策を模索できる人材が必要であろう．したがって，創生した看護技術を，最も有効に活かし適用できる人材の育成も重要な課題である．

以上のように，看護技術の創生には「着想」「促進」「定着」の重要な要素を含むサイクルが促進される仕組みが求められる．そこには看護技術を必要とする対象者の，最も身近に存在する看護師の視点を取り入れるべきであり，それが看護トランスレーショナルリサーチを利用した看護研究の特徴である．

以上の要素を展開する際の流れを考える．

(ⅰ) 患者の真のニーズを知る

臨床にある患者のニーズを鮮明に抽出するために疑問・問題点を抽出・明確化し（クリニカルクエスチョン），目的を定め，研究疑問を構造化する（リサーチクエスチョン）．真のニーズを，可能な限り可視化して見極める．

(ⅱ) 何が必要であるか，科学を応用して考える

何が起こっているのか，ミクロ・マクロの視点からの研究アプローチを取り入れる．分子生物学的な視点やバイオエンジニアリング的な視点を導入することで，それまでにない角度から真実に迫り，シーズ（萌芽的な題材）を見出す．先行する研究による知見を十分に検索し，メカニズムの仮説を立案する．

(ⅲ) ニーズを満たすための方法を吟味する

必要な道具を利用し，シーズを具現化する．看護技術，あるいは道具や機器などのプロダクト開発には，工学的なアプローチが必要とされることも多く，産学連携による企業の協力が得られれば，よりスピーディーである．

（iv）把握していたニーズが適切に満たされたのかを評価する

再び実践の現場に戻り臨床への適用を試み，評価する．適用の方法には個別性をふまえた看護師の視点が重要である．改善，普及，そして定着を促す．

7.1.3 実践における研究の促進

看護理工学に基づく研究を展開し，成果を応用，評価する．臨床の現場における普及を進めるために看護トランスレーショナルリサーチの仕組みが適用できるように促し，EBPを推進したい．しかしながら，すべての臨床の現場に，自立して研究活動を行える，高度な研究能力を備えた学識豊かな看護研究者がいる環境は，我が国にはまだ整ってはいない．EBPを推進するための基盤形成をどのようにするか，様々な対策や試みがなされている．

病院の看護師が研究の必要性を感じ，取り組もうと模索している段階で，不足している条件，あるいは環境についてあげられる項目には，多くの施設での共通の課題がある．「自身の研究能力の不足」という問題以外では，「研究指導者の不足あるいは不在」「研究支援体制の不足」「研究に取り組む時間の不足」「研究費の不足」といった環境要因が多くを占める．そこで，資源として最も得られやすいのが看護教育機関と連携をとることである．多くの大学や病院では，看護師の研究能力のアップや研究に取り組むことを促進するために，看護系大学の教員に研究計画への助言や，研究の基本的知識を向上させる研修講師，あるいは研究成果の講評を依頼するというつながりを維持している．教育側は看護師に，臨床看護の講義や演習指導，看護学生の臨床実習の受け入れを依頼するという，ギブ＆テイクの関係というところも多い．しかしこの関係性では，「よりよい看護技術を患者さんに提供するために，研究を促進して「知」を産み出し，成果を臨床に還元する」という本来の研究目的を果たす仕組みとしては不十分であると考える．大学の教員はニーズを直接つかめない．看護師はニーズを目の前にしながら解決策に研究的視点を取り入れる方法が，なかなか思いつかないという状況は変わらない．

そこで，病院に看護外来を設置する，またさらに進めて看護部と教員を兼任し，大学と病院双方の管理的側面まで含めて融合を図る，といった連携のあり方を試みる施設もある（ユニフィケーション）．これは大学教員が実践現場に

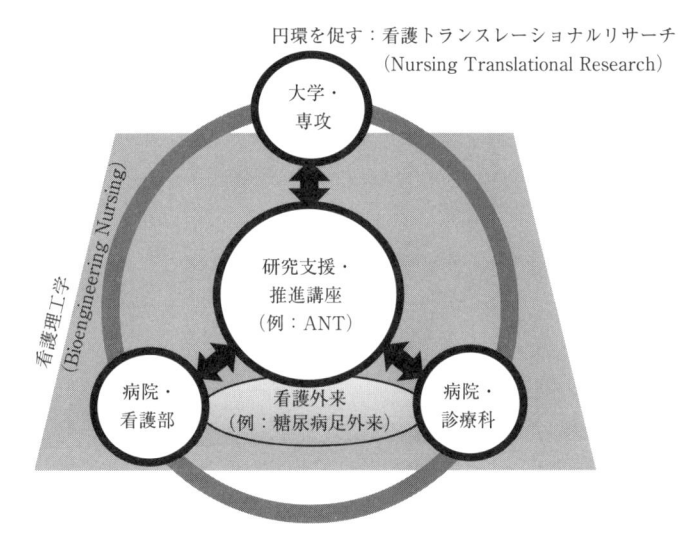

図 7-1　看護研究促進を目指した連携

　フィールドを持ち，看護実践を行うことで実践能力が維持できるだけでなく，大学教員が直接ニーズをつかめないということの解決策になり得る．しかし，あくまでも本務は大学教員であり，教員枠の定められた大学では，兼務することで仕事量は確実に増加する．さらに研究を推進することにどれほどのエネルギーの分配ができるのか，よく考え役割分担をする必要があるだろう．一定期間の人事交流を行う方法も同様であると考える．

　それらのもつ欠点を補う方法として，病院内に講座として設置する試みがなされている．東京大学に 2012 年に開設された社会連携講座アドバンストナーシングテクノロジー（Advanced Nursing Technology：ANT）である（図 7-1）．講座として教員枠を持ち（特任教員 2 名と共同研究員），院内にいながら，看護業務には直接加わらず，看護部・診療科と協力して看護研究推進に取り組む．看護理工学の円環において看護トランスレーショナルリサーチの仕組みを活用し，EBP を推進する基盤モデルの形成が目的である．

7.1.4 研究と実践をつなぐモデル：社会連携講座アドバンストナーシングテクノロジー

　臨床にある疑問を大学の研究者が捉え，解決策を検討し成果として発表するという研究のあり方が，我が国では一般的である．しかし，看護技術を創生し，発展させていく際に，課題としてあがるのが，大学で行う研究と臨床現場で実践されている看護技術との乖離である．つまり，大学では研究をとおして看護の発展に寄与する方策を持っているにもかかわらず，臨床現場から離れているためにその方策を還元できない．また，現場にある真のニーズの把握が困難である．一方で，臨床現場ではますます高度化する医学診断・治療技術を駆使するなかで，対象者が安全に治療を受けられることが第一の目標となる．それに伴い，療養生活において個別性に応じた，より質の高い生活を目指すためのニーズとは何であるか，それを把握する努力の優先度が下がることになる．これでは生活の支援を目的とした看護技術の開発は立ち遅れてしまう．患者の最も身近にいて真のニーズを把握できる可能性のある看護師が，ニーズを見出す機会をつかむ努力を継続し，実践の現場において看護技術を創生していくためには，臨床の現場で，多職種の専門職者が知識・技術を共有し協調，連携し研究を推進することが求められる．そのためには，それまでにないケア技術の考え方，価値観をも産み出せる環境が求められ，その仕組みが必要である．さらに産学連携の要素も取り込み，実際にモノづくりにまで発展できることで，ケアイノベーションの実現をも目指したい．その基盤モデル形成の役割を期待された講座である．

　病院内に講座を設置することで可能になる点は，特に「着想」の部分である．ニーズを把握することが容易になっただけではない．非侵襲な方法を用い，リアルタイムに観察ができ，信頼関係を築いたうえで「接近」できる．そこで把握されたニーズから，看護技術開発につながるシーズを見出すことのできる研究者がその場におり，すぐに次なる研究のステップに展開できる．また「定着」の部分では，開発者が病院内にいることが強みになることは言うまでもない．開発の意図やコンセプトの認識は既に製作者と利用者間で共有されている．しかも，個々の対象者に最も効率よく適用するための専門的知識・技術をもつ人材が臨床現場にいれば，速やかに評価し，普及が可能となる．

表 7-1 実践の現場における Evidence-Based Practice の基盤形成

EBP 推進の方法	目標	具体策
EBP と組織の理念との連関	・組織として EBP に基づくケアを提供することが標準であり，目標の確認と自覚を促進する	・自施設あるいは連携しようとする施設の看護部の理念，看護師像に含まれていることの確認，意識づけ
EBP の推進計画の立案と実施	・対象となる看護師のモチベーションや研究能力に応じたステップを構造的に示す ・EBP を創出するための研究の計画，実施，評価，発表までの一連の展開を実際に知ることで，研究によって実践が変わる実感，看護の技術が進化する実感をもつ ・日々の看護実践において「ニーズを把握する」ことを意識し，問題意識をもつ	・キャリアラダーシステムなどに，EBP 推進能力が段階的にアップできるように仕組みが整っていることを確認 ・研修内容のアドバイス，企画提案および講師担当 ・講座がリーダーシップをとりつつ臨床の現場をフィールドとして，ニーズに基づく臨床疑問，研究疑問に落とし込むスキルを伝える ・研究を実施し成果を可視化する ・看護を実践する場（看護外来など）の確保
EBP 推進を支援する組織づくり	・EBP 推進を支援する責任の所在を明確にし，組織的に継続的な支援を行う	・研究能力の高いメンバーで構成される研究推進委員会，リーダーシップをとる研究支援担当部署などの機能を確認し，定期的なミーティングをもつ
資源の活用	・組織内外にある EBP 推進に有益な資源を適切に配備する	・Advanced nurse（認定・専門看護師）の配置，活動内容の確認，大学研究者の専門分野，研究テーマを確認し，臨床から抽出され把握されたニーズに基づく研究トピックを適切に紹介 ・EBP 推進に必要な知識・技術についての勉強会企画
評価と普及	・EBP についての的確な評価を行う ・EBP が組織の利益につながっていることの認知を促し，モチベーションの維持，増強につなげる ・看護技術としての普及と定着を目指す	・アウトカム指標を明確にし，実施したことの評価を的確に行う ・研究成果の学会発表，および論文投稿をサポート ・看護技術として普及・定着を促進するための人材の育成と配置

　講座のキーコンセプトは「我慢させない療養生活」である．「我慢」とは本来のその人のもつ自然治癒力，セルフマネジメント力などの能力が最大限に発揮されない，あるいはできない状況を産み出す．治療においては本来の効果を

妨げる可能性もある．また看護師が看護を行う際に技術面で「我慢」することは，ケアの効率を悪くし，結果的に患者の「我慢」の増長につながる可能性がある．より質の高い療養生活の実現により，人々の「我慢」を最小限にすることで健康を早期に回復，増進することを目的とし，目標は次の3点に絞られている．臨床現場を基軸として看護トランスレーショナルリサーチの仕組みを活用し，EBPを推進する基盤形成のモデルを構築しつつ，1）看護の活性化を図り，看護研究を主軸に置いた製品開発，技術開発研究の実施，2）研究支援体制の調整・確立，3）診療科，看護部，看護学系専攻によるチーム医療・研究の推進，となる．看護トランスレーショナルリサーチにおいてEBPを推進する基盤形成のために留意した点，および実際例について表7-1にまとめた．本講座には協力講座が病院内に開設した糖尿病足外来（糖尿病・代謝内科がもつ，認定看護師が主導し運営する外来ブース）があり，本講座教員がリサーチナースとして専門的知識を提供，また専攻の工学系教員と協働して，病院看護師とともに研究を展開する場を持つ．そのような看護実践の現場を確保することもEBP推進のための重要な要素である．

　なお，EBPを促進し実施するには，明確な目標をもち，評価することが重要である．目標やアウトカム指標の設定に有用とされる項目は，国際看護師協会が提案するツールキットのSMARTと言われる項目に沿って設定する方法がある[1]．

- S；Specific：漠然とした大まかな記述ではなく具体的に設定する
- M；Measurable：何かが変化したかどうか，測定可能な指標を設定する
- A；Appropriate：到達可能で現実的な適切な目標を設定する
- R；Relevant：プロジェクト全体の目的として意味ある関連性を有する目標を設定する
- T；Time bound：明確な期間を期限として設定する

---

1) 国際看護師協会「格差の解消　エビデンスから行動へ」（2012年5月12日），[https://www.nurse.or.jp/nursing/international/icn/katudo/pdf/2012.pdf]（最終アクセス日：2015/03/27）

7.2 看護理工学の今後

7.2.1 看護理工学の本質

　看護理工学は，健康・疾患に関わる支援と療養生活の補助を目的として，患者と毎日常に近くで密に接する看護に立脚しつつ看護学と工学・理工学の領域を越える研究を進め，新たな技術開発を行う．現代医学が工学技術や分子生物学などの理学的方法論やそれらと関わる科学的知識や知見から高度に進歩し医療福祉やケアを急速に変えてきているのに対し，看護学と，工学・理工学あるいは情報学との関係は必ずしも互いに向き合わず限定的であった．本来，看護学も工学・理工学もいずれも人やその環境を広く扱う学問領域であり，その質的・量的な向上を目指している．衣食住あるいは食事，睡眠，排泄といった基本的な生活を支える，広い意味での技術を考えている．看護学が，分子生物学や遺伝子工学，情報通信技術（ICT）やロボット技術などと越境融合し，ケア・療養生活をより豊かに支えることへの期待は大きい．

　臨床フィールド・クリニカルフィールドを取り巻くニーズ，シーズ，プロダクト・サービスについて，それらが看護・医療をスパイラルに進展させる円環としてとらえるという考え方を本書では基軸にしてきた．看護やケアにおけるQOL向上，ウェルビーイングの保護という視点を重視しながら，人とシステム，人と機械とがともに協調して健康維持・生活向上・虚弱化予防を目指すという方向性で，これからも変わり続けるテクノロジーや社会のなかで常に進歩する知識体系・方法論と技術を創造するのが看護理工学のウーシアである．

7.2.2 看護理工学と臨床研究

　看護理工学は，看護シーンにおけるエビデンスを科学的方法，なかでも生物学的アプローチと工学的アプローチとに基づく研究によりフィールドにおいて実践的に役に立つ技術を開発する．複雑な看護機械，計測や非侵襲的介入に用いる看護機器，日々用いるケア器具，あるいは新たな看護サービスを開発するにあたり，トランスレーショナルリサーチの円環を推進する．客観性，定量性，そして可視化を重視し，疑問や仮説に明解に答え，臨床との接続もスムー

スになることを想定する．

　看護理工学の考え方は，メカニズム解明，客観計測・プロダクト開発，そしていわゆるトランスレーションという3つのステップの繰り返しともとらえられる．いわゆる現場のニーズについて対処を用意することを目指すということのようでいて，見方によっては丁寧であるがゆえに遠回りとも見える．看護理工学のもう一つの側面は，問題発見と問題解決とは大きく異なる課題であることを強く意識すること，すなわち開発者も含め医療者や経営者などある一部のステイクホルダーだけでは適切な解決を見出すのは困難であると考えているところにある．患者や家族，それをとりまく社会の抱える課題を領域連携の総合力により解消しさらには取り巻く環境をより良くする技術として昇華することを目指す．

7.2.3　看護理工学と医療技術改革

　看護・看護学と工学・理工学領域の協調連携だけでなく，世界的にみても医療分野と工学工業分野の連携は必ずしも十分とはいえない．米国では，医工学の大学院や学部また学会も数多くあり，日本でも学会や早稲田大学・東京女子医科大学の連携や東北大学の医工学研究科などの取り組みも進め始めているものの，製薬以外の産業規模は社会の要請ほど大きいとは言いがたい．医療に関わる工学研究，工学技術のレベルは日進月歩であるものの，事業化や現場への広がりにはなかなかつながっていない．大きな要因は，ニーズということのとらえ方にあると考えられる．患者が言及する必要な技術，医師が必要と考える技術，看護師が日々思い描き要望する技術，開発者が必要とされていると理解する技術，研究者が想定する必要となるであろう技術，どれもが真のニーズと重なりつつ少しずつ異なる．いわゆる「満たされていない」ニーズに対してマッチングする技術シーズを探し，出会いを作るというだけではサイクルは循環しない．医療者・医学研究者が技術を知り，開発者・工学研究者が臨床現場を知り，相互に認識・理解を共有してアイデア作りの段階から関わることが大きな鍵となる．看護師は，これまで主に医工連携の医療者の中核となっていた医師以上に医療現場に近い．病棟で随時モニタリング機器を確認する，病室で薬剤を渡す，点滴機器を扱う，毎日得る気付きからそれを技術につながるニーズ

として抽出することができ，技術者や工学研究者と対話ができる看護師・看護研究者を育成することが医療技術をさらに大きく変革し，工業的技術の臨床での実用化・有用化のスキームも進展すると考えられる．

7.2.4 看護理工学と人材

　看護理工学は新しく育つ領域である．最も重要なのは情報の共有であろう．人による看護ケアを中心としつつ，そこにエビデンスに基づく新たな開発成果を導入し技術の支援を得ることで，より優れた医療が提供される．このためには，開発においても実用化においても普及においても，情報の乖離を減らし，広く早く展開するフレームワークが重要となる．

　米国では新たな医療機器開発の方法論として2005年頃よりシリコンバレーでスタンフォード大学などを中心とした「バイオデザイン」に注目が集まっている．実学教育も含めた学位取得専攻とパラレルに学ぶ専修コースプログラムである．プログラムからは医療機械に関わる多くのベンチャーが誕生している．日本をはじめとする医療先進国もこれをモデルとした医工学人材養成を志向している．

　多くの医療機器は自律的に動くのではなく，医療者や患者が使うことではじめて機能する．開発，臨床試験，審査，製販，保険適用というプロセスをスピードアップすることだけでなく，マーケティングや常に繰り返される改善改良，さらには利用者トレーニング，患者とのコミュニケーションといったことまでを踏まえたエデュケーションシステムの確立が求められる．このシステムで何を教え学ぶかだけでなく，このシステムそのものも看護理工学が探究していくべきものであろう．「ケアイノベーションデザイン」とでもいうべき分野越境のかたちが，研究，教育の両面で進み始めることを期待する．

索　引

ア　行

アーチファクト（偽像）　154
足関節上腕血圧比（Ankle Brachial pressure Index：ABI）　189
アポトーシス　82
遺伝子　81
遺伝子解析　44,47
遺伝子発現　82-85
インフォームド・アセント　46
インフォームド・コンセント　46
運動学（Kinematics）　96
エコー　142
横断研究　21
応力（stress）　97,98,100,101
応力ひずみ線図　101
音響インピーダンス　153

カ　行

ガイドライン　198
核　81
可視化　210
画像認識　206,207
カラードプラ　158
カルタヘナ議定書　61
看護工学　5,7
看護生物学　5,7
看護トランスレーショナルリサーチ（Nursing Translational Research）　5,217-221,224
幹細胞　81
関連（相関）　35,36
機械力学（Mechanics）　106,107,110,114
グラウンデッド・セオリー　178,179
クリニカルクエスチョン（Clinical Question：CQ）　10,11
クロスオーバー　20,194
蛍光抗体法　74
計測工学（Instrumentation Engineering）　118,126
血管外漏出　162
研究計画　27
研究デザイン　17,18
言語化　177,180
高エコー像　157
交互作用　38
酵素抗体法　74
行動学（Behavioral Science）　59,68
交絡要因　38
コホート研究　21
根拠に基づく看護実践（Evidence-Based Practice：EBP）　7-9,217,218,220,221,224
コンピュータ断層撮影（Computed Tomography：CT）　92,152
コンベックス型　156

サ　行

サーモグラフィ　4,8,142,143
細胞外基質　81
細胞骨格　80
細胞質　81
細胞診断学（Cytopathology）　75
細胞膜　80
材料力学（Materials mechanics）　97,

104
産学（官）連携　48-51, 219
サンプルサイズ設計　30
磁気共鳴画像法（Magnetic Resonance Imaging：MRI）　4, 92, 150, 152
実験計画法（Design of Experiments）　56
実験動物　59, 60
質的記述的研究　178, 179
質的スケッチ技法　142, 174, 176-178, 180, 181
症例対照研究　21
褥瘡　8, 96, 104, 106, 160, 185, 187
滲出液　176, 181, 199-205
滲出液 RT-PCR　202
深部損傷褥瘡 DTI（Deep Tissue Injury）　104-106
信頼関係　3
信頼性　15, 35, 180
スキンテア　207
スキンブロッティング　165, 167, 168, 170, 212
ステファン・ボルツマンの式　143
生存時間解析　196
生理学（Physiology）　59, 64
静力学（Statics）　96, 107, 108
セクタ型　156
前駆細胞　81
セントラルドグマ　79, 82
相互放射　145
創面ブロッティング　203
組織学（Histology）　68

タ　行

多重比較　40
縦弾性係数（elasticity modulus）　98
妥当性　15, 35
多変量解析　37

弾性（elasticity）　100, 101
知的財産権　48
超音波画像検査（エコー検査）　4, 92, 151, 211
超音波装置　8
低エコー像　157
データ収集　25
電子顕微鏡　75
転写（transcription）　84
等エコー像　157
糖尿病足潰瘍　149
動物行動学（Ethology）　66, 67
動物の福祉　60, 61
動力学（Dynamics）　96, 121, 123, 124
特許権　48, 49
トランスレーショナルリサーチ　3, 7, 9

ナ　行

二群間の比較　33
日常生活動作（Activities of Dialy Living：ADL）　208
ネクローシス　82
濃密な記述　175, 176, 178, 181

ハ　行

バイアス　17
バイオエンジニアリング（Bioengineering）　2
バイオマーカー　8
培養細胞　85
薄切　70, 72
梁（beam）　97, 98, 102, 103
ハンドリング　32
反復　57, 58
反復測定　39
微小循環可視化システム　192
非侵襲　3
ヒステリシス現象　145

ひずみ（strain） 97,98,100-102
皮膚バリア機能 167
病態モデル 62
病理学（Pathology） 68,69
非ランダム化比較試験 196,198
プローブ（探触子） 152
ブロック化 57
プロトタイプ 193
分子細胞生物学（Molecular Cell Biology） 79
分析的思考 12,13,14
ヘマトキシリン・エオジン（Hematoxylin and Eosin：HE）染色 73
ヘルシンキ宣言 60
ポアソン比 98,105
包括的思考 13
包埋 70,71
ポジトロン断層法（Positron Emission Tomography：PET） 92
翻訳（translation） 84

マ 行

無エコー像 157
無拘束 3
免疫染色 171
免疫組織化学（Immunohistochemistry：IHC） 74
メンブレン 165,166,168,171
モデル動物 59,61,62
モニタリング 46

ヤ 行

ヤング率（Young's modulus） 98,99,102,105
有限要素法（Finite Element Method：FEM） 97,103,104

要因モデル 62,63

ラ 行

ランダム化 58
ランダム化比較試験 19
リアルタイム 3
利益相反（Conflict of Interest：COI） 49-51
力学（Mechanics） 96
リサーチクエスチョン（Research Question：RQ） 10,11,177
リニア型 156
療養生活 2
臨床試験 195,198
倫理原則 42,44
倫理指針 44,45

アルファベット

DNA（Deoxyribonucleic Acid） 81-83,85,86
ELISA（Enzyme-Linked Immuno Sorbent Assay） 13
FINER（Feasible, Interesting, Novel, Ethical, Relevant） 11
mRNA（messenger Ribonucleic Acid） 84-86
PCR（Polymerase Chain Reaction） 83
PECO（Patient, Exposure, Comparison, Outcome） 11,12
PICO（Patient, Intervention, Comparison, Outcome） 11
*p*値 31
3R（Reduction, Refinement, Replacement） 61

執筆者一覧（*は編者）

*真田 弘美（さなだ ひろみ）
東京大学大学院医学系研究科 健康科学・看護学専攻 老年看護学／創傷看護学分野
［研究分野］創傷看護学，老年看護学
［担　　当］第1章，第6章
［著　　作］『褥瘡ガイドブック 第2版』（共著，照林社，2015）．『老年看護学概論』（共著，南江堂，2011）

村山 陵子（むらやま りょうこ）
東京大学大学院医学系研究科 社会連携講座アドバンストナーシングテクノロジー
［研究分野］臨床看護学，母性看護学，助産学
［担　　当］第2章，第7章
［著　　作］『助産学講座7 助産診断・技術学Ⅱ【2】分娩期・産褥期 第5版』（共著，医学書院，2013）．『ウィメンズヘルスナーシング 女性のライフサイクルとナーシング 女性の生涯発達と看護 第2版』（共著，ヌーヴェルヒロカワ，2010）

峰松 健夫（みねまつ たけお）
東京大学大学院医学系研究科 健康科学・看護学専攻 創傷看護学分野
［研究分野］看護生物学，創傷看護学，アドバンストスキンケア学
［担　　当］第2章，第3章，第5章，第6章
［著　　作］Minematsu T. et al. Wound blotting：A convenient biochemical assessment tool for protein components in exudate of chronic wounds. *Wound Repair Regen*. 2013；21：329-334． Minematsu T. et al. Skin blotting：A noninvasive technique forevaluating physiological skin status. *Adv Skin Wound Care*. 2014；27：272-279．

飯坂 真司（いいざか しんじ）
東京大学大学院医学系研究科 健康科学・看護学専攻 老年看護学／地域看護学分野
［研究分野］栄養アセスメント，介護予防，創傷疫学
［担　　当］第2章
［著　　作］Iizaka S. et al. Estimation of protein requirements according to nitrogen balance for older hospitalized adults with pressure ulcers according to wound severity in Japan. *J Am Geriatr Soc*. 2012；60（11）：2027-2034． Iizaka S. et al. Predictive validity of granulation tissue color measured by digital image analysis for deep pressure ulcer healing：a multicenter prospective cohort study. *Wound Repair Regen*. 2013；21（1）：25-34．

玉井 奈緒（たまい なお）
東京大学大学院医学系研究科 健康科学・看護学専攻 老年看護学分野
［研究分野］老年看護学，創傷看護学，がん看護学
［担　　当］第2章，第5章
［著　　作］『乳癌診療ポケットガイド』（共著，医学書院，2010）．Tamai N. et al. Morphological characteristics of and factors related to moisture-associated dermatitis surrounding malignant wounds in breast cancer patients. *Eur J Oncol Nurs*. 2013；17(5)：673-680.

池田 真一（いけだ しんいち）
東京大学大学院医学系研究科 健康科学・看護学専攻 創傷看護学分野
［研究分野］創傷看護学，代謝生理学，細胞生物学
［担　　当］第3章
［著　　作］『光るクラゲがノーベル賞をとった理由』（共著，日本評論社，2008）．Ikeda S. et al. Exercise-induced enhancement of insulin sensitivity is associated with accumulation of M2-polarized macrophages in mouse skeletal muscle. *Biochem Biophys Res Commun*. 2013；441：36-41.

西島 良美（にしじま よしみ）
帝京大学医学部 解剖学講座．東京大学大学院医学系研究科 健康科学・看護学専攻 創傷看護学分野
［研究分野］人体病理学，病態検査学
［担　　当］第3章
［著　　作］Yoshida T., Nishijima Y. et al. Primary Study on Providing a Basic System for Uterine Cervical Screening in a Developing Country：Analysis of Acceptability of Self-sampling in Lao PDR. *Asian Pac. J. Cancer Prev*. 2013；14(5)：3029-3035．Nishijima Y. et al. hMLH1 promoter methylation status causes different expression patterns of estrogen receptor protein with endometrial lesion progression. *Rinsyo Byori*. 2013；61(2)：97-103.

*森 武俊（もり たけとし）
東京大学大学院医学系研究科 ライフサポート技術開発学（モルテン）寄付講座
［研究分野］看護工学，ロボット工学，人間機械系
［担　　当］第4章，第5章，第7章
［著　　作］*Bioengineering Nursing：New Horizons of Nursing Research*（共著，Nova Science Publishers Inc., 2014）．『人と「機械」をつなぐデザイン』（共著，東京大学出版会，2015）

野口 博史（のぐち ひろし）
東京大学大学院医学系研究科 ライフサポート技術開発学（モルテン）寄付講座
［研究分野］看護工学，センサ工学，ロボット工学
［担　　当］第4章
［著　　作］Noguchi H. et al. Measurement of dense static point cloud and online behavior recognition using horizontal LIDAR and pan rotation of vertical LIDAR with mirrors. *SICE JCMSI*. 2014 ; 7(1) : 12-20. Noguchi H. et al. Flexible discovery of components for sensor data processing by RDF in network middleware for home environment. *Journal of Robotics and Mechatronics*. 2011 ; 23(4) : 505-514.

藪中 幸一（やぶなか こういち）
東京大学大学院医学系研究科 健康科学・看護学専攻 創傷看護学分野
［研究分野］老年看護学，創傷看護学，画像情報学分野
［担　　当］第5章
［著　　作］『看護に役立つ！エコーの読み方 活かし方』（共著，照林社，2013）．藪中幸一ほか「超音波検査による褥瘡診断の有用性」『超音波医学』2014 ; 41(5) : 649-658.

吉田 美香子（よしだ みかこ）
東京大学大学院医学系研究科 ライフサポート技術開発学（モルテン）寄付講座
［研究分野］助産学，排尿機能学，老年看護学
［担　　当］第5章
［著　　作］『女性看護学』（共著，メヂカルフレンド社，2008）．Yoshida M. et al. Differences in motor learning of pelvic floor muscle contraction between women with and without stress urinary incontinence : Evaluation by transabdominal ultrasonography. *Neurourol Urodyn*. 2015. DOI : 10.1002/nau.22867

大江 真琴（おおえ まこと）
東京大学大学院医学系研究科 社会連携講座アドバンストナーシングテクノロジー
［研究分野］老年看護学，創傷看護学
［担　　当］第5章
［著　　作］『最新版ナースのための糖尿病フットケア技術』（共著，メディカルレビュー社，2014）．Oe M. et al. Screening for osteomyelitis using thermography in patients with diabetic foot. *Ulcers*. 2013. DOI : 10.1155/2013/284294

仲上 豪二朗（なかがみ ごうじろう）
東京大学大学院医学系研究科 健康科学・看護学専攻 老年看護学／創傷看護学分野
［研究分野］創傷看護学，老年看護学
［担　　当］第6章
［著　　作］『老年看護学技術』（共著，南江堂，2011）．Nakagami G. et al. Contribution of quorum sensing to the virulence of Pseudomonas aeruginosa in pressure ulcer infection in rats. *Wound Repair Regen*. 2011 ; 19(2) : 214-222.

看護理工学

2015 年 10 月 16 日　初　版

[検印廃止]

編　者　真田弘美・森　武俊

発行所　一般財団法人　東京大学出版会
代表者　古田元夫
　　　153-0041 東京都目黒区駒場 4-5-29
　　　電話 03-6407-1069　FAX 03-6407-1991
　　　振替 00160-6-59964
　　　http://www.utp.or.jp/

印刷所　三美印刷株式会社
製本所　牧製本印刷株式会社

©2015 Hiromi Sanada, Taketoshi Mori, *et al.*
ISBN 978-4-13-062414-5　Printed in Japan

JCOPY 〈(社)出版者著作権管理機構　委託出版物〉
本書の無断複写は著作権法上での例外を除き禁じられています．複写される場合は，そのつど事前に，(社)出版者著作権管理機構（電話 03-3513-6969，FAX 03-3513-6979，e-mail : info@jcopy.or.jp）の許諾を得てください．

金川克子・田髙悦子　編
地域看護診断　第2版　　　　　　　　　　A5判　2800円

小山博史・金　太一・中島義和・斎藤　季・齊藤延人　著
バイオメディカル融合3次元画像処理　　　A5判　4600円

JST社会技術研究開発センター・秋山弘子　編著
高齢社会のアクションリサーチ　　　　　　B5判　2800円
新たなコミュニティ創りをめざして

　　　　　　　　　　　ここに表示された価格は本体価格です．ご購入の
　　　　　　　　　　　際には消費税が加算されますのでご了承下さい．